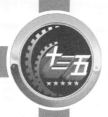

普通高等教育"十三五"应用型高职高专规划教材

药物检验基本技能

主　编　谢显珍　黄渊帅

副主编　刘宏伟

编　者　肖玥　熊峻　涂冰

　　　　王宪庆　张旖珈

U0282131

西安交通大学出版社
XIAN JIAOTONG UNIVERSITY PRESS

图书在版编目（CIP）数据

药物检验基本技能/谢显珍，黄渊帅主编 . — 西安：西安交通大学出版社，2017.6（2020.1 重印）

ISBN 978-7-5605-9882-6

Ⅰ . ①药… Ⅱ . ①谢… ②黄… Ⅲ . ①药物 – 检验 – 教材

Ⅳ . ① R927.1

中国版本图书馆 CIP 数据核字（2017）第 170686 号

书　　名	药物检验基本技能
主　　编	谢显珍　黄渊帅
责任编辑	问媛媛

出版发行　西安交通大学出版社

　　　　　（西安市兴庆南路 1 号　邮政编码 710049）

网　　址　http://www.xjtupress.com

电　　话　（029）82668357　82667874（发行中心）

　　　　　（029）82668315（总编办）

传　　真　（029）82668280

印　　刷　湖南省众鑫印务有限公司

开　　本　787 mm×1092 mm　1/16　印张　15.875　字数　384 千字

版次印次　2017 年 8 月第 1 版　2020 年 1 月第 5 次印刷

书　　号　ISBN 978-7-5605-9882-6

定　　价　39.00 元

前　言

　　《药物检验基本技能》是把分析化学整合到药物检验技术课程中,是医药卫生类专业学生的一门重要的专业基础课。它与药品检验、新药研发、病因调查、生化检验、临床检验、食品卫生检验、环境分析及三废处理都密切相关,都需要用到其理论、知识和技术。药物检验基本技能作为一种检测手段,可以说是药物生产的"眼睛"、科学研究的参谋,是全面控制药品质量的根本保证。

　　《药物检验基本技能》课程的主要任务是采用各种各样的方法和手段,得到分析数据,鉴定物质体系的化学组成、测定其中的有关成分的含量和确定体系中物质的结构和形态,解决关于物质体系构成及其性质的问题。学生通过本门课程的学习,全面、系统地掌握《药物检验基本技能》的基本理论、基本概念和基本计算,同时了解药物分析检验前沿领域的发展趋势,了解药物分析检验新技术、新方法在药学科学中的应用和药学科学的进展对分析化学的要求。使学生初步具备分析问题和解决问题的能力。因而本门课程在药学专门人才的培养中具有重要的地位和作用。

　　通过学习本书中的基本操作技能,可以提高学生的实验能力,培养学生良好的实验习惯、熟练的规范性实验操作技能、严谨的科学态度、实事求是的科学作风,还可以培养学生观察问题、分析问题和解决问题的能力,使学生初步具有科研人员的基本素质。其任务是在掌握药物检验实验基本理论和操作基础上,应能熟练掌握分析仪器的使用,样品的测定方法、针对实用样品的分析,判断实验结果是否符合标准,撰写合格的实验报告。

　　为彰显职业教育的特点,以就业为导向,和企业所需岗位实现无缝对接,在教学中真正做到"教、学、做"合一,教材实现了理实一体化。在项目中做任务,在任务中学习基本理论和完成技能训练。本教材将基本内容分解到四个模块二十二个项目四十七个任务中,围绕技能抽查标准,突出学生技能培养,适合高职高专院校药学、中药学、检验等专业培养实用型人才的需要。

　　由于编者水平有限,难免存在不足之处,敬请各位专家、同仁批评指正。

编　者

2017 年 4 月

目 录

绪　论

分析化学是研究获取物质化学组成和结构信息的方法学及相关理论和技术的科学,是一门研究与发展药品质量控制的"方法学科",它主要运用化学、物理化学或其他有关化学的方法和技术研究化学结构已经明确的合成药物或天然药物及其制剂的质量问题。药物分析是研究获取药物化学组成和结构信息的方法学及相关理论和技术的科学。分析化学是基础课,药物分析是专业课,药物分析是分析化学在药学中的应用。两门课程联系紧密,相辅相成。分析化学与药物分析是药学专业两门重要的课程,在广泛分析调研的基础上,进行了两课程合并教学的教学改革设计、调研结果认为合并教学有利于提高教学效果,节省教学资源,促进教研相长。为了体现职业教育的特点,加强"教、学、做"合一的教学改革,我们把分析化学和药物检验一体化,把分析化学技术改名为药物检验基本技能。

药物检验基本技能的内容包括定性分析和定量分析两个方面。定性分析的任务是鉴定物质由哪些元素、离子、原子团、官能团或化合物组成;定量分析的任务是解决试样中各组分的相对含量。

一、分析方法的分类

分析化学从不同的角度可以分为以下几类。

分析方法的分类

分析方法的分类	分析方法
按任务分	①定性分析 ②定量分析 ③结构分析
按对象分	①无机分析:分析对象是无机物 ②有机分析:分析对象是有机物
按测定原理分	①化学分析:以物质的化学反应为基础的分析方法。化学分析法又可分为重量分析法和滴定分析法。 ②仪器分析:以物质的物理或物理化学性质为基础的分析方法。仪器分析方法主要有电化学分析法、光学分析法、色谱分析法。

分析方法的分类		分析方法
按量分	按取样量分	①常量分析:试样量大于 0.1g,试样体积大于 10ml ②半微量分析:试样量在 0.1~0.01g,试样体积 10~1ml ③微量分析:试样量 0.01~0.0001g,试样体积1~0.01ml ④超微量分析:试样量小于 0.0001g,试样体积小于或等于 0.01ml
	按待测组分含量	①主成分分析 ②微量成分分析 ③痕量成分分析

二、定量分析的一般步骤

试样的定量分析过程,一般包括样品的采样和处理,干扰组分的掩蔽,分离分析方法的选择,结果的计算与报告评价。

(一)样品的采取

实际分析工作中,为了得到更有意义的化学信息,分析测定的实际试样必须有高度的代表性。如生产一批原料药可能有 2000kg,而实际分析的试样往往只需要 1g 或更少,如果所取试样不能代表批原料药的状况,即使分析结果再准确也会变得毫无意义。同时由于测定对象的聚集状态有固、液、气三种状态,所以,样品的采取方式也会不相同。

1. 固体样品的采取

固体试样种类繁多,有机物和无机物有组成均匀的简单物质,也有组成不均匀的复杂物质。取样时,要保证所取样品具有代表性,需要解决取样单元数、最低取样量、取样方法几个方面。取样单元对于不均匀的固体物质,如物料中是中草药的原植物或其他含有不同组成的块粒,可以把运输过程中的自然单元作为取样单元;如物料是成批的瓶装药物或化学试剂,则可以根据具体情况将每个批号的产品或同一批号中的各个大包装单位作为取样单元。最低取样量一般视所取物物料的均匀程度、颗粒大小而定。

2. 液体样品的采取

装在大容器里的物料,必须在贮藏的不同深度等量取样后混合均匀作为分析试样;对于分装在小容器里的液体物料,应从每个容器里取样,然后混合均匀作为分析试样。

3. 气体样品的采取

对于气体试样的采取,则需按具体情况采用相应的方式。在采取气体(含液体)时,必须先把容器及取样通路洗涤干净,再用要采用的气体试样(含液体)冲洗数次或使之干燥,然后取样,以免样品中混入杂质。如取大气样品,通常选择距地面 50~180cm 的高度取样,使之与人呼吸的空气相同。

(二)样品的预处理、干扰组分的掩蔽

1. 样品的预处理

试样的处理是为了适合于选定的分析方法,消除可能引起的干扰。试样的预处理一般是

要先将试样进行分解,然后制成溶液进行分析。试样的分解有溶解法和熔融法。溶解法是溶解溶剂后就能制成溶液的试样。溶剂常用水、酸、碱和有机溶剂。对难溶于溶剂中的试样,采用熔融法对试样进行预处理。熔融法是利用酸性或碱性溶剂与试样在高温条件下进行复分解反应,使试样中待测成分转变为可溶于酸或溶于水的化合物。常用的酸性溶剂有 $K_2S_2O_7$;碱性溶剂有 Na_2CO_3、K_2CO_3、Na_2O_2、$NaOH$ 和 KOH 等。

2. 干扰组分的掩蔽

对于组成比较复杂的试样,在进行分析时,被测组分的含量测定常受样品中其他组分干扰,需在分析时进行分离,常用的分离方法有沉淀法、挥发法、萃取法、色谱法等。

(三)分析方法的选择

分析方法的选择应根据试样的组成、被测组分的性质及含量、测定目的要求和干扰物质的情况等,选择适当的分析方法进行分析。一般来说,测定常量组分时,常选重量分析法和容量分析法;测量微量组分时,常选用仪器分析法。如可可巴比妥钠药物的分析,根据其分子结构,可以有酸碱滴定法、溴量法、银量法、紫外分光光度法、荧光分光光度法及高效液相色谱法、薄层扫描等多种方法选择,但各有其优缺点。上述方法中,仪器分析法灵敏度高,但准确度较低。容量分析法的酸碱滴定法和银量法虽简单方便,但由于副产物等干扰成分的影响,准确度也降低了。溴量法除了有简便、快速、价廉等特点外,专属性也很好,因而精密度和准确度高,是以上方法中最好的,因此被《中国药典》所采用。但该法的灵敏度较差。

总之,分析方法很多,一个完整无缺适用于任何试样、任何组分的方法是不存在的。因此,我们必须根据试样的组成及其组分的性质和含量、测定的要求、存在的干扰组分和实际情况,选用合适的测定方法,以达到预期的结果。

(四)分析结果的表示

首先每次实验要认真做好数据记录,其次要对分析数据进行处理和运算,最后完成实验报告。一个完整的分析结果的表示,不仅仅是简单的测定结果的报告,而应是包括测定结果的平均值、测量次数、测定结果的准确度、精密度以及置信度等,所以应按测量步骤记录原始测量数据,根据测定数据计算测定结果,最后还应对测定结果做出科学合理的判断,写出书面报告。

现代分析技术作为一种检测手段,正在飞速发展,也是工农业生产和科学研究必不可少的,是全面、严格控制产品质量的根本保证。其发展趋势是进一步提高分析技术和方法的准确度、灵敏度和选择性,自动和遥测,实现仪器的自动化和智能化。

根据高职高专学生的培养目标,本教材主要完成定量分析的任务。

模块一 分析数据的处理技能

定量分析的任务是准确测定试样中组分的相对含量,因此,要求分析的结果必须具有一定的准确度。但即使技术熟练,仪器精密,平行测定多次,误差是客观存在的,也是难以避免的,任何测定结果都不会绝对准确。所以,在进行定量分析时,不仅要测得组分的相对含量,而且还要对分析结果的数据进行运算和处理,并且对分析结果的可靠性做出合理的评价,并给予准确的表示。

分析数据的准确性和真实性可以考核学生的职业道德、职业能力,培养学生实事求是、科学严谨的职业态度。

本模块主要讨论分析数据的处理和运算。

项目一 误差的处理

任务一 准确度和误差的处理

【知识目标】

掌握系统误差和偶然误差产生的原因;了解偶然误差的分布规律。

【技能目标】

能正确区分系统误差和偶然误差;能掌握误差的计算方法;能分析判断结果的准确度。

在一定条件下,测量结果只能接近于真实值,而不能达到真实值。分析过程中,测定值与真实值之间的差值称为误差。根据误差的性质和产生的原因,可将误差分为系统误差和偶然误差。系统误差又叫可定误差,由某种确定原因造成的,包括方法误差、仪器误差、试剂误差和操作误差。偶然误差,也称随机误差,由不确定的原因或难以控制的原因引起的(如环境温度、湿度、气压的微小波动等)。

偶然误差的分布符合正态分布规律。其规律是小误差出现的概率大,大误差出现的概率小,特别大的误差出现的概率极小;绝对值相等的正负误差出现的概率大致相同。所以在消除系统误差的前提下,随着测定次数的增加,偶然误差的算术平均值将趋于零。

准确度是分析结果与真实值相接近的程度。准确度通常用误差表示,误差越小,准确度越高。相反,误差越大,准确度越低。误差有绝对误差和相对误差两种表示方法。

绝对误差和相对误差都有正、负值,正值表示分析结果偏高,负值表示分析结果偏低。

减小系统误差的方法有以下四种:

（1）对照试验 是检查系统误差的有效方法，如检查试剂是否失效、反应条件是否正常、测量方法是否可靠，以减免方法、试剂和仪器误差。常用标准品对照法和标准方法对照法。

（2）空白试验 是在不加试样的情况下，按照与分析试样同样的方法、条件、步骤进行定量分析，所得结果称为空白值。从试样的分析结果中减掉空白值，就可以消除由于试剂、纯化水、实验器皿和环境带入的杂志所引起的系统误差，使实验的测量值更接近于真实值。

（3）校准仪器 可以消除系统误差中的仪器误差。如在精密分析中，砝码、移液管、滴定管、容量瓶等，必须进行校准，并在计算结果时采用其校正值。一般情况下简单而有效的方法是在一系列操作过程中使用同一仪器，这样可以抵消部分仪器误差。

（4）回收试验 是无标准试样做对照试验，或对试样的结成不太清楚时做的。这种方法是向试样中加入已知量的待测物质，然后用与待测试样相同的方法进行分析。根据分析结果中待测组分的增大值与加入量之差，便能计算出分析结果的系统误差，并对分析结果进行校正。

一、任务描述

根据所给任务报告单正确分析误差产生的类别和原因，并熟练计算绝对误差和相对误差，正确判断结果的准确度。

二、操作步骤

要求在 20 分钟内完成下列任务。

1. 课前准备

查到，检查工作服穿戴规范，清点仪器、药品、试剂，任务报告单。

2. 阅读任务报告单

阅读任务报告单，并能分析报告单中所列误差产生的原因和类别。

3. 计算报告中所列数据的绝对误差和相对误差

绝对误差：测量值与真实值之差

$$E = x - \mu$$

相对误差：绝对误差占真实值的百分率

$$RE = \frac{E}{T} \times 100\%$$

4. 准确度

判断报告单中结果的准确度。

5. 整理结果

整理结果并上交报告单。

三、操作注意事项

1. 任务报告单

报告单中的数据运算必须真实可信。

2. 误差和差错

由于分析人员粗心大意或工作过失所产生的差错，如溶液溅失、加错试剂、读错刻度、记录和计算差错等，不属于误差的范畴，那叫过失，是不允许出现的。

四、实施条件

表 1-1　准确度和误差的处理实施条件

项目	基本实施条件
场地	药物检验实训室
设备	电子计算器
物料	任务报告单

五、评价标准

表 1-2　准确度和误差的处理考核评价标准

评价内容	分值	评分细则
职业素养与 操作规范 20分	5	工作服穿着规范、双手洁净,不染指甲,不留长指甲、不披发
	10	爱护报告,及时记录数据
	5	操作完毕后上交报告
技能 80分	10	能正确阅读报告内容
	10	分析报告中出现的系统误差正确
	10	分析报告中出现的偶然误差正确
	10	计算绝对误差正确
	10	计算相对误差正确
	10	计算绝对误差和相对误差结果正确
	20	准确度报告正确

六、任务报告单

表 1-3　准确度和误差的处理任务报告单

实验结果中出现的误差	误差的种类
天平的零点突然有变动	
滴定终点和计量点不吻合	
移液管和量瓶配套使用时未经校准	
使用的试剂中含有微量的被测组分	
实验过程中环境的温度突然有变化	
实验过程中环境的湿度突然有变化	
实验过程中环境的气压突然有变化	
天平不等臂产生的误差	
滴定终点颜色偏深	

实验结果中出现的误差	误差的种类	
实验操作中加错试剂		
实验结果中出现的误差	消除误差的方法	
试剂不纯造成的误差		
减小偶然误差的方法		
消除系统误差的方法		
分析天平的称量结果记录	结果报告	
用万分之一的分析天平称取两份某试样的质量,称得质量分别为 2.1751g 和 0.2176g 假定两份试样的真实质量各为 2.1750g 和 0.2175g,分别报告两份试样的绝对误差和相对误差及准确度	绝对误差	$E_1 =$
		$E_2 =$
	相对误差	$RE_1\% =$
		$RE_2\% =$
	两者准确度评价	

任务二 精密度和偏差的处理

【知识目标】

掌握精密度的表示方法;理解准确度和精密度的关系及提高分析结果精密度的方法。

【技能目标】

能掌握偏差的计算方法;能分析判断结果的精密度。

在定量分析任务中,真实值往往是不知道的。因此,在消除系统误差的前提下,可以通过适当增加平行测定次数,取平均值表示分析结果来减小偶然误差。偶然误差的大小说明测定结果的精密度。

精密度是指平行测量的各测量值之间相吻合的程度。各测量值之间越接近,精密度就越高;反之,精密度越低。精密度可用偏差、平均偏差、相对平均偏差、标准偏差和相对标准偏差表示。

一、任务描述

根据所给任务报告单正确计算分析结果的绝对偏差、平均偏差、相对平均偏差,正确判断结果的精密度。

二、操作步骤

要求在 20 分钟内完成下列任务。

1. 课前准备

查到,检查工作服穿戴规范,清点仪器、药品、试剂,任务报告单。

2. 阅读任务报告单

阅读任务报告单,并能理解报告单中的工作任务。

3. 计算报告单中所列数据的偏差、平均偏差、相对平均偏差

偏差(d):测量值与平均值之差

$$d = x_i - \bar{x}$$

平均偏差($\bar{d}$):各单个偏差的平均值

$$\bar{d} = \frac{\sum_{i-1}^{n} |x_i - \bar{x}|}{n}$$

相对平均偏差:

$$R\bar{d} = \frac{\bar{d}}{x} \times 100\%$$

4. 精密度

判断报告单中结果的精密度。

5. 整理结果

整理结果并上交报告单。

三、操作注意事项

1. 任务报告单

任务报告单的数据运算和处理必须真实。

2. 偏差的表示方法

偏差的表示方法常用的有五种。除了有偏差、平均偏差和相对平均偏差外,对要求较高的分析结果,常采用标准偏差和相对标准偏差表示。

标准偏差(S)也称均方根差:

$$s = \sqrt{\frac{\sum_{i-1}^{n}(x_i - \bar{x})^2}{n-1}}$$

相对标准偏差:

$$RSD = \frac{S}{x} \times 100\%$$

3. 准确度和精密度的关系

精密度是保证准确度的先决条件,精密度差,所得结果不可靠。但高的精密度不一定能保证高的准确度,只有消除了系统误差,精密度高则准确度高。在定量分析中,精密度与准确度都高的测量值才可取。因此,在评价分析结果时,必须将系统误差和偶然误差的影响综合起来考虑,既要消除系统误差也要减小偶然误差,才能提高分析结果的准确度。

4. 任务报告单的结果精密度

任务报告单中的实验数据来自滴定分析法,故分析结果的精密度是相对平均偏差要小于或等于0.2%才符合实际工作要求。

四、实施条件

表 1 - 4　精密度和偏差的处理实施条件

项目	基本实施条件
场地	药物检验实训室
设备	电子计算器
物料	任务报告单

五、评价标准

表 1 - 5　精密度和偏差的处理考核评价标准

评价绚蹦		分值
职业素养与 操作规范 20分	5	工作服穿着规范、双手洁净，不染指甲，不留长指甲、不披发
	5	爱护仪器，及时记录实验数据
	5	字迹工整
	5	操作完毕上交报告
技能 80分	10	能正确阅读报告信息
	10	计算平均值正确
	10	计算偏差正确
	20	计算平均偏差正确
	10	计算相对平均偏差正确
	20	精密度报告正确

六、任务报告单

表 1 - 6　精密度和偏差的处理任务报告单

项　目 ＼ 编　号		Ⅰ	Ⅱ	Ⅲ
浓度 （mol/L）	c	0.1181	0.09400	0.09300
	$\bar{c}$			
精密度	d			
	$\bar{d}$			
	Rd			

项目二　有效数字及其应用

在定量分析中,为了得到准确的测量结果,不仅要准确的测定各种数据,而且还要正确的记录和计算。因此,学生必须认识和了解有效数字。

有效数字是指在分析工作中测量到的具有实际意义的数字。除最后一位数字为可疑外,其余的数字都是确定的。

如:分析天平称量 1.1235(g)(万分之一)、滴定管读数 23.26(ml)。

有效数字的应用帮助学生牢固树立"量"的概念,培养学生专心、耐心、细致的良好职业品质。

任务　有效数字的记录、修约、运算

【知识目标】

掌握有效数字的意义;理解有效数字在定量分析中的应用。

【技能目标】

掌握有效数字的记录方法,并能进行正确的修约、运算处理。

一、有效数字的记录规则

(1)记录测量数据时,只允许保留一位可疑数字。

(2)有效数字的位数反映了测量的相对误差,不能随意舍去或保留最后一位数字。

(3)若第一位数字大于或等于8,其有效数字应多算一位。

(4)数据中的"0"作具体分析,如 1.2007g,0.0012001kg 均为五位有效数字。

(5)常数等非测量数据,视为无限多位有效数字。

(6)pH、pW 等对数值,有效数字位数取决于小数部分数字的位数。如 pH＝10.20,应为两位有效数值。

(7)首位数为 8 或 9 的数据,有效数字的位数可多记一位。如 9.78 可以诊断为四位有效数字。

(8)在表示精密度和准确度时,在大多数情况下,只取一位有效数字,最多取两位有效数字。

二、有效数字的修约规则

四舍六入五成双。当被修约的数字小于或等于 4 时,则可舍去该数字;当被修约的数字大于或等于 6 时,则进位;当被修约的数字等于 5(5 后面无数字或数字为 0)时,若 5 的前面为偶数则舍去,为奇数就进位;当被修约的数字等于 5,且 5 的后面还有不为 0 的任何数时,则无论

5 前面是偶数还是奇数一律进位。

三、有效数字的运算规则

1. 加减运算

数值相加减时,结果保留小数点后位数应与小数点位数最小者相同(绝对误差最大)。

$0.0121 + 12.56 + 7.8432 = 0.01 + 12.56 + 7.84 = 20.41$

总绝对误差取决于绝对误差大的。

2. 乘除运算

数值相乘除时,结果保留位数应与有效数值位数最少者相同(相时误差最大)。

$(0.0142 \times 24.43 \times 305.84) / 28.7 = (0.0142 \times 24.4 \times 306) / 28.7 = 3.69$

总相对误差取决于相对误差大的。

3. 乘方或开方

乘方或开方时,结果的有效数字位数不变。

如 $6.54^2 = 42.8$ $\quad \sqrt{7.56} = 2.75$

对数运算时,对数尾数的位数应与真数有效数字位数相同。

如 $[H]^+ = 6.3 \times 10^{-11} \text{mol/L}, pH = 10.20$

尾数 0.20 与真数都为二位有效数字,而不是 4 位有效数字。

四、有效数字在定量分析中的应用

1. 正确记录测量数据

有效数字在记录测量数据时,应该保留几位有效数字是根据测定方法和测量仪器的准确度来确定的。如记录滴定管读数时,必须记录到小数点后二位(体积以 ml 为单位),如读数为 23ml 时,要记录为 23.00ml。又如用万分之一的分析天平进行称量记录时,称量结果必须记录到小数点后四位(体积以 g 为单位),如称量数据为 2.25,读数要记为 2.2500g。

2. 正确选择适当的测量仪器和试剂的用量

如万分之一的分析天平,其绝对误差为 ±0.0001g,为了使称量误差在 0.1% 以下,试样称取量应达到上述要求的计算如下:

$$RE = \frac{E}{m} \times 100\%$$

$$RE = \frac{0.0001}{0.1\%} \times 100\% = 0.1g$$

由此可知,样品称取质量不能低于 0.1g。如果称取样品质量在 1g 以上,选用千分之一分析天平进行称量,准确度也可以达到 0.1% 的要求。计算如下:

$$RE = \frac{0.001}{1} \times 100\% = 0.1\%$$

又如,常量分析中滴定管的绝对误差为 ±0.02ml,要求相对误差在 0.1% 以下,滴定管消耗的溶液体积应达到上述要求的计算如下:

$$RE = \frac{E}{V} \times 100\%$$

$$V=\frac{0.02}{0.1\%}=20\text{ml}$$

在滴定分析中,一般要求消耗滴定液(标准溶液)体积为 20～25ml。

3. 正确表示分析结果

如分析某试样中 Cl^- 的含量时,用万分之一的分析天平称取试样 0.5000g,测定结果:甲报告为 30.00%;乙报告为 30.001%,应采用哪种报告结果?

$$甲的准确度:\frac{0.01}{30.00}\times100\%=0.03\%$$

$$乙的准确度:\frac{0.001}{30.001}\times100\%=0.003\%$$

$$试样的准确度:\frac{0.0001}{0.5000}\times100\%=0.02\%$$

由此可以看出甲的准确度和称样准确度一致,而乙的准确度超过了称样的准确度,是没有实际意义的,所以应采用甲的分析结果。

定量分析的结果,一般要求精确到四位有效数字。因此分析结果的计算可应用到四位对数表,这样既可避免笔算的烦琐费时,又可以自然地弃去超过四位无意义的数字。目前,电子计算器的应用已相当普遍,使用计算器计算分析结果时,由于计算器上显示位数较多,特别要注意分析结果的有效数字位数。

一、任务描述

根据所给仪器测量后正确记录实验数据,对任务报告单中所给有效数字,进行正确的修约、运算处理。

二、操作步骤

要求在 20 分钟内完成下列任务。

1. 课前准备

查到,检查工作服穿戴规范,清点仪器、药品、试剂,任务报告单。

2. 阅读任务报告单

阅读任务报告单,理解报告单中的工作任务。

3. 记录所称药品的质量

正确记录托盘天平上所称固体药品的质量。

4. 记录所量液体的体积

正确记录量筒中所量液体的体积。

5. 判断有效数字位数

判断所给任务报告单中实验数据的有效数字位数。

6. 修约

对任务报告单中所给实验数据按要求进行修约。

7. 计算

根据任务报告单中所列公式,用有效数字的计算规则进行运算处理。

8. 清场整理

任务完成后,上交报告,并将仪器、试剂、计算器归还。

三、操作注意事项

1. 任务报告单

按有效数字的记录规则填写任务报告单,任务报告单中的数字运算和处理必须真实记录。

2. 有效数字在定量分析中的应用

用于正确称取试剂的用量和选择适当的测量仪器。

用于正确记录原始数据。

用于正确表示分析结果。定量分析的结果,一般要求准确到四位有效数字。但在用电子计算器计算分析结果时,由于计算器上显示的位数较多时,要注意分析结果的有效数字的位数,不能全部写入实验结果。

四、实施条件

表 1－7　有效数字的记录、修约、运算实施条件

项目	基本实施条件
场地	药物检验实训室
设备	托盘天平、量筒、电子计算器
物料	固体药品、液体试剂、任务报告单

五、评价标准

表 1－8　有效数字的记录、修约、运算评价标准

评价内容	分值	评分细则
职业素养与操作规范20分	5	工作服穿着规范、双手洁净,不染指甲、不留长指甲、不披发
	5	爱护仪器,及时记录实验数据
	5	字迹工整
	5	操作完毕上交报告
技能80分	10	能正确阅读报告信息
	10	记录托盘天平上所称固体药品的质量正确
	10	记录量筒中所量液体的体积正确
	20	判断所给报告中实验数据的有效数字位数正确
	10	对报告中所给实验数据按进行修约正确
	20	根据报告所列出的公式,用有效数字的计算规则进行运算处理正确

六、任务报告单

表 1-9 有效数字的记录、修约、运算任务报告单

实验任务	实验结果
读出并记录托盘天平上所称固体药品的质量	$m=$
读出并记录量筒中所量液体药品的体积	$V=$
用移液管移取溶液的体积 25ml	$V=$
读出并记录滴定管中所消耗液溶液的体积	$V=$
判断下列实验结果数据的有效数字位数	有效数字位数
用万分之一的分析天平称药品质量为 1.2345g	
滴定管的初读数记为 0.00ml	
某注射液的 pH=11.10	
氢氧化钠标准溶液的浓度为 0.1020mol/L	
某试样中铝的含量为 0.1150%	
对下列实验结果数据进行修约（均修约为四位有效数字）	修约结果
53.6424	
4.1326×10^{-7}	
0.78865	
8.32251	
用有效数字计算规则计算下列实验结果	结果报告
213.64 + 4.4 + 0.3244	
$0.414 \div (31.3 \times 0.0530)$	
$RE\% = 0.0001 \div 0.2175$	
$S = \sqrt{\dfrac{(-0.002)^2 + (0.006)^2 + (0.000)^2 + (-0.0004)^2}{4-1}}$	

项目三　定量分析结果处理

在定量分析中,测得一系列数据,数据处理的任务是通过对少量或有限次实验测量数据的合理分析,对分析结果做出正确、科学的评价,并用一定的方式表示分析结果。

本项目可以培养学生分析问题和解决问题的能力。

任务一　可疑测量值的取舍

【知识目标】

掌握可疑测量值取舍的原理和方法。

【技能目标】

能用 Q 和 G 检验法对实验数据进行正确的取舍。

偶然误差是呈正态分布的。用统计学的知识对数据进行处理。

可疑值的取舍是指一组测定值中,常出现个别与其他数据相差很大的可疑值。如果确定知道此数据由实验差错引起,可以舍去,否则,应根据一定的统计学方法决定其取舍。统计学处理取舍的方法有多种,常用的两种方法是 Q 检验法和 G 检验法。

(一)Q 检验法

在测定次数较少时($n=3\sim10$),用 Q 检验法决定可疑值的舍弃是比较合理的,其检验步骤如下:

(1)将所有测量数据按大小顺序排列,计算测定值的极差,即最大值与最小值的差值。

(2)计算可疑值与其邻近值之差。

(3)用下式计算 Q 值。

$$Q = \frac{X_疑 - X_邻}{X_最大 - X_最小}$$

(4)查 Q 值表,如果 $Q_计 \geqslant Q_表$,将可疑值舍去,否则应当保留。

不同置信度下的 Q 值表

n	3	4	5	6	7	8	9	10
$Q_{90\%}$	0.94	0.76	0.64	0.56	0.51	0.47	0.44	0.41
$Q_{95\%}$	0.97	0.84	0.73	0.64	0.59	0.54	0.51	0.49
$Q_{99\%}$	0.99	0.93	0.82	0.74	0/68	0.63	0.60	0.57

如分析某试样中 Cl^- 的含量时,得到以下结果:33.73%,33.77%,33.82%,33.86%。试用 Q 检验法确定判断 33.86% 是否应舍弃(置信度为 90%)。

解

$$Q_{计} = \frac{33.86\% - 33.82\%}{33.86\% - 33.73\%} = 0.31$$

查 Q 表得：$n = 4$ 时，$Q_{表} = 0.76$。$Q_{计} < Q_{表}$，所以数据 33.86% 有 90% 的可靠性，不能舍弃。

(二)G 检验法

G 检验法是目前应用较多的检验方法，其检验步骤如下：

(1)计算出包括可疑值在内的平均值。

(2)计算出包括可疑值在内的标准偏差。

(3)按下列公式计算 G 值。

$$G = \frac{|X_{疑} - \overline{X}|}{S}$$

(4)查 G 值表，如果 $G_{计} \geq G_{表}$，将可疑值应舍去，否则应当保留。

95%置信度的 G 临界值表

n	3	4	5	6	7	8	9	10
G	1.15	1.48	1.71	1.89	2.02	2.13	2.21	2.29

如用 G 检验法判断如上述 Q 检验法中的 33.86% 是否应舍弃(置信度为 90%)。

解 $\overline{x} = \dfrac{33.73\% + 33.77\% + 33.82\% + 33.86\%}{4}$

$\overline{x} = 33.80\%$

$S = \sqrt{\dfrac{(-0.07)^2 + (-0.03)^2 + (0.02)^2 + (0.06)^2}{4-1}}\%$

$S = 0.06\%$

$G = \dfrac{33.86\% - 33.80\%}{0.06\%} = 1$

查 G 值表得 $n = 4$ 时，$G_{表} = 1.48$。$G_{计} < G_{表}$，所以数据 33.86% 有 90% 的可靠性，不能舍弃。

一、任务描述

根据任务报告单所给实验数据，正确选择 Q 或 G 检验法对实验数据进行运算，给出取舍的正确结论。

二、操作步骤

要求在 20 分钟内完成下列任务。

1. 课前准备

查到，检查工作服穿戴规范，清点仪器、药品、试剂，任务报告单。

2. 阅读任务报告

阅读任务报告单，理解报告中的工作任务。

3. 计算 Q 值

$$Q = \frac{X_疑 - X_邻}{X_{最大} - X_{最小}}$$

4. 比较 Q 值大小给出取舍结论

Q 值愈大,表明可疑值离群愈远,当 Q 值超过一定界限时应舍去。

查表得 Q 值,比较 $Q_表$ 与 $Q_计$ 判断,当 $Q_计 \geqslant Q_表$,该可疑值应舍去。

5. 计算 G 值

$$G = \frac{|X_疑 - \overline{X}|}{S}$$

6. 比较 G 值大小给出取舍结论

$G_表$ 与 $G_计$ 判断,若 $G_计 \geqslant G_表$,可疑值应舍去。

7. 上交任务报告单

完成任务报告单并上交。

8. 清场整理

任务完成后,上交报告,并将计算器归还。

三、操作注意事项

1. 任务报告单

任务报告单中的数据运算和处理必须真实记录。

2. 可疑值的取舍

在分析工作中对于可疑值,决不能凭主观愿望任意取舍。只有用科学的方法进行检验后,确知该数据是实验中的过失造成,才能直接舍弃该数据。

四、实施条件

表 1-10 可疑测量值的取舍实施条件

项目	基本实施条件
场地	药物检验实训室
设备	统计数据工具书、电子计算器
物料	任务报告单

五、评价标准

表 1-11 可疑测量值的取舍评价标准

评价内容	分值	评分细则
职业素养与 操作规范 20分	5	工作服穿着规范、双手洁净,不染指甲,不留长指甲、不披发
	5	爱护仪器,及时记录实验数据
	5	字迹工整
	5	操作完毕上交报告

评价内容	分值	评分细则
技能 80 分	10	能正确阅读报告信息
	10	计算 Q 值正确
	5	查 Q 值正确
	10	比较 Q 值后取舍结论正确
	20	计算 G 值正确
	5	查 G 值正确
	10	比较 G 值后取舍结论正确
	10	上交报告并清场

六、任务报告单

表 1 - 12　可疑测量值的取舍任务报告单

实验数据	计算结果
用碳酸钠作基准物质标定盐酸溶液的浓度，得到的实验结果分别是：0. 1014mol/L、0.1021mol/L、0.1013mol/L、0.1016mol/L。用 Q 检验法确定 0.1021mol/L 在置信度为 95% 的条件下是否应舍弃。	所列数据按由大到小排序，并计算极差
	计算可疑值与其邻近值之差
	计算 Q 值
	查 Q 值
	比较 Q 值大小
	取舍结论
分析某试样中铝的质量分数时，得到的实验结果分别是：33. 73%、33. 73%、33. 74%、33.77%、33. 79%、33. 81%、33. 81%、33. 82%、33.86%。用 G 检验法确定 33.86% 在置信度为 95% 的条件下是否应舍弃。	计算可疑值在内的平均值
	计算可疑值在内的标准偏差
	计算 G 值
	查 G 值
	比较 G 值大小
	取舍结论

任务二　分析结果的表示方法

【知识目标】

掌握分析结果的一般表示及统计处理方法。

【技能目标】

能用正确的方法表示分析结果。

分析结果的一般表示方法为：在系统误差可忽略的情况下进行的定量分析实验，通常对每种试样平行测定 2～3 次，先计算测定结果的平均值，再计算出相对平均偏差。如果相对平均偏差 $R\overline{d}\% \leqslant 0.2\%$，可认为符合要求，取其平均值作为最后的测定结果，否则，此次实验不符合要求，需重做。

分析结果的统计处理方法为：用平均值的置信区间表示。

精密度要求较高的分析工作中，作分析结果的报告时，需要对总体平均值 μ（真实值）做出估计，对 μ 做出估计并不是指出某个定值，而是说明 μ 值可能出现的范围，即真实值所在的置信区间。

置信区间：在一定的置信水平时，以测定结果为中心，包括总体平均值在内的可信范围，叫置信区间。将真实值落在此范围内的概率称为置信概率或置信度，用 P 表示。

平均值的置信区间：一定置信度时，用样本平均值表示的真实值所在范围。

1. 用置信度下的总体平均值的置信区间表示

已知标准偏差 σ 时，可用样本平均值 $\overline{x}$ 来表示 μ 值的取值范围，根据公式：

$$u = \frac{x - \mu}{\sigma}$$

根据 u 的取值，可以用如下公式表示分析结果：

$$\mu = \overline{x} \pm u \cdot \sigma = \overline{x} \pm u \frac{\sigma}{\sqrt{n}}$$

式中：σ 为平均值的标准偏差，$\overline{\sigma} = \frac{\sigma}{\sqrt{n}}$，上式表示在一定概率下，以样本平均值为中心的包括真实值在内的取值范围，即平均值的置信区间。

如测定某试样中铁的含量，四次测定结果的平均值为 0.087%。若在系统误差已消除的情况下，$\sigma = 0.002\%$，置信度为 95%。计算试样中铁含量的置信区间（即真实值范围）。

解　置信度为 95%，$u = 1.96$

$$\mu = \overline{x} \pm u \cdot \sigma = \overline{x} \pm u \frac{\sigma}{\sqrt{n}}$$

$$\mu = 0.087\% \pm 1.96 \frac{0.002\%}{\sqrt{4}}$$

$$= 0.087\% \pm 0.002\%$$

上式结果表示：在 95% 的置信度下，试样中铁的含量在 $0.087\% \pm 0.002\%$ 范围内。或者说通过四次测定，有 95% 的把握认为试样铁的含量在 $0.087\% \pm 0.002\%$ 范围内。

2. 用置信度下的样本平均值的置信区间表示

在实际工作中，通常对试样进行的是有限次测定。所以，只知道 s 而不知道 σ，为了对有限次测量数据进行处理，在统计学引入统计量 t 代替 u。t 值不仅与置信度 P 有关，还与自由度 f 有关，所以写成 $t_{(p,f)}$。当 $f \to \infty$ 时，$t \to u$。所以有限次数的测量，其平均值的置信区间为：

$$\mu = \overline{X} \pm t_{a,f} \cdot S_X = \overline{X} \pm t_{a,f} \cdot \frac{S}{\sqrt{n}}$$

不同置信度 P 及自由度 f 所对应的 t 值见下表。

t 分布表

t \ P \ f	90％	95％	99％
1	6.31	12.71	63.66
2	2.92	4.30	9.92
3	2.35	3.18	5.84
4	2.13	2.78	4.60
5	2.01	2.57	4.03
6	1.94	2.45	3.71
7	1.90	2.36	3.50
8	1.86	2.31	3.36
9	1.83	2.26	3.25
10	1.81	2.23	3.17
20	1.72	2.09	2.84
30	1.70	2.04	2.75
60	1.67	2.00	2.66
120	1.66	1.98	2.62
∞	1.64	1.96	2.58

如某试样中铝含量的测定，9 次测定结果的 $s=0.042\%$，$\bar{x}=10.79\%$，估计在 95％和 99％的置信度下平均值的置信区间。

解 查 t 值表得：$P=95\%$，$f=9-1=8$ 时，$t=2.31$

$\qquad\quad P=99\%$，$f=9-1=8$ 时，$t=3.36$

(1)95％置信度下平均值的置信区间

$$\mu = 10.79\% \pm 2.31\frac{0.042\%}{\sqrt{9}}$$

$$= 10.79\% \pm 0.032\%$$

(2)99％置信度下平均值的置信区间

$$\mu = 10.79 \pm 3.36\frac{0.042\%}{\sqrt{9}}$$

$$= 10.79\% \pm 0.047\%$$

上式结果表示：上例总体平均值（真实值）在 $10.76\% \sim 10.82\%$ 间的概率为 95％；在 $10.74\% \sim 10.84\%$ 间的概率为 99％。即真实值在上述两个区间，分别有 95％及 99％的把握。由此可见，增加置信度需扩大置信区间。另一方面，在相同的置信度下，增加 n，可纯缩小置信区间。

一、任务描述

根据任务报告单所给实验数据，根据实际情况选择正确的方法表示分析结果。

二、操作步骤

要求在 20 分钟内完成下列任务。

1. 课前准备

查到，检查工作服穿戴规范，清点仪器、药品、试剂，实验报告单。

2. 阅读任务报告单

阅读任务报告单，理解报告单中的工作任务。

3. 平均值

计算平均值 $\bar{x}$。

4. 相对平均偏差

计算相对平均偏差 $\bar{\sigma}$。

5. 用平均值表示分析结果

根据相对平均偏差的结果确定用平均值表示分析结果。

6. 样本标准偏差

计算样本标准偏差 S。

7. t 值

查 t 值。

8. 用平均值的置信区间表示分析结果

用统计处理方法正确表示分析结果：用平均值的置信区间表示。

9. 清场整理

操作完成后，上交报告，并将计算器归还。

三、操作注意事项

1. 任务报告单

任务报告单中的数据运算和处理必须真实记录。

2. 统计学处理结果的条件

如果制订分析标准，涉及重大问题的试样分析、科学研究等所需要的精确数据，则需要多次对试样进行平行测定，将取得的多次测定结果用统计方法处理。测量次数的增加与可靠性的增加并不成正比，过多地增加测量次数并不能使精密度显著提高，反而费时费力。所以，在实际定量分析工作中，一般分析的平行测量次数为 3～4 次，作较高要求的分析时，可测量 5～9 次。

3. 显著性检验

在分析工作中，判断两组分析结果的准确度或精密度是否存在显著性差异，可用显著性检验。最常用的显著性检验方法是 F 检验法和 t 检验法。

F 检验法：

$$F_{计} = \frac{S_1^2}{S_2^2} \ (S_1 > S_2)$$

t 检验法：

$$t_{计} = \frac{|\bar{X} - \mu|}{S} \cdot \sqrt{n}$$

四、实施条件

表 1-13　定量分析结果的表示实施条件

项目	基本实施条件
场地	药物检验实训室
设备	统计数据工具书、计算器
物料	任务报告单

五、评价标准

表 1-14　定量分析结果的表示评价标准

评价内容	分值	评分细则
职业素养与 操作规范 20分	5	工作服穿着规范、双手洁净,不染指甲,不留长指甲,不披发
	5	爱护仪器,及时记录实验数据
	5	字迹工整
	5	操作完毕上交报告
技能 80分	10	能正确阅读报告信息
	5	计算平均值正确
	10	计算相对平均偏差正确
	10	用平均值表示分析结果正确
	10	计算样本标准偏差 S 正确
	5	查 t 值正确
	20	用统计处理方法表示分析结果正确
	10	上交报告并清场

六、任务报告单

表 1-15　定量分析结果的表示任务报告单

实验数据	计算结果
对某一溶液的浓度进行标定,得到的实验结果分别是:0.2051mol/L、0.2049mol/L、0.2053mol/L。如何表示分析结果。	计算平均值
	计算平均偏差
	计算相对平均偏差
	用平均值表示分析结果
	结果报告分析

实验数据	计算结果
用 $K_2Cr_2O_7$ 作基准试剂,对 $Na_2S_2O_7$ 溶液的浓度进行标定,共做了六次,测得其浓度结果分别是:0.1029mol/L、0.1060mol/L、0.1036mol/L、0.1032mol/L、0.1018mol/L、0.1034mol/L。在置信度为95%时平均值的置信区间为多少	计算平均值
	计算标准偏差
	查 t 值
	计算置信度为95%时平均值的置信区间
	结果报告分析

模块二　分析操作的基本技能

项目一　电子分析天平的使用

分析天平是定量分析中用于称量的精密仪器。试样、基准物质等物质称量的准确度,直接影响到各类定量分析结果的准确度。

一、分析天平的分类

1. 按天平的结构分类

分析天平按结构特点可分为:

机械天平	等臂天平	阻尼双盘天平
	不等臂天平	电光机械加减码天平 单盘天平
电子天平	顶部承载式	
	底部承载式	

2. 按天平精度分类

天平按精度分级和命名是常用的分类方法。根据《天平检定规程 JJG1036—2008》的规定,按天平名义分度值与最大载荷之比把天平分成了十级,如下表:

天平的分级

精度级别	1	2	3	4	5
名义分度值与最大载荷比	1×10^{-7}	2×10^{-7}	5×10^{-7}	1×10^{-6}	2×10^{-6}
精度级别	6	7	8	9	10
名义分度值与最大载荷比	5×10^{-6}	1×10^{-5}	2×10^{-5}	5×10^{-5}	1×10^{-4}

如最大载荷为 200g,检定分度值为 0.0001g 的分析天平,其准确度级别 $n=0.0001/200=5\times10^{-7}$,由表查得准确度级别为 3 级。

1 级天平准确度最好,10 级天平准确度最差。在常量分析中,常用最大载荷为 $100\sim200g$ 的天平,相当于国家标准规定的 $3\sim4$ 级天平;在微量分析中,常用最大载荷为 $20\sim30g$ 的天平,相当于国家规定的 $1\sim3$ 级天平。

天平的分类方法很多,除以上两种方法外,还有按用途或称量范围来分类的,如标准天平、采样天平、微量天平和超微量天平等。

电子分析天平是近年来发展迅速的最新一代天平,是根据电碰力补偿原理,利用电子装置完成电磁力补偿调节。把通电导线放在碰场中时,导线将产生电磁力,力的方向可以用左手定则来判定。当碰场强度不变时,力的大小与流过线圈的电流成正比。如果使电磁力的方向向上,并与物体的重力平衡,则通过导线的电流大小与被称物体的质量成正比,显示被称物的质量。

一般电子分析天平都装有微机处理器,具有数字显示、自动调零、自动校准、扣除皮重、输出打印等功能。如梅特勒-托利多电子天平具有自动数据处理系统。电子分析天平具有操作简便、称量速度快、准确度高等优点。电子天平的种类多,可按其说明书进行操作。

二、电子分析天平的结构

电子分析天平的结构如图 2-1 所示。

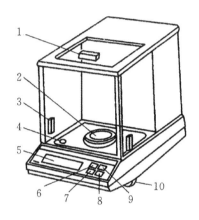

图 2-1　电子分析天平(AEG—220 型)

1—顶门;2—天平盘;3—边门;4—水准仪;5—显示屏;6—打印键;7—模式键;8—除皮键;9—开关键;10—水平调节螺丝

三、一般操作方法

(1)调整脚垫上的升降螺丝,使天平水泡位于水平仪中间。

(2)开机预热 30 分钟以上,天平进入自动感度校正阶段(空载),屏幕显示"CAL",表示正在校准。10 秒左右,"CAL"消失,表示校准完毕,显示屏上应显示"0.0000 g"。可以开始称量。将被称量物放入天平盘中央,关好天平门,称量并记下读数。

(3)称量完毕,按关机键,天平处于待机状态。平时不称量时,可使天平保持待机状态。若长时间不使用时,可切断电源。

四、分析天平的性能

一台合格的天平,应具有四大计量特性:灵敏性、稳定性、变动性和正确性。

1. 灵敏度

天平的灵敏性常用灵敏度或分度值表示,灵敏度是指在天平的某一称盘上增加 1mg 质量时,天平指针平衡点移动的格数,其单位是小格/毫克。移动的格数越多,则天平的灵敏度越高。

天平灵敏度与天平梁的长度、天平摆动部分的重量和支点到重心的距离有关。

天平灵敏度是天平的重要性能指标。空盘时的灵敏度常用于检查天平的灵敏性;载重时的灵敏度用于准确计算称量物的质量。

2. 稳定性

稳定性是指处于平衡状态的天平被轻轻扰动后,指针离开平衡位置后,仍能自动回到原位的性能。

天平的稳定性与天平梁重心的高低、刀口的锋利程度、刀承的光洁程度有关。天平的重心越低越稳定,但灵敏度就会降低。

3. 示值变动性

示值变动性是指在不改变天平状态的情况下,在空载或载重后,多次开闭天平,天平恢复平衡位置的重复性能。示值变动性与天平梁重心位置、温度、气流、震动等因素有关。

示值变动性可用来衡量称量结果的可靠程度。

如在天平空载时,多次开闭天平,平衡点都会有一些小的变化。还有就是在相同条件下,对同一称量物连续多次重复称量,各次称量结果也可能不完全相同。上述两种情况的差值称为示值变动性误差。误差越大,称量结果的可靠性就越差。一般要求示值变动性误差不能大于读数标尺上的一个分度。

4. 正确性

等臂天平的两臂实际上不可能绝对相等,由于天平梁不等臂所引起的误差称为不等臂误差,它直接影响称量结果的准确性。

五、天平的使用规则和称量方法

1. 称量的一般程序

(1)取下天平布罩折叠放好,接通电源。

(2)一般性检查。检查天平各部件是否正常,在药品检验工作中,还应全面检查天平的计量性能,天平需每周校准一次。

(3)查水平调节零点。

(4)称量。称量需按规定要求,并及时作好称量记录。

(5)称量结束后,应关闭天平,复原各部件,并罩上天平衣。经常使用的天平可不必拔下电源插头。作好使用登记记录。

2. 使用规则

(1)每台天平的各部件是固定的,不要错位,操作动作要轻。

(2)过冷或过热的物品不能直接在天平上称量,以免引起天平箱内空气对流或水汽凝结在物品上,影响准确度。经过干燥或灼烧的物品,必须放在干燥器内冷却至室温后才可称量。

(3)称量时不要使用前门,以免呼出的气流、二氧化碳、水蒸气影响称量。

(4)读数时应关闭天平两边的侧门,以免空气对流,影响读数的准确性。

（5）所称药品不得直接放在天平的称盘上，必须盛放在干燥洁净的容器中称量。有吸湿性、挥发性或腐蚀性的药品就放在称量瓶中称量。

（6）为了防止误差的积累，同一次实验的所有称量，必须使用同一台天平。

六、分析天平的称量方法

称量方法主要有直接称量法、减重称量法和固定质量称量法。

1. 直接称量法

所称固体如果是在空气中没有吸湿性的试样或金属、合金等，可以用该法称量。称量时，用牛角药匙取试样放在已去的称量纸上，一次称取一定质量的试样，然后将试样全部转移至接受的容器中。

2. 减重称量法

当被称物如果易吸水、易氧化或易与二氧化碳反应时，则必须用此法称量。这种称量法的特点是所称取试样的质量是由两次称量之差而获得的。所称试样质量不要求是固定的数值，只需要在规定的范围内即可。该法称量不需要测定天平的零点，可连续称取若干份试样，节省称量时间。

定量分析工作中常用此方法称取多份试样或基准物质，是最常用的一种称量方法。

其操作方法是在洁净、干燥的称量瓶内放入适量试样，准确称量，记下读数 m_1。用左手以纸条套住称量瓶从天平中取出，置于盛放试样的洁净容器的上方，使称量瓶倾斜，右手借助小纸片将瓶盖打开，用瓶盖轻敲瓶上缘，使试样慢慢落入容器中。操作时，勿使试样撒落在容器外面。当敲出的试样接近所需量时，将称量瓶慢慢竖起，继续用瓶盖轻敲瓶口上缘，使沾在瓶口的试样回落到瓶底。盖好瓶盖，再准确称量，读数记为 m_2，两次称量之差（$m_1 - m_2$）即为所称取试样的质量。用同样的方法可连续称取若干份试样。

3. 固定质量称量法

这种方法是为了称取指定质量的试样。在分析化学实验中，当需要用直接法配制指定浓度的标准溶液时，常用此法来称取基准物质。该法只能用来称取在空气中性质稳定、不易吸湿的粉末状试样，不适用于块状物质的称量。

任务一　减重称量法

【知识目标】

掌握电子分析天平的结构和使用方法。

【技能目标】

掌握减重称量法的操作步骤。

一、任务描述

根据任务报告单所给实验数据，正确选择合适的电子分析天平；用减重称量法称出给定范围内的固体药品 2 份；操作规范、数据记录及时正确，结果符合要求。

二、操作步骤

要求在 20 分钟内完成下列任务。

1. 操作前准备

查到,检查工作服穿戴规范,清点仪器、药品、试剂,任务报告单。

2. 查水平

观察天平水平泡是否位于水平仪中间。若不水平,调节天平箱下水平脚,使之达到水平。

3. 预热

天平在初次接通电源或长时间断电后,至少需要预热 30 分钟(事先检查电源电压是否匹配,必要时配置稳压器)。为取得理想的测量结果,天平应保持在待机状态。

4. 开机

按开关键直至全屏自检,显示天平型号,当天平显示回零时,天平就可以正常使用了。

5. 校正

首次使用天平必须进行校正,轻按 CAL 键,显示器出现 CAL—200,其中"200"为闪烁码,打开天平门,把"200g"校准砝码放上称盘,显示器即出现"——"等待状态,关上天平门,经较长时间后显示器出现 200.0000g,拿出校准砝码,显示器应出现 0.0000g,若出现不是为零,则再清零,再重复以上校准操作。

6. 直接称量

在洁净、干燥的称量瓶内装入适量试样,在天平上准确称量,记下读数。

7. 减出药品

取出称量瓶,移到事先干燥的称量瓶内装入适量试样,在天平上准确称量,记下读数。

8. 再次称量

在洁净、干燥的称量瓶内装入适量试样,在天平上准确称量,记下读数。

9. 用同样方法称出第二份样品

在洁净、干燥的称量瓶内装入适量试样,在天平上准确称量,记下读数。

10. 关机

称量结束后,应关闭天平,取出被称物,做好天平内外的清洁;关好天平门,切断电源,罩好天平罩;将坐凳放回原位,并做好使用情况登记;请指导教师检查后,方可离开天平室。

11. 清场

操作完成后,清洗所有仪器,将所有仪器和试剂归位。

三、操作注意事项

1. 称量纸条

取用称量瓶时,应用洁净的纸条套住称量瓶,不能用手直接拿取,以免沾污称量瓶,造成称量误差。

2. 数据记录

所有称量数据应及时、准确地记录在任务报告单上,不能随意涂改。

3. 减量法的特点

减量法称取的试样质量是由两次称量之差而求得的。称取试样的质量不要求是固定的数值,只需在要求的范围内即可。该法称量时不用测定天平的零点,可连续称取若干份试样,节省称量时间。定量分析工作中常用此法称量多份试样或基准物质,是常用的一种称量方法。当被称物易吸水、易氧化或易与二氧化碳反应时,则必须采用此法称取。

四、实施条件

表 2 - 1　减重称量法实施条件

项目	基本实施条件
场地	药物检验实训室
设备	电子天平(万分之一、千分之一)
物料	称量瓶、研钵、烧杯、固体药品、纸条等

五、评价标准

表 2 - 2　减重称量法考核评价标准

评价内容	分值	评分细则
职业素养与 操作规范 20分	5	工作服穿着规范、双手洁净,不染指甲,不留长指甲、不披发
	5	爱护仪器,不浪费药品、试剂,及时记录实验数据
	5	操作完毕后将仪器、药品、试剂等清理复位
	5	清场
技能 80分	7	天平选择正确
	3	天平清扫
	3	天平各部件及水平检查
	2	开机预热操作正确
	5	称量时被测物品轻拿轻放
	5	天平开关动作轻、缓、匀
	5	称量瓶放在称盘的中间位置
	5	试样的倾出与回磕操作动作标准
	5	读数时天平侧门关闭
	5	天平稳定后正确读数
	10	称量值在规定范围内
	10	重复操作精密称定出另一份固体药物
	5	称量结束后关机
	10	在规定时间内完成任务

六、任务报告单

表 2-3 减重称量法任务报告单(称量范围 0.3~0.4g)

操作步骤	称量次数	
	I	II
按 TAR 键,显示为零后,置被称物于称盘,待数字稳定,即示器左边的"0"标志熄灭后,该数字即为被称物的质量值,记为 $m_1(g)$。	$m_i=$	$m_{i+1}=$
取出称量瓶,用左手以纸条套住称量瓶从天平中取出,置于盛放试样的洁净容器的上方,使称量瓶倾斜,右手借助小纸片将瓶盖打开,用瓶盖轻敲瓶上缘,使试样慢慢落入容器中。操作时,勿使试样撒落在容器外面。当敲出的试样接近所需量时,将称量瓶慢慢竖起,继续用瓶盖轻敲瓶口上缘,使沾在瓶口的试样回落到瓶底。盖好瓶盖,再准确称量,读数记为 $m_2(g)$。	$m_{i+1}=$	$m_{i+2}=$
用同样方法倾出第二份 Na_2CO_3 于另一容器中。依次类推。	$m_1=$	$m_2=$

任务二 固定质量称量法

【知识目标】

掌握电子分析天平的结构和使用方法。

【技能目标】

掌握固定质量称量法的操作步骤。

一、任务描述

根据任务报告单所给实验数据,正确选择合适的电子分析天平;用固定质量称量法称出指定质量的固体药品 1 份;操作规范、数据记录及时正确,结果符合要求。

二、操作步骤

要求在 20 分钟内完成下列任务。

1. 操作前准备

查到,检查工作服穿戴规范,清点仪器、药品、试剂,任务报告单。

2. 查水平

观察天平水平泡是否位于水平仪中间。若不水平,调节天平箱下水平脚,使之达到水平。

3. 预热

天平在初次接通电源或长时间断电后,至少需要预热 30 分钟(事先检查电源电压是否匹配,必要时配置稳压器)。为取得理想的测量结果,天平应保持在待机状态。

4. 开机

按开关键直至全屏自检,显示天平型号,当天平显示回零时,天平就可以正常使用了。

5. 校正

首次使用天平必须进行校正,轻按 CAL 键,显示器出现 CAL—200,其中"200"为闪烁码,打开天平门,把"200g"校准砝码放上称盘,显示器即出现"----"等待状态,关上天平门,经较长时间后显示器出现 200.0000g,拿出校准砝码,显示器应出现 0.0000g,若出现不是为零,则再清零,再重复以上校准操作。

6. 直接称量

准确称量洁净、干燥装药品的容器(如表面皿、小烧杯等),记下读数。

7. 计算总读数

在已有容器质量的重量上再加上与欲称药品的质量,记下读数。

8. 加药品称量

用药匙将药品慢慢用右手食指轻轻敲入容器中,直至天平显示屏上所显读数与记录的读数一致,此份药品即为欲称固定质量的药品。

9. 关机

称量结束后,应关闭天平,取出被称物,做好天平内外的清洁;关好天平门,切断电源,罩好天平罩;将坐凳放回原位,并做好使用情况登记;请指导教师检查后,方可离开天平室。

10. 清场

操作完成后,清洗所有仪器,将所有仪器和试剂归位。

三、操作注意事项

1. 固定质量法的意义

固定质量称量法是称取指定质量的试样,在分析化学实验中,当需要用直接配制法配制指定浓度的标准溶液时,常用此法来称取基准物质。

2. 固定质量法的适用范围

该法只能用来称取在空气中性质稳定、不易吸湿的粉末状试样,不适用于块状物质的称量。

四、实施条件

表 2-4　固定质量称量法实施条件

项目	基本实施条件
场地	药物检验实训室
设备	电子天平(万分之一、千分之一)
物料	表面皿、小烧杯、研钵、烧杯、固体药品、纸条等

五、评价标准

表 2-5　固定质量称量法考核评价标准

评价内容	分值	评分细则
职业素养与 操作规范 20分	5	工作服穿着规范、双手洁净，不染指甲，不留长指甲、不披发
	5	爱护仪器，不浪费药品、试剂，及时记录实验数据
	5	操作完毕后将仪器、药品、试剂等清理复位
	5	清场
技能 80分	7	天平选择正确
	3	天平清扫
	3	天平各部件及水平检查
	2	开机预热操作正确
	5	称量时被测物品轻拿轻放
	5	天平开关动作轻、缓、匀
	5	称量容器放在称盘中的中间位置
	5	计算容器质量加上与欲称药品的质量，记下读数
	15	能正确用右手食指轻轻敲落药品在容器中
	5	天平稳定后正确读数
	15	称量值与记录读数一致
	5	称量结束后关机
	10	在规定时间内完成任务

六、任务报告单

表 2-6　固定质量称量法任务报告单(固定质量 0.1786g)

操作步骤	称量记录
按 TAR 键，显示为零后，置表面皿于称盘，待数字稳定——即示器左边的"0"标志熄灭后，该数字即为被称物的质量值，记为 m_1(g)	$m_1 =$
计算表面皿和所称药品的质量之和，记为 m_2(g)	$m_2 =$
用药匙将药品慢慢用右手食指轻轻敲入容器中，直至天平显示屏上所显读数与记录的读数 m_2 一致，此份药品即为欲称固定质量的药品	
所称固定药品的质量 m(g)	$m = m_2 - m_1$

项目二　容量仪器的校正

在滴定分析中,需要知道标准溶液的准确浓度,并准确测量滴定中消耗的标准溶液和被测溶液的体积,才能获得准确的分析结果。常用的容量仪器有容量瓶、移液管、滴定管等。此项目重点掌握容量仪器的校正和使用操作。

在容量分析中,容量仪器的真实体积不一定与其标示的体积完全相符,两者差值即该容量仪器的误差或是校正值。准确度要求较高的实验必须要使用校准过的容量仪器。

校准方法有以下两种:

1. 绝对校准

校准原理是按仪器所容纳蒸馏水的准确重量和该校温度下水的密度,计算出容量仪器在该温度下的真实体积,再与其标示值比较,求得误差。

$$V_t = \frac{m_t}{\rho_t}$$

式中:V_t 表示 t ℃时水的体积,其单位为 ml;

m_t 表示在空气中 t ℃时,以砝码称得水的质量,其单位为 g;

ρ_t 表示在空气中 t ℃时水的密度,其单位为 g/ml。

称量实际是在空气中进行的,因此,在将称出的纯水质量换算成体积时,必须考虑如下几方面的影响:①在空气中称量时,空气浮力对称量纯水质量有影响;②温度对水的密度有影响;③玻璃的热胀冷缩的影响。综合上述三方面的影响因子,可以用 1ml 纯水的质量,于空气中黄铜砝码的质量合并为一个总校正值。

$$V_{20} = \frac{m_t}{r_t}$$

式中:V_{20} 表示用 r_t 将 m_t 换算成 20℃时的体积,其单位为 ml;

m_t 表示在空气中 t ℃时,称得玻璃仪器放出或装入的纯化水的质量,其单位为 g;

r_t 表示玻璃仪器中体积为 1ml 的纯化水,在 t ℃时用黄铜称得的质量,其单位为 g/ml。

在不同的温度下玻璃容器中 1ml 的纯水在空气中用黄铜砝码称得的质量(r 值)

温度 t ℃	r/g	温度 t ℃	r/g	温度 t ℃	r/g
5	0.99852	15	0.99793	25	0.99617
6	0.99851	16	0.99780	26	0.99593
7	0.99850	17	0.99766	27	0.99569
8	0.99848	18	0.99751	28	0.99544
9	0.99844	19	0.99735	29	0.99518
10	0.99839	20	0.99718	30	0.99491
11	0.99832	21	0.99700	31	0.99468
12	0.99823	22	0.99680	32	0.99434
13	0.99814	23	0.99660	33	0.99405
14	0.99804	24	0.99638	34	0.99375

2. 相对校准

当要求两种量器按一定比例配套使用时,可以不必知道它们分别的绝对体积,而是只要知道它们之间的体积是否成一定比例,这时,可采用相对校准。

移液管常与容量瓶配套使用。如 200ml 的容量瓶与 20ml 的移液管的体积比为 10∶1。用相对校准的方法:将 200ml 容量瓶洗净并使其干燥,用 20ml 移液管移取纯化水 10 次于上述容量瓶中,如发现液面与原标线不吻合,可在液面处作一个新记号,二者配套使用时,则以新的记号作为量瓶的标线。

任务一　容量瓶的校正

【知识目标】

掌握容量瓶的校正原理。

【技能目标】

能正确的对容量瓶的容积进行校正。

一、任务描述

精密称定干净、干燥的空容量瓶的质量,然后加温度一致的水至刻度(注意刻度之上不能留水珠,否则应用干燥滤纸擦干),塞上瓶塞,精密称定容量瓶和水的总质量。根据水的质量和该水温下水的密度计算出该容量瓶的容积和该容量瓶的校正值。

二、操作步骤

要求在 20 分钟内完成下列任务。

1. 操作前准备

查到,检查工作服穿戴规范,清点仪器、药品、试剂,任务报告单。

2. 调节温度

使容量瓶和装水烧杯温度达到一致。

3. 分析天平的准备

分析天平开机预热,查水平,调零。

4. 空容量瓶的质量

在分析天平上准确称取洁净干燥的容量瓶的质量,记下读数。

5. 容量瓶取纯水

向容量瓶中注入温度一致的纯化水,至容量瓶刻度线。

6. 称量水和容量瓶的质量

在分析天平上准确称取容量瓶和纯化水的质量,记下读数。

7. 放水

把水从容量瓶中倒出。

8. 重得上述操作

重复用容量瓶装取纯化水,称取纯化水和容量瓶的质量,记下读数。

9. 计算

$$V_t = \frac{m_t}{\rho_t}$$

根据上述公式进行计算,报告容量瓶的校正值。

10. 清场

操作完成后,清洗所有仪器,将所有仪器和试剂归位。

三、操作注意事项

1. 水温的调节

校正前应把纯化水预先放在天平室,使其与天平室的温度一致。

2. 容量瓶的处理

容量瓶应预先洗净沥干。

3. 容量瓶的允许误差

	1ml	2ml	5ml	10ml	20ml	25ml	50ml	100ml
一等	±0.006	±0.006	±0.01	±0.03	±0.10	±0.04	±0.05	±0.08
二等	±0.015	±0.015	±0.02	±0.04	±0.06	±0.10	±0.12	±0.16

四、实施条件

表 2-7 容量瓶的校正实施条件

项目	基本实施条件
场地	药物检验实训室
设备	电子天平(万分之一)
物料	容量瓶、温度计、烧杯、玻棒、滤纸、纯化水等

五、评价标准

表 2-8 容量瓶的校正考核评价标准

评价内容	分值	评分细则
职业素养与操作规范 20分	5	工作服穿着规范、双手洁净,不染指甲,不留长指甲、不披发
	5	清查给定的试剂、仪器、检验报告单等
	5	爱护仪器,不浪费药品、试剂,及时记录实验数据
	5	操作完毕后按要求将仪器、试剂等清理复位

评价内容	分值	评分细则
技能 80分	4	使干净、干燥容量瓶和装水烧杯温度一致
	6	调节天平水平及清零
	6	称出干净、干燥空容量瓶的质量
	4	称量结束后及时清洁天平并复位
	10	将烧杯中的水转移至容量瓶中并不超过刻度线
	6	称出容量瓶和水的质量
	10	计算公式正确
	8	计算结果正确
	16	重复校正一次
	10	在规定的时间内完成

六、任务报告单

表 2 - 9　容量瓶的校正任务报告单

水温 t ℃（　）ρ_t（　）

校正 次数	100ml 容量瓶 加水重(g)	纯水重 (g)	实际体积 （ml）	校正值($V_实 - V_标$) （ml）
1				
2				
3				
4				
5				
6				
7				
8				
9				
10				

任务二　移液管的校正

【知识目标】

掌握移液管的校正原理。

【技能目标】

能正确的对移液管的容积进行校正。

一、任务描述

精密称定干净、外壁干燥的空锥形瓶的质量,然后用移液管吸取温度一致的水至刻度,将水放入锥形瓶中,精密称定锥形瓶和水的总质量。根据水的质量和该水温下水的密度计算出该移液管的容积和该移液管的校正值。

二、操作步骤

要求在 20 分钟内完成下列任务。

1. 操作前准备

查到,检查工作服穿戴规范,清点仪器、药品、试剂,任务报告单。

2. 调节温度

使移液管和装水烧杯温度达到一致。

3. 分析天平的准备

分析天平开机预热,查水平,调零。

4. 空锥形瓶的质量

在分析天平上准确称取洁净干燥的锥形瓶的质量,记下读数。

5. 移液管移取纯水

用洁净干燥的 25ml 移液管准确移取温度一致的纯化水。

6. 放水

把移液管的纯化水放入已称取质量的洁净干燥的锥形瓶中。

7. 称量水和锥形瓶的质量

称取纯化水和锥形瓶的质量,记下读数。

8. 重复上述操作

重复用移液管移取纯化水,放入锥形瓶中,重得称取纯化水和锥形瓶的质量,记下读数。

9. 计算

$$V_t = \frac{m_t}{\rho_t}$$

根据上述公式进行计算,报告移液管的校正值。

10. 清场

操作完成后,清洗所有仪器,将所有仪器和试剂归位。

三、操作注意事项

1. 水温的调节

校正前应把纯化水预先放在天平室,使其与天平室的温度一致。

2. 移液管的取用

每次校正和使用时必须用同一支移液管。

3. 移液管的处理

移液管应预先洗净沥干。

4. 移液管的允许误差

	10ml	25ml	50ml	100ml	250ml	500ml	1000ml	2000ml
一等	±0.02	±0.03	±0.05	±0.10	±0.10	±0.15	±0.30	±0.50
二等	—	±0.06	±0.10	±0.20	±0.20	±0.30	±0.60	±1.00

四、实施条件

表 2-10　移液管的校正实施条件

项目	基本实施条件
场地	药物检验实训室
设备	电子天平(万分之一)
物料	移液管、锥形瓶、温度计、烧杯、玻棒、滤纸、纯化水等

五、评价标准

表 2-11　移液管的校正考核评价标准

评价内容	分值	评分细则
职业素养与操作规范20分	5	工作服穿着规范、双手洁净,不染指甲,不留长指甲、不披发
	5	清查给定的试剂、仪器、检验报告单等
	5	爱护仪器,不浪费试剂,及时记录实验数据
	5	操作完毕后按要求将仪器、药品、试剂等清理复位
技能80分	4	使干净的移液管和装水烧杯温度一致
	6	调节天平水平及清零
	6	称出干净、外壁干燥的锥形瓶的质量
	4	称量结束后及时清洁天平并复位
	10	使用移液管将烧杯中的水移入锥形瓶
	6	称出锥形瓶和水的质量
	10	计算公式正确
	8	计算结果正确
	16	重复校正一次
	10	在规定的时间内完成

六、任务报告单

表 2 - 12 移液管的校正任务报告单

水温 t ( ) ℃ ρ_t ( )

校正次数	50ml 锥形瓶加水重（g）	纯水重（g）	实际体积（ml）	校正值($V_{实} - V_{标}$)（ml）
1				
2				
3				
4				
5				
6				
7				
8				
9				
10				

任务三　滴定管的校正

【知识目标】

掌握滴定管的校正方法的原理。

【技能目标】

能正确的对滴定管的容积进行相对校正。

一、任务描述

精密称定干净、外壁干燥的空锥形瓶的质量，然后向滴定管中倒入纯水，按照滴定速度放出一定体积的水到已称重的锥形瓶中。按一定体积间隔放出纯水，称重。精密称定锥形瓶和水的总质量。根据水的质量和该水温下水的密度计算出该移液管的容积和该移液管的校正值。

二、操作步骤

要求在 20 分钟内完成下列任务。

1. 操作前准备

查到,检查工作服穿戴规范,清点仪器、药品、试剂,任务报告单。

2．调节温度

使滴定管和装水烧杯温度达到一致。

3．分析天平的准备

分析天平开机预热，查水平，调零。

4．空锥形瓶的质量

在分析天平上准确称取洁净干燥的锥形瓶的质量，记下读数。

5．滴定管装取纯水

向滴定管中倒入纯化水，调节至 0.00 刻度，然后按照滴定速度放出一定体积的水到已称重的锥形瓶中。

6．称量水和锥形瓶的质量

在分析天平上准确称取容量瓶和纯化水的质量，记下读数。

7．分段校正

按一定体积间隔放出纯化水，称重。

8．计算

$$V_t = \frac{m_t}{\rho_t}$$

根据上述公式进行计算，报告移液管的校正值。

9．清场

操作完成后，清洗所有仪器，将所有仪器和试剂归位。

三、操作注意事项

1．天平的使用

进行滴定管校准时，物品的多次称量应使用同一台天平。

2．滴定管的处理

滴定管应预先洗净沥干。

3．滴定管的允许误差

	5ml	10ml	25ml	50ml	100ml
一等	±0.01	±0.02	±0.03	±0.05	±0.10
二等	±0.03	±0.04	±0.06	±0.10	±0.20

四、实施条件

表 2-13　滴定管的校正实施条件

项目	基本实施条件
场地	药物检验实训室
设备	电子天平(万分之一)
物料	50ml 酸滴定管、50ml 碱滴定管、锥形瓶、温度计、烧杯、玻棒、滤纸、纯化水等

五、评价标准

表 2 - 14　滴定管的校正考核评价标准

评价内容	分值	评分细则
职业素养与 操作规范 20分	5	工作服穿着规范、双手洁净，不染指甲，不留长指甲、不披发
	5	清查给定的试剂、仪器、检验报告单等
	5	爱护仪器，不浪费试剂，及时记录实验数据
	5	操作完毕后按要求将仪器、药品、试剂等清理复位
技能 80分	4	使干净的滴定管和装水烧杯温度一致
	6	调节天平水平及清零
	6	称出干净、外壁干燥的锥形瓶的质量
	4	称量结束后及时清洁天平并复位
	10	向滴定管中倒入烧杯中的纯水，然后按照滴定速度放出一定体积的水到已称重的锥形瓶中
	6	称出锥形瓶和水的质量
	10	计算公式正确
	8	计算结果正确
	16	按一定体积间隔放出纯水，称重
	10	在规定的时间内完成

六、任务报告单

表 2 - 15　滴定管的校正任务报告单

水温 t（　）℃　　　　　ρ_t（　）

滴定体积 读数(ml)	50ml 锥形瓶 加水重(g)	纯水重 (g)	实际体积 (ml)	校正值($V_实 - V_标$) (ml)
0.00				
10.00				
20.00				
30.00				
40.00				
50.00				

项目三　容量仪器的使用

在容量分析中,容量仪器是准确衡量溶液体积的量器。容量仪器的使用方法很重要,若使用方法不正确,即使很准确的容量仪器,也会得到不正确的测量结果。

任务一　移液管的使用

【知识目标】

掌握移液管的分类和作用;能熟练掌握移液管的操作方法。

【技能目标】

能正确选择移液管准确移取一定体积的溶液。

移液管是用于准确移取溶液的量器。通常有两种形状,一种是中部膨大,下端为细长尖嘴的玻璃管,称为移液管,常用的有 10ml、20ml、25ml、50ml 等规格,可用来准确移取一定体积的溶液;另一种是管上标有刻度的直形管称为刻度吸管,常用的有 1ml、2ml、5ml、10ml 等规格。

一、任务描述

根据任务报告单所给实验数据,选择合适的移液管准确移取一定体积的样品溶液 2 份。正确选择移液管,操作规范,移取结果符合要求。

二、操作步骤

要求在 20 分钟内完成下列任务。

1. 操作前准备

查到,检查工作服穿戴规范,清点仪器、药品、试剂,任务报告单。

2. 检查

检查移液管的管口和尖嘴有无破损,若有破损则不能使用。

3. 洗净

用自来水淋洗后,用铬酸洗涤液浸泡,操作方法如下:用右手拿移液管或吸量管上端合适位置,食指靠近管上口,中指和无名指张开握住移液管外侧;左手拿洗耳球,将吸耳球尖口插入或紧接在移液管(吸量管)上口。慢慢松开左手手指,将洗涤液慢慢吸入管内,直至刻度线以上部分,移开吸耳球,迅速用右手食指堵住移液管(吸量管)上口,等待片刻后,将洗涤液放回原瓶。并用自来水冲洗移液管(吸量管)内、外壁至不挂水珠,再用蒸馏水洗涤 3 次,控干水备用。

4. 吸取溶液

摇匀待吸溶液,吸取溶液至移液管容量的 1/3 时,立即用右手食指按住管口,取出移液管,横持并转动移液管,使溶液流遍全管内壁,将溶液从下端放出,润洗 3～4 次后即可吸取溶液。将用待吸液润洗过的移液管插入待吸液面下 1～2cm 处,用吸耳球按上述操作方法吸取溶液,当管内液面上升至标线以上约 1～2cm 处时,迅速用右手食指堵住管口,将移液管提出待吸液面,并使管尖端接触待吸液容器内壁片刻后提起,用滤纸擦干移液管或吸量管下端黏附的少量溶液。

5．调节液面

左手另取一干净小烧杯,将移液管管尖紧靠小烧杯内壁,小烧杯保持倾斜,使移液管保持垂直,刻度线和视线保持水平。稍稍松开食指,使管内溶液慢慢从下口流出,液面将至刻度线时,按紧右手食指,停顿片刻,再按上法将溶液的弯月面底线放至与标线上缘相切为止,立即用食指压紧管口。将尖口处紧靠烧杯内壁,向烧杯口移动少许,去掉尖口处的液滴。将移液管或吸量管小心移至承接溶液的容器中。

6．放出溶液

将移液管或吸量管直立,接收器倾斜,管下端紧靠接收器内壁,放开食指,让溶液沿接收器内壁流下,管内溶液流完后,保持放液状态停留 15s,将移液管或吸量管尖端在接收器靠点处靠壁前后小距离滑动几下,移走移液管。

7．清洗仪器

洗净移液管,放置在移液管架上。

8．清场

操作完成后,处理好废液,将所有仪器和试剂归位。

三、操作注意事项

1．洗液的使用

铬酸洗液具有很强的腐蚀性,能灼烧皮肤和腐蚀衣物,使用时应特别小心,如不慎把洗液洒在皮肤、衣物和实验台上,应立即用水冲洗。铬酸洗液用过后不能直接倒入废液缸中,要回收到原试剂瓶中。当洗液的颜色变为绿色,显示其不再具有去污能力,可作废液处理。

2．移液管的校正

将移液管洗净,吸取蒸馏水至标线以上,调节水的弯月面至标线,按移液管的使用方法将水放入干燥且已称量的锥形瓶中,再称量。两次质量之差为水的质量。用实验温度时 1ml 水的质量(查相应的附表),除测得水的质量,即得移液管 20℃时的标准体积。

3．移液管的操作手势

吸取溶液时,左手拿洗耳球,右手拇指及中指捏住吸量管刻度线以上,将移液管插入溶液中吸取,如图 2-1 所示。

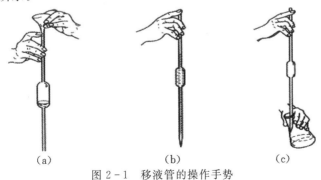

(a)　　　　(b)　　　　(c)

图 2-1　移液管的操作手势

4．移液管的保护

移液管是带有刻度的精密玻璃量器,不能直接用火加热或放入干燥箱中烘干,也不能装热溶液,以免影响测量的准确度。使用完毕,应立即洗涤干净,并放在规定的位置。

四、实施条件

表 2－16 移液管的使用实施条件

项目	基本实施条件
场地	药物检验实训室
设备	移液管(10ml、25ml、50ml)
物料	锥形瓶(250ml)、烧杯、洗耳球、试剂瓶、样品溶液、纯化水等

五、评价标准

表 2－17 移液管的使用考核评价标准

评价内容	分值	评分细则
职业素养与 操作规范 20分	5	工作服穿着规范、双手洁净,不染指甲,不留长指甲、不披发
	5	清查给定的试剂、仪器等
	5	爱护仪器,不浪费试剂,及时记录实验数据
	5	操作完毕后将仪器、试剂等清理复位
技能 80分	5	用自来水初步洗涤移液管正确
	9	使用洗耳球吸取纯化水润洗移液管内壁3次
	6	把待移液部分转移至烧杯中
	9	使用洗耳球吸取待移液润洗移液管内壁3次
	10	吸取溶液一次成功
	6	放出多余溶液,液面调至刻度线处
	10	将移液管中的溶液转移到锥形瓶中
	5	液体全部流出后,停留15秒
	10	重复操作,移取第二份溶液
	10	在规定的时间内完成任务

六、任务报告单

表 2－18 移液管的使用任务报告单

使用方法移液管类别	胖肚吸管(25ml)	刻度吸管(10ml)
1		
2		
3		
4		
5		
6		

任务二　酸碱滴定管的使用

【知识目标】

掌握滴定管的分类和作用；能熟练掌握滴定管的操作方法。

【技能目标】

能正确选择滴定管，熟练滴定操作。

滴定管是滴定用的量器，用于准确测量滴定中所消耗标准溶液的体积。滴定管按其构造和用途分为酸式滴定管和碱式滴定管。带有玻璃活塞的称为酸式滴定管，用来盛酸、酸性或氧化性溶液，不能盛放碱溶液，因碱溶液腐蚀玻璃，会使活塞腐蚀难于转动。另一种为碱式滴定管用来盛碱或碱性溶液，不能盛酸或氧化性溶液，以免腐蚀乳胶管。

一、任务描述

根据酸碱滴定管的不同结构和溶液的性质选择正确的滴定管，用正确的方法进行滴定管的准备（试漏、洗涤、装溶液）；正确读数；规范滴定操作。操作规范，读数结果符合要求。

二、操作步骤

要求在 20 分钟内完成下列任务。

1. 操作前准备

查到，检查工作服穿戴规范，清点仪器、药品、试剂，任务报告单。

2. 洗涤

酸式滴定管的洗涤：无明显油污、不太脏的酸式滴定管，可用肥皂水或洗涤剂冲洗，若较脏而又不易洗净时，则用铬酸洗液浸泡洗涤，每次倒入 10～15ml 洗液于滴定管中，两手平端滴定管，并不断转动，直至洗液布满全管为止。洗净后将一部分洗液从管口放回原瓶，然后打开旋塞，将剩余的洗液从出口放回原瓶中。滴定管先用自来水冲洗，再用蒸馏水润洗几次。

碱式滴定管的洗涤：碱式滴定管的洗涤方法与酸式滴定管相同，但在需用洗涤液洗涤时注意不能直接接触乳胶管。为此，可取下乳胶管，将碱式滴定管倒立夹在滴定管架上，管口插入装有洗液的烧杯中，用洗耳球插在另一管口上反复吸取洗液进行洗涤，然后用自来水冲洗滴定管，并用蒸馏水润洗几次。

3. 涂油、试漏

酸式滴定管使用前应检查活塞是否转动灵活，与滴定管是否密合，如不合要求，则取下活塞，用滤纸片擦干净活塞和活塞槽，用手指蘸少量凡士林在活塞两头沿圈周各涂一薄层凡士林，或在活塞大头涂一圈油，用火柴棒在塞套小头内涂一圈油（切勿将活塞小孔堵住）。然后将活塞插入活塞套内，向同一方向转动活塞，直到活塞部分全部透明为止。最后用橡皮圈套住活塞尾部，以免脱落打碎。

同样，在碱式滴定管中装入水，挤压玻璃珠并移动其位置，看管尖有无水珠滴出，如不漏水，即可使用，若漏水则须更换玻璃珠或乳胶管。

4. 装溶液与赶气泡

为避免滴定管中残留的水分改变标准溶液的浓度,在装溶液前,先用少量待装溶液润洗 2~3次,每次用量为滴定管容积的五分之一。润洗时将滴定管倾斜,并不断转动,使溶液流遍全管,然后打开活塞,将溶液自下端流出。装溶液时,标准溶液要直接从试剂瓶倒入管内,不要经过其他容器,以免污染或影响溶液的浓度。滴定管装满溶液后,应检查管下端是否有气泡,如有气泡,酸式滴定管可打开活塞,使溶液急速下流,除去气泡;碱式滴定管则可将乳胶管向上弯曲,挤压稍高于玻璃珠所在处的乳胶管,形成缝隙让溶液从出口处流出,气泡即可除去。然后将溶液控制在零度或以下。

5. 滴定管操作

滴定是将标准溶液由滴定管滴加到被测溶液中的操作过程。

滴定时用左手控制活塞,右手摇动锥形瓶。使用酸式滴定管时,左手拇指在活塞前面,食指与中指在活塞后面,灵活握住活塞柄。转动活塞时,手指微微弯曲,轻轻向里扣住,手心不要顶住活塞小头一端,以免顶出活塞,使溶液漏出。

使用碱式滴定管时,用左手拇指和食指捏挤玻璃珠稍上侧部位的乳胶管,使乳胶管在玻璃接触处形成一缝隙,溶液即可流出,调节捏挤玻璃珠时的用力,可控制标准溶液的滴出速度。滴定时,不要移动玻璃珠,也不要摆动尖嘴,以防空气进入尖嘴。

6. 滴定管读数

滴定管读数时,从滴定管架上取下滴定管,保持滴定管垂直,读取溶液弯月面与刻度线相切之处,视线应与切点在同一水平线上。若为深色溶液则读取液面的最上缘。

7. 清洗仪器

滴定完毕,用水洗净滴定管,倒放在滴定管架上。

8. 清场

操作完成后,处理好废液,将所有仪器和试剂归位。

三、操作注意事项

1. 酸碱滴定管的保管

酸碱滴定管是带有刻度的精密玻璃量器,不能直接用火加热或放入干燥箱中烘干,也不能装热溶液,以免影响测量的准确度。

2. 滴定管的校正

滴定管使用前要进行校正。校正方法是取一洁净且外壁干燥的50ml锥形瓶,称定重量(准确至1mg)。然后将待校正的滴定管装入水至零刻度处,从滴定管放下一定体积的水至锥形瓶中(根据滴定管大小及管径均匀情况,每次可放5ml或10ml),精密读取滴定管读数至小数点后第二位。称定锥形瓶中水的质量,然后再放一定体积再称重,如此一段一段地校正。最后根据水在实验温度时的密度,计算出水的体积,即得到滴定管的真实体积。

3. 滴定管的操作手势

滴定操作时,左手控制活塞,右手摇动锥形瓶,使锥形瓶里的溶液向同一方向做圆周运动,如图2-2所示。

4. 滴定管的滴液方法

无论使用哪种滴定管,都必须掌握三种滴液方法。一是逐滴连续滴加,即一般的滴定速度,"见滴成线"的方法;二是只加一滴,要做到需加一滴就能只加一滴的熟练操作;三是使液滴悬而不落,即只加半滴,甚至不到半滴的方法。

5. 滴定仪器使用完毕的处理

滴定仪器使用完毕,必须先用自来水洗净,再用蒸馏水洗涤,并放在规定的位置(图2-2)。

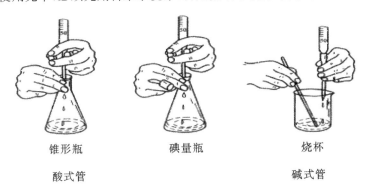

锥形瓶	碘量瓶	烧杯
酸式管		碱式管

图 2-2 滴定仪器使用完毕的处理操作

四、实施条件

表 2-19 酸碱滴定管的使用实施条件

项目	基本实施条件
场地	药物检验实训室
设备	酸式、碱式滴定管(50ml)
物料	锥形瓶(250ml)、烧杯、凡士林、铬酸洗液、洗瓶、纯化水等

五、评价标准

表 2-20 酸碱滴定管的使用考核评价标准

评价内容	分值	评分细则
职业素养与 操作规范 20分	5	工作服穿着规范、双手洁净,不染指甲,不留长指甲、不披发
	5	清查给定的试剂、仪器等
	5	爱护仪器,不浪费试剂
	5	操作完毕后按要求将试剂、仪器等清理复位
技能 80分	4	容器用自来水初步洗涤
	4	加入铬酸洗液正确
	6	用铬酸洗液正确洗涤仪器
	4	将洗液倒入原瓶,并沥尽洗液
	4	用自来水冲洗干净
	4	判断污物是否除尽

评价内容	分值	评分细则
技能 80分	4	用纯化水洗涤3～5次
	6	用所装溶液洗涤3～5次
	4	试漏正确
	4	涂油正确
	6	装溶液正确
	4	赶气泡、调零正确
	4	滴定过程左手动作规范
	4	滴定过程右手动作规范
	4	滴定速度控制
	4	读数正确
	10	在规定时间内完成任务

六、任务报告单

表 2 - 21 滴定管的使用任务报告单

使用方法 滴定管类别	酸式滴定管(50ml)	碱式滴定管(50ml)
1		
2		
3		
4		
5		
6		
7		

项目四 溶液的配制和稀释

在定量分析中,经常要使用溶液,溶液的性质和用途常常与溶液的浓度有关。浓度是指一定的溶液(或溶剂)中所含溶质的量。通常以质量浓度、物质的量浓度等方法来表示。

溶液浓度的常用表示方法有如下几种:

质量分数	体积分数	质量浓度	物质的量浓度
溶质组分 B 的质量与溶液质量之比	溶质组分 B 的体积与溶液总体积之比	溶质 B 的质量与溶液体积之比	溶质 B 物质的量与溶液体积之比
$\omega(B)=m(B)/m$	$\varphi(B)=V(B)/V$	$\rho(B)=m(B)/v$	$c(B)=n(B)/v$
无单位	无单位	mol/L	g/L

配制溶液的一般步骤为:计算、称量(量取)、溶解、转移、洗涤、定容和回收。若溶质为固体,先计算所需溶质的质量,用天平称量,在烧杯中用适量(一般约为所配溶液体积 1/6)蒸馏水,用玻棒搅拌使其溶解,将溶解液转移到量器中,还要用蒸馏水将烧杯洗涤 2~3 次,把洗涤液全部注入量器,再用蒸馏水冲稀至量器的刻度线,混匀即可。

若溶质为液体,先计算所需溶质的体积,用吸量管量取,转移至量器中,直接用蒸馏水冲稀至刻度线,混匀即可。配制好的溶液要倒入指定的回收瓶中。

溶液的稀释步骤与溶质为液体的溶液配制步骤相同。计算时根据稀释公式:

$$浓度_1 \times 体积_1 = 浓度_2 \times 体积_2$$

注意等号两边浓度用同一表示方法,体积用同一单位。

任务一 溶液的配制

【知识目标】

掌握一定物质的量浓度和质量浓度溶液配制的原理。

【技能目标】

能进行质量浓度、物质的量浓度溶液配制的操作。

一、任务描述

准确称取一定质量的无水碳酸钠或氯化钠,溶解、定容、转移到合适的容量瓶内,配制成一定体积一定物质量浓度的碳酸钠溶液或一定质量浓度的氯化钠溶液,再转移至试剂瓶并贴上标签。

二、操作步骤

要求在 25 分钟内完成下列任务。

1. 操作前准备

查到,检查工作服穿戴规范,清点仪器、药品、试剂,任务报告单。

2. 计算配制溶液所需碳酸钠、氯化钠的质量

所需碳酸钠的质量 $m = c_B \times V \times M_{\text{碳酸钠}}$

所需氯化钠的量 $m = \rho_B \times V$

3. 称量

在托盘天平上称取所需碳酸钠的质量或氯化钠的质量。

4. 溶解

把所称量好的碳酸钠或氯化钠放入洁净的烧杯中,用适当的蒸馏水搅拌至溶解。

5. 转移

用玻棒引流,转移至所对应体积的容量瓶中。

6. 洗涤

用适量的蒸馏水洗涤烧杯、玻棒 2～3 次,并把洗液一并转移至容量瓶中。

7. 定容

直接向容量瓶中注入蒸馏水,直到离刻度线 1～2cm 处改用胶头滴管加水,至溶液的凹面与刻度线相切为止。

8. 混匀

把容量瓶上下摇动,使溶液混合均匀。

9. 贴上标签

把配制好的溶液转移至洁净干燥的试剂瓶中,贴好标签(标签的内容为试剂名称、浓度及配制日期等)、保存、备用。

10. 清场

操作完成后,清洗所有仪器,将所有仪器和试剂归位。

三、操作注意事项

1. 称量注意事项

称量物不能直接放在托盘上,视情况决定称量物放在纸上、表面皿或容器中。吸湿或有腐蚀性的药品(如氢氧化钠)不能放在称量纸上,必须放在玻璃容器内。

2. 容量瓶

容量瓶用前应检查是否漏水。检查方法:在瓶内倒入适量水,盖好瓶塞,右手拿住瓶底,左手按住瓶塞,把瓶倒立摇动,观察瓶塞周围是否有水漏出,如图 2-3。若不漏水才能使用。为防止打破或污染瓶塞,常用橡皮筋将瓶塞固定在瓶颈上(图 2-4)。

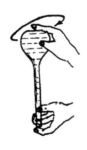
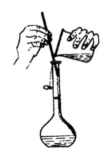

图 2-3　两手倒持容量瓶摇动　　　图 2-4　往容量瓶中倒溶液

3．读数

读数时眼睛的视线要与刻度线处于同一水平。

四、实施条件

表 2－22　溶液的配制实施条件

项目	基本实施条件
场地	药物检验实训室
设备	电子天平(万分之一)、容量瓶(100ml、200ml、250ml)、烧杯、试剂瓶、胶头滴管、玻璃棒
物料	氯化钠、无水碳酸钠、称量纸、纯化水、标签纸等

五、评价标准

表 2－23　溶液的配制考核评价标准

评价内容	分值	考核点及评分细则
职业素养与操作规范 20分	5	工作服穿着规范、双手洁净,不染指甲,不留长指甲,不披发
	5	清查给定的仪器、药品、报告单等
	5	爱护仪器,不浪费药品,及时记录实验数据
	5	溶液配制完毕后将仪器、药品等清理复位
技能 80分	10	计算结果
	2	选择容量瓶
	6	调节天平水平及清零
	8	称量无水碳酸钠,且及时关闭天平
	10	在烧杯中用适量的纯化水溶解碳酸钠,玻璃棒搅拌
	9	玻璃棒引流,将溶解液转移至容量瓶中,并用纯化水洗涤烧杯内壁 3 次,洗涤液并入容量瓶
	8	继续加纯化水稀释,当加水至 2/3 容积时混匀
	10	离刻度线 1～2cm 时改用胶头滴管定容,并充分混匀
	7	将配好的溶液转移至试剂瓶中并贴好标签
	10	在规定时间内完成任务

六、任务报告单

表 2 - 24 溶液的配制任务报告单

物质的量浓度溶液的配制	质量浓度溶液的配制
配制 0.1mol/L 的碳酸钠 200ml 溶液的步骤	配制 9g/L 的氯化钠溶液 100ml 的配制步骤
1.	
2.	
3.	
4.	
5.	
6.	
7.	
8.	

任务二　溶液的稀释

【知识目标】

掌握溶液稀释的原理。

【技能目标】

能进行溶液稀释的操作。

一、任务描述

用合适量程的移液管移取质量分数（ω）为 0.37，密度（ρ）为 $1.18\text{kg} \cdot \text{L}^{-1}$ 的浓盐酸溶液，转移至合适的容量瓶，定容，配制成 0.1mol/L 的稀盐酸溶液 200ml，再转移至试剂瓶并贴上标签。

二、操作步骤

要求在 25 分钟内完成下列任务。

1. 操作前准备

查到，检查工作服穿戴规范，清点仪器、药品、试剂，任务报告单。

2. 计算配制所需浓盐酸的体积

$$V = \frac{c_B \times v \times M_B}{\rho_B \times \omega}$$

3. 量取

用刻度吸管准确吸取所需浓盐酸的体积。

4. 稀释

把所量好的浓盐酸放入洁净的烧杯中，用适当的蒸馏水搅拌至溶解。

5. 转移

用玻棒引流，转移至所对应体积的容量瓶中。

6. 洗涤

用适量的蒸馏水洗涤烧杯、玻棒 2～3 次，并把洗液一并转移至容量瓶中。

7. 定容

直接向容量瓶中注入蒸馏水，直到离刻度线 1～2cm 处改用胶头滴管加水，至溶液的凹面与刻度线相切为止。

8. 混匀

把容量瓶上下摇动，使溶液混合均匀。

9. 贴上标签

把配制好的溶液转移至洁净干燥的试剂瓶中，贴好标签（标签的内容为试剂名称、浓度及配制日期等）、保存、备用。

10. 清场

操作完成后，清洗所有仪器，将所有仪器和试剂归位。

三、操作注意事项

1. 吸量管

吸量管是用来准确地量取溶液体积的量器。吸量管用蒸馏水洗过后,还必须要用吸取的溶液润洗2~3次。

2. 溶液的稀释

当溶液体积要求不是很高时,可以用量筒配制。如医用的酒精稀释成消毒的酒精。

3. 读数

量筒读数时,要使视线与量筒内液面的弯月面最低处保持水平。

四、实施条件

表 2 – 25 溶液的稀释实施条件

项目	基本实施条件
场地	药物检验实训室
设备	容量瓶(100ml、200ml、250ml)、刻度吸管(5ml、10ml、15ml、25ml)烧杯、试剂瓶、胶头滴管、玻璃棒、洗耳球
物料	质量分数(ω)为 0.37、密度(ρ)为 1.18kg·L^{-1} 的浓盐酸、纯化水、标签纸等

五、评价标准

表 2 – 26 溶液的稀释考核评价标准

评价内容	分值	考核点及评分细则
职业素养与操作规范 20分	5	工作服穿着规范、双手洁净,不染指甲,不留长指甲、不披发
	5	清查给定的仪器、药品、报告单等
	5	爱护仪器,不浪费药品、及时记录实验数据
	5	溶液配制完毕后将仪器、药品等清理复位
技能 80分	10	计算结果准确
	10	选择刻度吸管、待移液润洗(3 次)、选择容量瓶
	10	准确移取一定体积的 8mol/L 的盐酸于干净烧杯中
	6	向烧杯中加少量水稀释,玻棒搅匀
	9	玻璃棒引流,将稀释液转移至容量瓶中,并用纯化水洗涤烧杯内壁 3 次
	8	继续加水稀释,当加水至 2/3 容积时混匀
	10	离刻度线 1~2cm 时改用胶头滴管定容,并充分混匀
	7	将配好的溶液转移至试剂瓶中并贴好标签
	10	在规定时间内完成任务

六、任务报告单

表 2 - 27　溶液的稀释任务报告单

已知质量分数溶液的稀释	已知体积分数溶液的稀释
用质量分数(ω)为 0.37,密度(ρ)为 1.18kg/L 的浓盐酸配制 0.1mol/L 的盐酸 200ml 溶液的步骤	用体积分数(φ)为 0.95 的药用酒精稀释成体积分数为 0.75 的消毒酒精 95ml 的配制步骤
1.	
2.	
3.	
4.	
5.	
6.	
7.	
8.	

项目五 滴定操作的训练

滴定分析法是化学分析法中最常用的分析方法,是一种将已知准确浓度的试剂溶液即滴定液,亦称标准溶液,滴加到待测物质溶液中,直到所滴加的试剂溶液与待测组分按化学计量关系定量反应完全为止,根据试剂溶液的浓度和用量,计算待测组分含量的分析方法。滴定常用的两种操作方式是酸式滴定管和碱式滴定管的滴定操作。

1. 滴定分析法的特点

滴定分析法具有仪器简单、操作简便、测定快速、准确度高、应用广泛等特点。一般情况下相对误差在 0.2% 以下,适用于常量分析。

2. 滴定分析的几个基本概念

标准溶液(又称滴定液)是指已知准确浓度的溶液。

化学计量点是指加入的标准溶液物质的量与被测组分物质的量按化学计量关系定量完全反应的计量点。

指示剂是根据其颜色的变化作为化学计量点到达的信号,从而终止滴定的辅助试剂。

滴定终点是在滴定过程中,指示剂发生颜色变化的转变点。

终点误差是指滴定终点与化学计量点不一致,由此所造成的误差。

3. 化学反应必须能定量地完成

反应速度要快;存在于被测溶液中的杂质不得干扰主反应;有适当简便的方法确定滴定终点。

4. 滴定分析的基本条件

化学反应必须能定量地完成;反应速度要快;存在于被测溶液中的杂质不得干扰主反应;有适当简便的方法确定滴定终点。

5. 滴定分析的方法和方式

滴定分析法按反应原理可分为酸碱滴定法、沉淀滴定法、氧化-还原滴定法、配位滴定法。滴定方式有直接滴定法、返滴定法、置换滴定法、间接滴定法。

任务一 盐酸标准溶液滴定氢氧化钠溶液

【知识目标】

掌握滴定分析法的基本概念和基本计算;掌握滴定终点的观察与判断。

【技能目标】

能熟练用移液管准确量取一定体积的溶液和酸滴碱的操作。

一、任务描述

取洗净的移液管移取 0.1mol/L 的 NaOH 溶液 25.00ml 置入洁净的 250ml 锥形瓶中,加

2 滴甲基红指示剂,用 0.1mol/L 的 HCl 溶液滴定至溶液由黄色变橙色。平行测定三次,终点判断正确,结果符合要求。

二、操作步骤

要求在 40 分钟内完成下列任务。

1. 操作前准备

查到,检查工作服穿戴规范,清点仪器、药品、试剂,任务报告单。

2. 洗涤

将酸式滴定管和移液管用自来水→蒸馏水→待装溶液润洗 2～3 次。

3. 移取氢氧化钠溶液

用洗净的移液管准确量取 25.00ml NaOH 溶液(0.1mol/L)于洁净的 250ml 锥形瓶中,加入 2 滴甲基红指示剂。

4. 装溶液与赶气泡

在洗净的酸式滴定管中装入 0.1mol/L 的 HCl 溶液,排除气泡,调好零点。

5. 用盐酸滴定氢氧化钠溶液

用 0.1mol/L 的 HCl 溶液滴定锥形瓶中的 NaOH 溶液由黄色变橙色,半分钟内不褪色,即为滴定终点。

6. 读数

把滴定管从滴定管架上取下,读数,记录 HCl 溶液的用量。

7. 平行滴定

用同样的方法平行滴定三次。

8. 计算

根据盐酸和氢氧化钠的反应式计算消耗的盐酸和氢氧化钠的体积比 V_{HCl}/V_{NaOH}。

9. 清洗仪器

洗净移液管和酸式滴定管,移液管放置在移液管架上,滴定管倒置放在滴定管架上。

10. 清场

操作完成后,清洗所有仪器,并处理好废液,将所有仪器和试剂归位。

三、操作注意事项

1. 指示剂的用量

指示剂用量不宜太多,浓度大时变色不敏锐。此外,指示剂要本身就是弱酸或弱碱,会消耗一部分滴定液,带来一定误差。指示剂用量也不能太少,因为颜色太浅不易观察到颜色的变化。

2. 滴定程序

由于浅色转变为深色变化明显,易被肉眼辨认,所以指示剂变色最好由浅色到深色。故盐酸滴定氢氧化钠选择甲基红指示剂,终点颜色由黄色变为橙色。

3. 滴定分析的计算

对于任一滴定反应:

$$tT + aA \longrightarrow P$$

$$c_A \cdot V_A = \frac{a}{t} c_T \cdot V_T$$

$$\frac{t}{n_T} = \frac{a}{n_A} \quad \text{或} \quad \frac{t}{a} = \frac{n_T}{n_A}$$

T 为滴定剂,A 为待测物质,P 为生成物。

对于固体物质的质量 m_A 和标准物质的关系:

$$m_A = \frac{a}{t} c_T \cdot V_T \cdot M_A$$

$$n_T = c_T \cdot V_T \qquad n_A = m_A / M_A$$

当以 ml 为单位计量,将 M_A 化为 $M_A/1000$,单位为 g/mmol,则有:

$$m_A = \frac{a}{t} c_T \cdot V_T \cdot \frac{M_A}{1000}$$

根据滴定度的定义上式可表示为:

$$T_{T/A} = \frac{a}{t} c_T \cdot \frac{M_A}{1000}$$

四、实施条件

表 2 - 28　盐酸标准溶液滴定氢氧化钠溶液的实施条件

项目	基本实施条件
场地	药物检验实训室
设备	酸式滴定管(50ml)、25ml 移液管、锥形瓶(250ml)、烧杯
物料	NaOH 溶液(0.1mol/L)、HCl 溶液(0.1mol/L)、0.1％甲基红指示剂、凡士林、铬酸洗液、洗瓶、纯化水等

五、评价标准

表 2 - 29　盐酸标准溶液滴定氢氧化钠溶液的考核评价标准

评价内容	分值	评分细则
职业素养与 操作规范 20分	5	工作服穿着规范、双手洁净,不染指甲,不留长指甲,不披发
	5	清查给定的药品、试剂、仪器、药典、检验报告单
	5	爱护仪器,不浪费药品、试剂,及时记录实验数据
	5	标定完毕后按要求将仪器、药品、试剂等清理复位
技能 80分	4	选择移液管,清洗、润洗移液管正确
	6	移液管取样,移液管调零正确
	3	将移液管中的液体转移至锥形瓶正确
	2	移液管的清洗及复位得符合要求
	3	加入指示剂正确
	3	混匀溶液正确

评价内容	分值	评分细则
技能 80 分	6	滴定管的检漏、清洗、润洗正确
	2	装滴定液正确
	4	赶气泡、调零正确
	2	滴定过程左手动作规范
	2	滴定过程右手动作规范
	3	滴定速度控制符合要求
	3	滴定终点判断准确
	3	读数正确
	6	平行测定三次
	5	计算公式正确
	8	结果计算正确
	5	完成报告,结果符合要求
	10	在规定时间内完成任务

六、任务报告单

表 2 - 30　盐酸标准溶液滴定氢氧化钠溶液任务报告单

滴定次数	I	II	III
V_{NaOH}(ml)			
$V_{HCl终}$(ml)			
$V_{HCl初}$(ml)			
$V_{HCl消}$(ml)			
V_{HCl}/V_{NaOH}			

任务二　氢氧化钠标准溶液滴定盐酸溶液

【知识目标】

掌握滴定分析法的基本概念和基本计算;掌握滴定终点的观察与判断。

【技能目标】

能熟练用移液管准确量取一定体积溶液和碱滴酸的操作。

一、任务描述

取洗净的移液管移取 0.1mol/L 的 HCl 溶液 25.00ml 置入洁净的 250ml 锥形瓶中,加 2 滴酚酞指示剂,用 0.1mol/L 的 NaOH 溶液滴定至溶液由无色变粉红色。平行测定三次,终点判断正确,结果符合要求。

二、操作步骤

要求在 40 分钟内完成下列任务。

1. 操作前准备

查到,检查工作服穿戴规范,清点仪器、药品、试剂,任务报告单。

2. 洗涤

将碱式滴定管和移液管用自来水 → 蒸馏水 → 待装溶液润洗 2～3 次。

3. 移取氢氧化钠装溶液

用洗净的移液管准确量取 25.00ml HCl 溶液(0.1mol/L)于洁净的 250ml 锥形瓶中,加入 2 滴酚酞指示剂。

4. 装溶液与赶气泡

在洗净的酸碱式滴定管中装入 0.1mol/L 的 NaOH 溶液,排除气泡,调好零点。

5. 用氢氧化钠滴定盐酸溶液

用 0.1mol/L 的 NaOH 溶液滴定锥形瓶中的 HCl 溶液由无色变粉红色,半分钟内不褪色,即为滴定终点。

6. 读数

把滴定管从滴定管架上取下,读数,记录 NaOH 溶液的用量。

7. 平行滴定

用同样的方法平行滴定三次。

8. 计算

根据盐酸和氢氧化钠的反应式计算消耗的氢氧化钠和盐酸的体积比 V_{NaOH}/V_{HCl}。

9. 清洗仪器

洗净移液管和酸式滴定管,移液管放置在移液管架上,滴定管倒置放在滴定管架上。

10. 清场

操作完成后,清洗所有仪器,并处理好废液,将所有仪器和试剂归位。

三、操作注意事项

1. 滴定管读数

滴定管所消耗溶液的体积由初读数和终读数决定,为避免误差的积累,初、终读数由同一操作者读取。

2. 碱滴酸的指示剂和终点颜色

碱滴酸选择酚酞指示剂,颜色由无色变粉红色。

四、实施条件

表 2 - 31　氢氧化钠标准溶液滴定盐酸溶液的实施条件

项目	基本实施条件
场地	药物检验实训室
设备	酸式/碱式滴定管(50ml)、25ml 移液管、锥形瓶(250ml)、烧杯
物料	NaOH 溶液(0.1mol/L)、HCl 溶液(0.1mol/L)、0.1％酚酞指示剂、凡士林、铬酸洗液、洗瓶、纯化水等

五、评价标准

表 2 - 32　氢氧化钠标准溶液滴定盐酸溶液的考核评价标准

评价内容	分值	评分细则
职业素养与操作规范 20分	5	工作服穿着规范、双手洁净,不染指甲,不留长指甲,不披发
	5	清查给定的药品、试剂、仪器、药典、检验报告单
	5	爱护仪器,不浪费药品、试剂,及时记录实验数据
	5	标定完毕后按要求将仪器、药品、试剂等清理复位
技能 80分	4	选择移液管,清洗、润洗移液管正确
	6	移液管取样,移液管调零正确
	3	将移液管中的液体转移至锥形瓶正确
	2	移液管的清洗及复位得符号要求
	3	加入指示剂正确
	3	混匀溶液正确
	6	滴定管的检漏、清洗、润洗正确
	2	装滴定液正确
	4	赶气泡、调零正确
	2	滴定过程左手动作规范
	2	滴定过程右手动作规范
	3	滴定速度控制符合要求
	3	滴定终点判断准确
	3	读数正确
	6	平行测定三次
	5	计算公式正确
	8	结果计算正确
	5	完成报告,结果符合要求
	10	在规定时间内完成任务

六、任务报告单

表 2-33　氢氧化钠标准溶液滴定盐酸溶液任务报告单

滴定次数	Ⅰ	Ⅱ	Ⅲ
V_{HCl}(ml)			
$V_{NaOH终}$(ml)			
$V_{NaOH初}$(ml)			
$V_{NaOH消}$(ml)			
V_{NaOH}/V_{HCl}			

模块三　容量分析的应用技术

项目一　重量分析法

重量分析法是通过称量物质的质量进行被测组分含量测定的方法。被测组分必须以单质或化合物形式与其他组分分离。由于试样中被测组分的性质不同,采用的分离方法也不相同,重量分析法可分为挥发法、萃取法和沉淀法。

其操作步骤为:组分分离→称量→计算含量

由于重量分析法是用分析天平而获得分析结果,在分析中一般不需与基准物质进行比较,也没有容量仪器引入的数据误差,而称量误差又相对较小,一般可达到0.1%~0.2%的准确度。但是,重量分析法操作步骤较为烦琐,需时较长,对低含量组分的测定误差较大,所以不能适用于生产和科研工作的快速要求。其特点是准、繁。

但在药品分析及食品卫生检验中,还是有一些需求。如药品中水中不溶物、炽灼残渣、灰分测定等。

重量分析法的三种方法描述如下:

一、挥发法

1. 含义

加热或用其他方法干燥使组分分离。

$$\omega_{炽灼残渣} = \frac{炽灼残渣的质量}{试样质量} \times 100\%$$

2. 分类

有直接法和间接法。直接法是称量对象为待测组分或其衍生物;间接法是称量对象为其他组分。

$$\omega_{干燥失重} = \frac{减失质量}{试样质量} \times 100\%$$

二、萃取法

根据组分或反应产物溶解性不同,用溶剂萃取与其他组分分离。可分为固-液萃取与液-液萃取。其萃取原理是与分配系数K_D有关。分配系数K_D是指两种互不相溶的溶剂中分配系数达到平衡后,且分子状态相同时,浓度的比值在一定温度下为一常数。

其数学表达式为:

$$K_D = \frac{[A]_{有机}}{[A]_{水}}$$

用有机溶剂萃取时,分配系数 K_D 越大,越容易被萃取分离。

三、沉淀法

将被测组分以沉淀形式分离(过滤、干燥或灼烧)称量。

1. 沉淀形式和称量形式

在沉淀法中,沉淀的化学组成为沉淀形式,沉淀经烘干或灼烧处理后,供最后称量的化学组成称为称量形式。

$$\omega_{被测组分} = \frac{称量形式的质量 \times F}{试样质量} \times 100\%$$

F 为换算因素或化学因素,计算如下:

$$F = \frac{a \times 被测组分的摩尔质量}{b \times 称量形式的摩尔质量}$$

2. 沉淀形态与沉淀的形成因素

将沉淀分为两类:一类是晶形沉淀,一类是无定形沉淀。它们之间的主要差别是沉淀颗粒的大小不同。

沉淀的形成包含晶核的生成和晶核的成长两个过程。

主要影响因素:聚集速度、定向速度、陈化。

3. 影响沉淀纯净的因素

共沉淀(表面吸附、形成混晶、吸留或包埋),后沉淀。

4. 沉淀的条件

沉淀形式	成因	沉淀条件
晶形	$V_定 > V_聚$	稀、热、搅拌、缓加、陈化
无定形	$V_定 < V_聚$	浓、热、加电解质、快加、不陈化

任务 葡萄糖的干燥失重测定

【知识目标】

掌握重量分析法的干燥失重的原理和方法。

【技能目标】

能熟练进行称量、烘烤、恒重操作;掌握干燥失重的计算。

一、任务描述

称取葡萄糖 1.0g 样品 2 份,分别装入已恒重的扁形称量瓶中,铺平、加盖,精密称其质量。置干燥箱中,开盖斜靠瓶口,逐渐升温,并于 105℃烘烤 3 小时,冷却、称量,用同样的方法继续干燥 1 小时后,冷却 30 分钟,精密称定,直到恒重为止。两次质量之差即为葡萄糖干燥失重的含量。

二、操作步骤

需要 4 小时以上完成任务(干燥 3 小时,冷却、恒重 1 小时,称量、计算、清场 30 分钟)。

1. 操作前准备

查到,检查工作服穿戴规范,清点仪器、药品、试剂,任务报告单。

2. 称量瓶干燥

取称量瓶两只,洗净,置于干燥器中,打开瓶盖斜靠瓶口,于 105℃烘烤 1 小时(提前准备好)。

3. 容量瓶称重

取出称量瓶,干燥器中冷却至室温,盖好瓶盖,准确称其质量,记为 m_2。

4. 恒重

重复上述操作,直至两次质量之差不超过 0.3mg。

5. 称取葡萄糖原料药

称取葡萄糖原料药 2 份,各 1.0g 左右,分别装入已恒重的称量瓶中,铺平、加盖,精密称其质量 m_1。

6. 烘烤葡萄糖原料药

把称量瓶置干燥箱中,开盖斜靠瓶口,逐渐升温,并于 105℃烘烤 3 小时。

7. 冷却

取出称量瓶,盖好瓶盖,放入干燥器中冷却至室温。

8. 容量瓶和失重后试样的称重

取出称量瓶,准确称其质量,记为 m_3。

9. 恒重

重复上述操作,直至两次质量之差不超过 0.3mg。

10. 计算葡萄糖的干燥失重

$$\omega_{\text{葡萄糖干燥失重}} = \frac{m_1 - m_3}{m_1 - m_2} \times 100\%$$

11. 清场

操作完成后,清洗所有仪器,将所有仪器和试剂归位。

三、操作注意事项

1. 称量瓶盖的处理

将空称量瓶或盛有样品的称量瓶置于干燥器中冷却时,瓶盖仍要斜放在瓶口上不要盖紧,以免冷却后不易打开,但称量时应将瓶盖盖好。

2. 干燥器的使用

为了使干燥器密闭,可在磨口边缘涂上少许凡士林。开盖时,应将盖子推向边缘一侧,不可向上提起。移动时,应用双手拇指压住盖子,以防盖子滑落。

四、实施条件

表 3-1　葡萄糖的干燥失重测定实施条件

项目	基本实施条件
场地	药物检验实训室
设备	分析天平(万分之一)、扁形称量瓶、干燥器、电烘箱、称量纸、药匙、研钵、隔热手套
物料	葡萄糖原料药、其他试剂等

五、评价标准

表 3-2　葡萄糖的干燥失重测定考核评价标准表

评价内容	分值	评分细则
职业素养与操作规范 20分	5	工作服穿着规范、双手洁净,不染指甲,不留长指甲,不披发
	5	清查给定的药品、试剂、仪器、药典、检验报告单
	5	爱护仪器,不浪费药品、试剂,及时记录实验数据
	5	标定完毕后按要求将仪器、药品、试剂等清理复位
技能 80分	5	药物研磨正确
	5	药物称量正确
	5	药物装样正确
	5	干燥前称量正确
	5	药物的干燥正确
	5	干燥后放冷正确
	5	放冷后称量正确
	10	干燥至恒重的判断正确
	10	干燥失重计算
	15	干燥失重结果符合要求,完成任务报告单
	10	在规定时间内完成任务

六、任务报告单

表 3-3　葡萄糖的干燥失重测定任务报告单

滴定次数	I	II
恒重的称量瓶质量 $m_2(g)$		
干燥前药物和称量瓶的总质量 $m_1(g)$		
干燥至恒重后药物和称量瓶的总质量 $m_3(g)$		
葡萄糖的干燥失重		
干燥失重平均值		
结果判断		

项目二　酸碱滴定法

　　酸碱滴定法是以水溶液中的质子转移反应为基础的滴定分析法。此法广泛用于测定无机酸、碱和有机酸、碱直接或间接发生反应的物质。酸碱反应一般无外观变化,需借助指示剂的变化确定化学计量点,由于不同类型的化学反应在计量点时的 pH 不同,而各种指示剂的变色又有其不同的 pH 范围,为了准确地确定化学计量点,需要选择一个在计量点附近变色的指示剂。因此,本项目要求了解酸碱滴定过程中溶液的 pH 变化规律、变色原理、变色范围及指示剂的选择原则,以便能正确地选择合适的指示剂,确定滴定终点,获得准确的分析结果。

一、酸碱质子理论

　　凡是给出质子的物质是酸,凡是接受质子的物质是碱。酸碱反应的实质就是质子转移的反应。

二、酸碱指示剂

　　酸碱滴定中用于指示滴定终点的试剂称为酸碱指示剂。

　　常用的酸碱指示剂是一些有机弱酸或弱碱,这些弱酸或弱碱与其共轭碱或酸具有不同的颜色。当溶液的 pH 改变时,共轭酸碱对的平衡浓度发生移动,而带来溶液颜色的改变。

　　指示剂的变色范围为 $pH = pK_{HIn} \pm 1$。

几种常用的酸碱指示剂

指示剂	变色范围（pH）	颜色		pK_{HIn}	溶液配制方法	用量（滴/10ml）
		酸色	碱色			
百里酚蓝	1.2~2.8	红	黄	1.65	0.1%的20%酒精溶液	1~2
甲基黄	2.9~4.0	红	黄	3.25	0.1%的90%酒精溶液	1
甲基橙	3.1~4.4	红	黄	3.45	0.05%的水溶液	1
溴酚蓝	3.0~4.6	黄	紫	4.10	0.1%的+20%酒精溶液或其钠盐水溶液	1
溴甲酚绿	3.8~5.4	黄	蓝	4.90	0.1%的乙醇溶液	1
甲基红	4.4~6.2	红	黄	5.10	0.1%的60%酒精溶液或其钠盐水溶液	1
溴百里酚蓝	6.2~7.6	黄	蓝	7.30	0.1%的60%酒精溶液或其钠盐水溶液	1
中性红	6.8~8.0	红	黄橙	7.40	0.1%的60%酒精溶液	1
酚红	6.7~8.4	黄	红	8.00	0.1%的60%酒精溶液或其钠盐水溶液	1
酚酞	8.0~10..	无	红	9.10	0.1%的90%酒精溶液	1~3
百里酚酞	9.4~0.6	无	蓝	10.0	0.1%的90%酒精溶液	1~2

三、基准物质

　　已确定其一种或几种特性,用于校准测量工具、评价测量方法或测定材料特性量值的物质。基准试剂应该符合下列条件:试剂组成和化学式完全相符;试剂的纯度一般应在99.9%以上,且稳定,不发生副反应;试剂最好有较大的摩尔质量,可减少称量误差。基准物质可用于直接配制标准溶液或标定标准溶液。

四、标准溶液的配制与标定

根据物质性质的不同标准溶液的配制方法有直接配制法和间接配制法(标定法)。其浓度表示方法有物质的量浓度和滴定度。滴定度可表示为每 ml 标准溶液所含溶质的克数(T 溶质,单位 g/ml)或 每 ml 标准溶液 A 相当于被测物质 B 的克数(表示为:$T_{A/B}$,单位 g/ml)。标准溶液的标定方法有基准物质标定法和标准溶液比较法。

标准溶液的两种配制方法如下表:

直接配制法	准确称取一定量的基准物质,溶解后定量转移至容量瓶,稀释至刻度,摇匀。根据称取基准物质的质量和量瓶的体积,即可计算出标准溶液的浓度
间接配制法	许多物质不符合基准物质的条件,那就只能采用间接配制法(标定法)配制,可先配成近似浓度的溶液,再用基准物质或另一种标准溶液确定它的准确浓度。这种利用基准物质或已知准确浓度的溶液来确定标准溶液浓度的操作过程称为标定。

五、滴定突跃

在计量点±0.1%范围内,由一滴酸或碱的加入引起的溶液 pH 的突变,称为滴定突跃;滴定突跃所在的 pH 范围称为滴定突跃范围,它是选择指示剂的依据;凡是变色范围全部或部分在滴定突跃范围内的指示剂,都可以指示滴定终点。

六、酸碱准确滴定的条件

1. 一元弱酸(弱碱)滴定原则
弱酸 $cK_a \geqslant 10^{-8}$ 弱碱 $cK_b \geqslant 10^{-8}$
2. 多元酸的分步滴定原则
各级 H^+ 可被准确滴定的原则:$c_a K_a \geqslant 10^{-8}$
能被分步滴定的原则:$K_{ai}/K_{ai+1} \geqslant 10^{-8}$

任务一 盐酸标准溶液的配制和标定

【知识目标】

掌握盐酸标准溶液的配制、标定的原理和方法;熟悉甲基红-溴甲酚绿混合指示剂的使用。

【技能目标】

能熟练进行盐酸标准溶液的配制和标定;掌握标定盐酸标准溶液浓度的计算。

盐酸标准溶液的配制和标定原理：

因盐酸易挥发，不能直接配制，应采用间接法配制盐酸滴定液。

标定盐酸的常用基准物质有无水碳酸钠和硼砂等，本实验用基准无水碳酸钠进行标定，以甲基红-溴甲酚绿混合指示剂指示终点，终点颜色由绿色变暗紫色。标定反应为：

$$HCl + Na_2CO_3 \longrightarrow NaCl + H_2O + CO_2 \uparrow$$

反应过程中产生的 H_2CO_3 会使滴定突跃不明显，致使指示剂颜色变化不够敏锐。所以，在滴定接近终点时，将溶液加热煮沸，并摇动以驱走 CO_2，冷却后再继续滴定至终点。为了防止 CO_2 对滴定终点的干扰，在滴定终点附近应剧烈地摇动锥形瓶。

平行测定三次，计算相对平均偏差。要求相对平均偏差小于等于 0.2%。

一、任务描述

用量筒量取一定体积的浓盐酸配制 $0.1mol/L$ 的 HCl 溶液 $500ml$。再用减重法准确称取在 $270\sim300℃$ 干燥至恒重的基准无水 Na_2CO_3 x 克各三份，分别置入洁净的 $250ml$ 锥形瓶中，用纯化水溶解后，加甲基红-溴甲酚绿混合指示剂 10 滴，用待标定的 $0.1mol/L$ 的 HCl 溶液滴定至溶液由绿色变紫红色，煮沸约 2 分钟，冷却至室温，继续滴定至暗红色。平行测定三次，终点判断正确，结果符合要求。

二、操作步骤

要求在 40 分钟内完成下列任务。

1. 操作前准备

查到，检查工作服穿戴规范，清点仪器、药品、试剂，任务报告单。

2. $0.1mol/L$ 的 HCl 溶液的配制

用洁净小量筒量取市售浓 HCl $4.5ml$，加纯化水稀释至 $500ml$ 摇匀即得。

3. 用减重法准确称量基准物质

在分析天平上用减重法准确称取在 $270\sim300℃$ 干燥至恒重的基准 Na_2CO_3 $0.12\sim0.15g/$份分别置入洁净的 $250ml$ 锥形瓶中，加 $50ml$ 纯化水使之溶解。

4. 加指示剂

在已溶解基准物的锥形瓶中加入甲基红-溴甲酚绿混合指示剂 $8\sim10$ 滴。

5. 标定

用待标定的 $0.1mol/L$ 的 HCl 溶液滴定至溶液由绿色变为紫红色。

6. 煮沸放冷

把锥形瓶已变紫红色的溶液煮沸约 2 分钟，冷却至室温。

7. 继续滴定

把放冷的溶液继续滴定至暗红色，即为滴定终点。

8. 读数

把滴定管从滴定管架上取下，读数，记录 HCl 溶液的用量。

9. 平行滴定

用同样的方法平行滴定三次。

10. 计算

根据盐酸的体积和基准物的质量计算标准溶液盐酸的浓度。

$$c_{HCl} = 2 \times \frac{m_{Na_2CO_3}}{V_{HCl} \times M_{Na_2CO_3}} \times 10^3$$

11. 清洗仪器

洗净酸式滴定管,倒置放在滴定管架上。

12. 清场

操作完成后,清洗所有仪器,并处理好废液,将所有仪器和试剂归位。

三、操作注意事项

1. 基准物质 Na_2CO_3 的处理

Na_2CO_3 作为基准物使用前必须在 $270 \sim 300℃$ 干燥 1 小时,这样可将存在的少量 $NaHCO_3$ 转变为 Na_2CO_3;经高温烘烤后的 Na_2CO_3 稍冷后置于干燥器中冷却至室温备用,在一周内有效;Na_2CO_3 易吸收空气中的水分,称量时应防止 Na_2CO_3 吸潮。

2. 终点干扰 CO_2 的处理

为了防止 CO_2 对滴定终点的干扰,在滴定终点附近应剧烈地摇动锥形瓶。

3. 混合指示剂

在某些酸碱滴定中,使用一般批示剂难以准确判断终点,此时可选用混合指示剂。混合指示剂具有变色范围窄,变色敏锐的特点。通常可分为两类,一类是在某种指示剂中加入一种惰性染料。另一类是由两种或两种以上的指示剂按一定比例混合而成。

四、实施条件

表 3-4 盐酸标准溶液的配制和标定的实施条件

项目	基本实施条件
场地	药物检验实训室
设备	分析天平、称量瓶、酸式滴定管(50ml)、量筒、锥形瓶(250ml)、试剂瓶(500ml)、电炉
物料	浓 HCl、基准无水 Na_2CO_3、甲基红-溴甲酚绿混合指示剂、凡士林、铬酸洗液、洗瓶、纯化水等

五、评价标准

表 3-5 盐酸标准溶液的配制和标定的考核评价标准

评价内容	分值	评分细则
职业素养与操作规范 20分	5	工作服穿着规范、双手洁净,不染指甲,不留长指甲,不披发
	5	清查给定的药品、试剂、仪器、药典、检验报告单
	5	爱护仪器,不浪费药品、试剂,及时记录实验数据
	5	标定完毕后按要求将仪器、药品、试剂等清理复位

评价内容	分值	评分细则
技能 80 分	2	调节天平水平及清零正确
	3	取样正确
	3	称量且其结果在规定范围内
	2	称量结束后及时清洁天平并复位
	4	药品转移至锥形瓶中正确
	4	量筒使用正确
	4	溶解药品正确
	3	加入指示剂正确
	6	酸式滴定管的检漏、清洗、润洗正确
	2	装滴定液正确
	4	赶气泡、调零正确
	2	滴定过程左手动作规范
	2	滴定过程右手动作规范
	3	滴定速度控制合理
	3	滴定终点判断正确
	3	读数正确
	6	平行测定三次
	4	计算公式正确
	5	结果计算正确
	5	标定结果符合要求
	10	在规定时间内完成任务

六、任务报告单

表 3 - 6　盐酸标准溶液的配制和标定任务报告单

项目 \ 编号		Ⅰ	Ⅱ	Ⅲ
基准物质 称量记录 $m(g)$	m_i			
	m_{i+1}			
	m			
滴定记录 $V(ml)$	$V_{终}$			
	$V_{初}$			
	$V_{消}$			
浓度 $c(mol/L)$	c			
	$\bar{c}$			
精密度	d	$d_1=$	$d_2=$	$d_3=$
	$\bar{d}$			
	$R\bar{d}$			

任务二　氢氧化钠标准溶液的配制和标定

【知识目标】

掌握氢氧化钠标准溶液的配制、标定的原理和方法;熟悉酚酞指示剂的使用;掌握标定氢氧化钠溶液浓度的计算。

【技能目标】

能熟练进行氢氧化钠标准溶液的配制和标定。

氢氧化钠的标定原理:

标定氢氧化钠标准溶液的基准物质有草酸($H_2C_2O_4 \cdot 2H_2O$)、苯甲酸($C_7H_6O_2$)、邻苯二甲酸氢钾($HOOCC_6H_4COOK$)等,通常用邻苯二甲酸氢钾标定氢氧化钠 NaOH 标准溶液,标定反应如下:

$$NaOH + HOOCC_6H_4COOK \longrightarrow NaOOCC_6H_4COOK + H_2O$$

计量点时,生成的弱酸强碱盐水解,溶液为碱性(pH 约为 9.1),可用酚酞作指示剂。

平行测定三次,计算相对平均偏差。要求相对平均偏差小于等于 0.2%。

一、任务描述

用台秤取一定质量的氢氧化钠配制 0.1mol/L 的 NaOH 溶液 500ml。再用减重法准确称取在 $105\sim110℃$ 干燥至恒重的基准物邻苯二甲酸氢钾 x 克各三份,分别置入洁净的 250ml 锥形瓶中,用纯化水溶解后,加酚酞指示剂 2 滴,用待标定的 0.1mol/L 的 NaOH 溶液滴定至溶液由无色变粉红色。平行测定三次,终点判断正确,结果符合要求。

二、操作步骤

要求在 40 分钟内完成下列任务。

1. 操作前准备

查到,检查工作服穿戴规范,清点仪器、药品、试剂,任务报告单。

2. 0.1mol/L 的 NaOH 溶液的配制

取澄清的饱和 NaOH 溶液 2.8ml,置于聚乙烯塑料瓶中,加新煮沸的冷纯化水稀释至 500ml,摇匀,密封即得。

3. 用减重法准确称量基准物质

在分析天平上用减重法准确称取在 $105\sim110℃$ 干燥至恒重的基准物质邻苯二甲酸氢钾 0.5g 左右 3 份分别置入洁净的 250ml 锥形瓶中,加 50ml 纯化水使之完全溶解。

4. 加指示剂

在已溶解基准物的锥形瓶中加入酚酞指示剂 2 滴。

5. 标定

用待标定的 0.1mol/L 的 NaOH 溶液滴定至溶液由无色变粉红色,即为滴定终点。

6．读数

把滴定管从滴定管架上取下，读数，记录 NaOH 溶液的用量。

7．平行滴定

用同样的方法平行滴定三次。

8．计算

根据氢氧化钠的体积和基准物的质量计算标准溶液的氢氧化钠浓度。

$$c_{\text{NaOH}} = \frac{m_{\text{HOOCC}_6\text{H}_4\text{COOK}}}{V_{\text{NaOH}} \times M_{\text{HOOCC}_6\text{H}_4\text{COOK}}} \times 10^3$$

9．清洗仪器

洗净碱式滴定管，倒置放在滴定管架上。

10．清场

操作完成后，清洗所有仪器，并处理好废液，将所有仪器和试剂归位。

三、操作注意事项

1．氢氧化钠的称量和配制

固体氢氧化钠因极易吸潮，所以称量时应放在表面皿上或小烧杯中，不能在称量纸上称量，浓的氢氧化钠溶液和氢氧化钠标准溶液在存放过程中应密封。

2．碱式滴定管的处理

滴定前，应检查碱式滴定管的橡皮管内和滴定管尖处是否有气泡，如有气泡应排除。

四、实施条件

表 3 - 7　氢氧化钠标准溶液的配制和标定的实施条件

项目	基本实施条件
场地	药物检验实训室
设备	分析天平、台称、称量瓶、碱式滴定管(50ml)、锥形瓶(250ml)、试剂瓶(500ml)、电炉、表面皿、量筒
物料	52％的 NaOH 溶液、基准物邻苯二甲酸氢钾、酚酞指示剂、洗瓶、纯化水等

五、评价标准

表 3 - 8　氢氧化钠标准溶液的配制和标定的考核评价标准

评价内容	分值	评分细则
职业素养与操作规范 20 分	5	工作服穿着规范、双手洁净，不染指甲，不留长指甲、不披发
	5	清查给定的药品、试剂、仪器、药典、检验报告单
	5	爱护仪器，不浪费药品、试剂，及时记录实验数据
	5	标定完毕后按要求将仪器、药品、试剂等清理复位

评价内容	分值	评分细则
	2	调节天平水平及清零正确
	3	取样正确
	3	称量且其结果在规定范围内
	2	称量结束后及时清洁天平并复位
	4	药品转移至锥形瓶中正确
	4	量筒使用正确
	4	稀释溶液正确
	3	加入指示剂正确
	6	碱式滴定管的检漏、清洗、润洗正确
技能	2	装滴定液正确
80 分	4	赶气泡、调零正确
	2	滴定过程左手动作规范
	2	滴定过程右手动作规范
	3	滴定速度控制合理
	3	滴定终点判断正确
	3	读数正确
	6	平行测定三次
	4	计算公式正确
	5	结果计算正确
	5	标定结果符合要求
	10	在规定时间内完成任务

六、任务报告单

表 3－9　氢氧化钠标准溶液的配制和标定任务报告单

项目　　编号		Ⅰ	Ⅱ	Ⅲ
基准物质 称量记录 $m(g)$	m_i			
	cm_{i+1}			
	m			
滴定记录 $V(ml)$	$V_终$			
	$V_初$			
	$V_消$			
浓度 $c(mol/L)$	c			
	$\bar{c}$			
精密度	d	$d_1=$	$d_2=$	$d_3=$
	$\bar{d}$			
	$R\bar{d}$			

任务三 食醋总酸量的测定

【知识目标】

掌握用酸碱滴定法测定食醋中总酸量的原理和方法;掌握液体试样含量测定的方法;掌握食醋中总酸量的计算。

【技能目标】

能熟练进行液体试样分析的操作。

酸碱滴定法应用范围非常广泛,能测定酸、碱以及能与酸碱起反应的物质。特别是在药品检验中有很多作用,如阿司匹林、药用硼砂、药用氢氧化钠及铵盐等的测定以及生活中食品的酸碱度测定,都可用到酸碱滴定法。

醋酸总酸量测定原理:

食醋中的主要成分是醋酸($K_a = 1.8 \times 10^{-5}$),此外还含有少量的有机酸,如乳酸等。由于所含酸的 K_a 大于 10^{-8},因此,可用碱标准溶液直接滴定,测出酸的总含量。其主要反应式如下:

$$NaOH + CH_3COOH \longrightarrow CH_3COONa + H_2O$$

由于在计量点时生成的醋酸钠使溶液呈碱性,因此可用酚酞指示剂指示终点。

平行测定三次,计算相对平均偏差。要求相对平均偏差≤0.2%。

一、任务描述

用 10ml 移液管吸取食醋一份,置于 100ml 容量瓶中,用纯化水稀释至刻度,摇匀。再用 25ml 移液管于盛有 25ml 纯化水的锥形瓶中,加入酚酞指示剂 2 滴,用 0.1000mol/L NaOH 溶液滴定至溶液由无色变粉红色。平行测定三次,终点判断正确,结果符合要求。

二、操作步骤

要求在 40 分钟内完成下列任务。

1. 操作前准备

查到,检查工作服穿戴规范,清点仪器、药品、试剂,任务报告单。

2. 食醋试样的配制

用 10ml 移液管吸取食醋一份,置于 100ml 容量瓶中,用纯化水稀释至刻度,摇匀。

3. 用移液管吸取已稀释的食醋试样

用已洗涤洁净并用食醋试样润洗过的 25ml 移液管,准确移取食醋试样放入盛有 25ml 纯化水的锥形瓶中。

4. 加指示剂

在已放入食醋试样的锥形瓶中加入酚酞指示剂 2 滴。

5. 滴定

用 0.1000mol/L 的 NaOH 标准溶液滴定食醋溶液至由无色变粉红色,30 秒内不褪色即为滴定终点。

6. 读数

把滴定管从滴定管架上取下,读数,记录 NaOH 溶液的用量。

7. 平行滴定

用同样的方法平行滴定三次。

8. 计算

根据氢氧化钠的浓度和体积及所取食醋的体积计算食醋中的总酸量。

$$\rho_{CH_3COOH} = \frac{c_{NaOH} V_{NaOH} M_{CH_3COOH}}{V \times \frac{25.00}{100.0}}$$

9. 清洗仪器

洗净碱式滴定管,倒置放在滴定管架上。

10. 清场

操作完成后,清洗所有仪器,并处理好废液,将所有仪器和试剂归位。

三、操作注意事项

1. 醋酸试样的处理

为了减小醋酸的挥发性,在取醋酸前应先加纯化水后再取醋酸。

2. 减小仪器误差

为了减小仪器误差,应尽量用同一支移液管吸取醋酸。

四、实施条件

表 3-10 食醋中总酸量的测定实施条件

项目	基本实施条件
场地	药物检验实训室
设备	碱式滴定管(50ml)、锥形瓶(250ml)、25ml 移液管、量筒
物料	NaOH 溶液(0.1000mol/L)、酚酞指示剂、食醋试样等

五、评价标准

表 3-11 食醋中总酸量的测定考核评价标准

评价内容	分值	评分细则
职业素养与 操作规范 20分	5	工作服穿着规范、双手洁净,不染指甲,不留长指甲、不披发
	5	清查给定的药品、试剂、仪器、药典、检验报告单
	5	爱护仪器,不浪费药品、试剂,及时记录实验数据
	5	标定完毕后按要求将仪器、药品、试剂等清理复位

评价内容	分值	评分细则
技能 80 分	4	选择移液管，清洗、润洗移液管正确
	6	移液管取样，移液管调零正确
	3	将移液管中的液体转移至容量瓶中，配制溶液正确
	2	移取溶液放入锥形瓶中正确
	3	加入指示剂正确
	3	混匀溶液正确
	6	滴定管的检漏、清洗、润洗正确
	2	装滴定液正确
	4	赶气泡、调零正确
	2	滴定过程左手动作规范
	2	滴定过程右手动作规范
	3	滴定速度控制符合要求
	3	滴定终点判断准确
	3	读数正确
	6	平行测定三次
	5	计算公式正确
	8	结果计算正确
	5	完成报告，结果符合要求
	10	在规定时间内完成任务

六、任务报告单

表 3－12 食醋中总酸量的测定任务报告单表

项目 \ 编号		Ⅰ	Ⅱ	Ⅲ
试样取量 V(ml)	V			
滴定记录 V(ml)	$V_{终}$			
	$V_{初}$			
	$V_{消}$			
食醋中 CH_3COOH 含量(g/L)	ρ			
	$\bar{\rho}$			
精密度	d	$d_1=$	$d_2=$	$d_3=$
	$\bar{d}$			
	Rd			

任务四 药用硼砂含量的测定

【知识目标】

掌握用酸碱滴定法的间接滴定法测定硼砂的原理和方法;掌握固体试样含量测定的方法;掌握药用硼砂含量的计算。

【技能目标】

能熟练进行固体试样分析的操作。

药用硼砂含量测定原理:

药用硼砂为强酸弱碱盐,其 $K_b=1.3\times10^{-5}$ 大于 10^{-8},水溶液呈碱性,与盐酸反应如下:

$$2HCl + Na_2B_4O_7 + 5H_2O = 2NaOH + 4H_3BO_3$$

$Na_2B_4O_7$ 碱性较强,能直接被强酸滴定,其滴定产物硼酸是一种很弱的酸($K_{a1}=5.81\times10^{-10}$),在计量点前后,酸度很弱,不干扰盐酸标准溶液对硼砂的测定。计量点后,盐酸稍过量溶液的值急剧下降,滴定突跃明显。在计量点时,可选用甲基红作指示剂。

计算药用硼砂含量的公式:

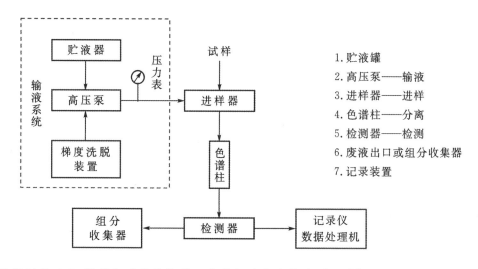

1.贮液罐
2.高压泵——输液
3.进样器——进样
4.色谱柱——分离
5.检测器——检测
6.废液出口或组分收集器
7.记录装置

平行测定三次,计算相对平均偏差。要求相对平均偏差≤0.2%。

一、任务描述

用分析天平精密称取药用硼砂0.4g三份,分别置于锥形瓶中,加适量蒸馏水,加热溶解,冷却至室温,加甲基红指示剂2滴,用盐酸滴定液滴定至溶液显橙色。

平行测定三次,终点判断正确,结果符合要求。

二、操作步骤

要求在40分钟内完成下列任务。

1. 操作前准备

查到,检查工作服穿戴规范,清点仪器、药品、试剂,任务报告单。

2. 称量硼砂试样

在分析天平上用减量法精密称取硼砂试样 0.4g,置于 250ml 锥形瓶中,用纯化水溶解。

3. 加热硼砂试样

硼砂难溶于冷水,把锥形瓶的硼砂加热使溶解,冷却至室温。

4. 加指示剂

在已溶解硼砂试样的锥形瓶中加入甲基红指示剂 2 滴。

5. 滴定

用 0.1000mol/L 的 HCl 标准溶液滴定硼砂溶液至由橙色,30 秒内不褪色即为滴定终点。

6. 读数

把滴定管从滴定管架上取下,读数,记录 HCl 溶液的用量。

7. 平行滴定

用同样的方法平行滴定三次。

8. 计算

根据盐酸的浓度和体积及所称取的硼砂质量计算药用硼砂的含量。

$$\omega = \frac{c_{HCl} V_{HCl} M_{1/2Na_2B_4O_7 \cdot OH_2O}}{m_s}$$

9. 清洗仪器

洗净酸式滴定管,倒置放在滴定管架上。

10. 清场

操作完成后,清洗所有仪器,并处理好废液,将所有仪器和试剂归位。

三、操作注意事项

1. 硼砂试样的处理

加热后的硼砂溶液,只有冷却至室温时,才能加甲基红指示剂。

2. 减小操作误差

固体硼砂溶解完后,才能开始滴定。

3. 药典规定硼砂滴定的方法

由于在 $2HCl + Na_2B_4O_7 + 5H_2O = 2NaOH + 4H_3BO_3$ 反应中存在硼酸-硼砂缓冲对,如果用盐酸直接滴定硼砂溶液,盐酸与硼砂的反应不能进行完全,并且对滴定终点的观察也有一定的影响。故《中国药典》采用间接滴定法测定硼砂的含量。即在上述溶液中加入甘油与硼酸反应生成甘油硼酸,破坏溶液的缓冲作用,防止对终点的干扰,提高反应完成程度。然后用氢氧化钠标准溶液与甘油硼酸发生定量反应,根据消耗氢氧化钠标准溶液的量,间接计算药用硼砂的含量。从反应原理可得到:

$$\omega Na_2B_4O_7 \cdot 10H_2O = \frac{c_{NaOH} V_{NaOH} M_{Na_2B_4O_7 \cdot 10H_2O}}{4m_s}$$

四、实施条件

表 3 - 13　药用硼砂含量的测定实施条件

项目	基本实施条件
场地	药物检验实训室
设备	酸式滴定管(50ml)、锥形瓶(250ml)、量筒、电炉
物料	HCl 溶液(0.1000mol/L)、甲基红指示剂、硼砂试样等

五、评价标准

表 3 - 14　药用硼砂含量的测定考核评价标准

评价内容	分值	评分细则
职业素养与操作规范 20 分	5	工作服穿着规范、双手洁净,不染指甲,不留长指甲,不披发
	5	清查给定的药品、试剂、仪器、药典、检验报告单
	5	爱护仪器,不浪费药品、试剂,及时记录实验数据
	5	标定完毕后按要求将仪器、药品、试剂等清理复位
技能 80 分	2	调节天平水平及清零正确
	3	取样正确
	3	称量且其结果在规定范围内
	2	称量结束后及时清洁天平并复位
	4	药品转移至锥形瓶中正确
	4	量筒使用正确
	4	溶解药品正确
	3	加热冷却正确
	3	加入指示剂正确
	6	酸式滴定管的检漏、清洗、润洗正确
	2	装滴定液正确
	4	赶气泡、调零正确
	2	滴定过程左手动作规范
	2	滴定过程右手动作规范
	3	滴定速度控制合理
	3	滴定终点判断正确
	3	读数正确
	3	平行测定三次
	4	计算公式正确
	5	结果计算正确
	5	测定结果精密度符合要求
	10	在规定时间内完成任务

六、任务报告单

表 3 – 15　药用硼砂含量的测定任务报告单

项　　目　　编　号		Ⅰ	Ⅱ	Ⅲ
药用硼砂 称量记录 $m(g)$	m_i			
	m_{i+1}			
	m			
滴定记录 $V(ml)$	$V_终$			
	$V_初$			
	$V_消$			
药用硼砂 的含量	ω			
	$\bar{\omega}$			
精密度	d	$d_1 =$	$d_2 =$	$d_3 =$
	$d\bar{d}$			
	$R\bar{d}$			

项目三 非水溶液酸碱滴定法

非水溶液酸碱滴定法是在水以外的溶剂中进行的滴定分析法。它以质子理论为基础,通过改用非水溶剂作为滴定介质,增强弱酸或弱碱的相对强度和增大有机物的溶解性,实现酸碱滴定法中不能直接对某些酸、碱及有机物进行含量测定的应用。特别是在药物分析中,以非水溶液酸碱滴定法的应用最为广泛。

学习本项目应熟悉溶剂的分类、性质和溶剂的选择原则,理解酸碱滴定的原理、掌握碱滴定的应用和非水溶液滴定的有关计算。

根据质子理论可把溶剂分为质子溶剂(酸性溶剂、碱性溶剂、两性溶剂);非质子溶剂(非质子亲质子溶剂、惰性溶剂);混合溶剂(质子溶剂与惰性溶剂的混合)。溶剂的性质包含其解离性、酸碱性和极性。

将不同强度的酸或碱均化到同一强度水平的效应称为均化效应,具有均化效应的溶剂为均化性溶剂,利用均化效应来测定混合酸(碱)的总量;能区分酸、碱强弱的效应称为区分效应,具有区分效应的溶剂为区分性溶剂,利用区分效应来测定混合酸(碱)中各组分的含量。

任务一 高氯酸标准溶液的配制和标定

【知识目标】

掌握配制、标定高氯酸标准溶液的原理和方法;熟悉结晶紫指示剂的应用;掌握标定高氯酸标准溶液浓度的计算。

【技能目标】

能熟练进行高氯酸标准溶液的配制和标定。

高氯酸滴定液标定原理:

常见的无机酸在冰醋酸中以高氯酸的酸性最强,并且高氯酸的盐易溶于有机溶剂,故在非水溶液酸碱滴定中常用高氯酸作为滴定碱的标准溶液,采用间接法配制。用邻苯二甲酸氢钾为基准物,以结晶紫为指示剂,标定高氯酸溶液。滴定反应如下:

$$HClO_4 + HOOCC_6H_4COOK \longrightarrow HOOCC_6H_4COOH + HClO_4$$

由于溶剂和指示剂要消耗一定量的标准溶液,故需要做空白试验来进行校正。

一、任务描述

取无水冰醋酸 750ml,加入高氯酸 8.5ml,摇匀,在室温下缓缓滴加醋酐 23ml,边加边摇,加完后再振摇均匀,放冷,再加无水醋酸适量使成 1000ml,摇匀,放置 24 小时。再用减重法精密称取在 105℃干燥至恒重的基准邻苯二甲酸氢钾 x 克各三份,分别置入洁净的锥形瓶中,用 20ml 无水冰醋酸溶解后,加结晶紫指示剂 1 滴,用待标定的 0.1mol/L 的高氯酸溶液缓缓滴定至溶液变蓝色,并将滴定结果用空白试验校正。平行测定三次,终点判断正确,结果符合要求。

二、操作步骤

要求在 60 分钟内完成下列任务。

1. 操作前准备

查到,检查工作服穿戴规范,清点仪器、药品、试剂,任务报告单。

2. 0.1mol/L 的高氯酸滴定液的配制

取无水冰醋酸 750ml,加入高氯酸 8.5ml,摇匀,在室温下缓缓滴加醋酐 23ml,边加边摇,加完后再振摇均匀,放冷,再加无水醋酸适量使成 1000ml,摇匀,放置 24 小时。若所测供试品易乙酰化,则需用水分法测定本液的含水量,再用水和醋酐调节至本液的含水量至 0.01%～0.02%。

3. 用减重法准确称量基准物质

在分析天平上用减重法准确称取在 105℃ 干燥至恒重的基准邻苯二甲酸氢钾约 0.16g/份分别置入洁净的 50ml 锥形瓶中,加 20ml 无水冰醋酸使之溶解。

4. 加指示剂

在已溶解基准物的锥形瓶中加入结晶紫指示剂 1 滴。

5. 标定

用待标定的 0.1mol/L 的高氯酸滴定液缓缓滴定至溶液变蓝色,即为滴定终点。

6. 读数

把滴定管从滴定管架上取下,读数,记录高氯酸溶液的用量。

7. 待测样品平行滴定

用同样的方法平行滴定三次。

8. 空白平行滴定

用同样的方法取空白液平行滴定三次。

9. 计算

根据高氯酸的体积和基准物的质量计算标准溶液高氯酸的浓度。

$$c_{HClO_4} = \frac{m_{HOOCC_6H_4COOK}}{(V - V_{空白})_{HClO_4} \times M_{HOOCC_6H_4COOK}} \times 10^3$$

10. 清洗仪器

洗净酸式滴定管,倒置放在滴定管架上。

11. 清场

操作完成后,清洗所有仪器,并处理好废液,将所有仪器和试剂归位。

三、操作注意事项

1. 高氯酸滴定液配制

配制高氯酸滴定液时,应先用冰醋酸将高氯酸稀释后再缓缓加入醋酐。

2. 预先烘干

使用的仪器应预先烘干。

3. 注意皮肤防护

高氯酸、冰醋酸能腐蚀皮肤,刺激黏膜,应注意防护。

4. 高氯酸的保存

冰醋酸有挥发性,应将高氯酸滴定液置棕色瓶中密闭保存。

5. 指示剂的颜色变化

结晶紫指示剂指示终点颜色的变化为紫→紫蓝→纯蓝,其中紫→紫蓝的变化时间比较长,而紫蓝→纯蓝的变化时间较短,应注意把握好终点。

6. 微量滴定管的读数

微量滴定管的读数可读至小数点后3位,最后一位按规定取舍。

7. 滴定终点的处理

近终点时,用少量的溶剂淌洗玻璃壁。

8. 回收溶剂

实验结束后应回收溶剂。

四、实施条件

表 3 - 16　高氯酸标准溶液的配制和标定实施条件

项目	基本实施条件
场地	药物检验实训室
设备	分析天平、半微量滴定管(10ml)、锥形瓶(50ml)、量杯(10ml)
物料	高氯酸(AR,70%～72%,相对密度1.75)、醋酐(AR,97%,相对密度1.08)、醋酸(AR)、邻苯二甲酸氢钾(基准物)、结晶紫指示剂(0.5%的冰醋酸)等

五、评价标准

表 3 - 17　高氯酸标准溶液的配制和标定考核评价标准

评价内容	分值	评分细则
职业素养与操作规范 20分	5	工作服穿着规范、双手洁净,不染指甲,不留长指甲、不披发
	5	清查给定的药品、试剂、仪器、药典、检验报告单
	5	爱护仪器,不浪费药品、试剂,及时记录实验数据
	5	标定完毕后按要求将仪器、药品、试剂等清理复位
技能 80分	2	调节天平水平及清零正确
	3	取样正确
	3	称量且其结果在规定范围内
	2	称量结束后及时清洁天平并复位
	4	药品转移至锥形瓶中正确
	4	量筒使用正确
	4	溶解药品正确
	3	加入指示剂正确

评价内容	分值	评分细则
技能 80 分	6	酸式滴定管的检漏、清洗、润洗正确
	2	装滴定液正确
	4	赶气泡、调零正确
	2	滴定过程左手动作规范
	2	滴定过程右手动作规范
	3	滴定速度控制合理
	3	滴定终点判断正确
	3	读数正确
	3	平行测定三次
	3	空白校正三次
	4	计算公式正确
	5	结果计算正确
	5	标定结果符合要求
	10	在规定时间内完成任务

六、任务报告单

表 3 - 18 高氯酸标准溶液的配制和标定任务报告单

项目 ＼ 编号		Ⅰ	Ⅱ	Ⅲ
基准物质 称量记录 $m(g)$	m_i			
	m_{i+1}			
	m			
滴定记录 $V(ml)$	$V_终$			
	$V_初$			
	$V_消$			
空白记录 $V(ml)$	$V_终$			
	$V_初$			
	$V_消$			
浓度 $c(mol/L)$	c			
	$\bar{c}$			
精密度	d	$d_1 =$	$d_2 =$	$d_3 =$
	$\bar{d}$			
	$R\bar{d}$			

任务二　枸橼酸钠的含量测定

【知识目标】

掌握用非水溶液酸碱滴定法测定有机酸碱金属盐含量的方法;掌握枸橼酸钠含量测定的计算。

【技能目标】

能熟练进行在非水溶液中测定有机酸碱金属含量的操作。

非水溶液酸碱滴定法,主要应用于测定有机物,因为有机酸类、有机碱类或含氧的有机化合物的酸碱性都较弱,同时又难溶于水,因此可选用本法测定。本法常用碱滴定液测定具有弱酸性基团的药物,如羧酸、酚类、巴比妥类、磺酰胺类和氨基酸类药物;常用酸滴定液测定具有弱碱性基团的药物,如胺类、氨基酸类、含氮杂环化合物、生物碱、有机碱以及它们的盐。在《中国药典》(2015年版)中,采用高氯酸滴定液测定弱碱性药物的含量实例较多,而用甲醇钠滴定液测定弱酸性药物的含量实例较少。

枸橼酸钠的含量测定原理:

枸橼酸钠为有机酸的碱金属盐,在水溶液中碱性很弱,不能直接进行酸碱滴定。由于醋酸的酸性比水的酸性强,因此将枸橼酸钠溶解在冰醋酸溶剂中,可增强其碱性,可用高氯酸作标准溶液,直接测定其含量。反应式如下:

$$\begin{array}{l} H_2C-COONa \\ | \\ HO-C-COONa \\ | \\ H_2C-COONa \end{array} + 3HClO_4 \longrightarrow \begin{array}{l} H_2C-COOH \\ | \\ HO-C-COOH \\ | \\ H_2C-COOH \end{array} + 3NaClO_4$$

一、任务描述

精密称取枸橼酸钠试样约x克各三份,分别置入洁净的50ml锥形瓶中,加冰醋酸5ml,加热使之溶解,放冷。加醋酐10ml,加结晶紫指示剂1滴,用0.1mol/L的高氯酸滴定液滴定至溶液显绿色,即为终点。用空白试验校正。平行测定三次,终点判断正确,结果符合要求。

二、操作步骤

要求在60分钟内完成下列任务。

1. 操作前准备

查到,检查工作服穿戴规范,清点仪器、药品、试剂,任务报告单。

2. 用减重法准确称量枸橼酸钠试样

在分析天平上用减重法准确称取枸橼酸钠样品0.08g/份分别置入洁净的50ml锥形瓶中。

3. 溶解枸橼酸钠试样

在已称好枸橼酸钠样品的锥形瓶中加5ml冰醋酸,加热使之溶解,放冷,加醋酐10ml。

4. 加指示剂

在已溶解枸橼酸钠样品的锥形瓶中加入结晶紫指示剂 1 滴。

5. 滴定

用 0.1mol/L 的高氯酸滴定液缓缓滴定至溶液变蓝色,即为滴定终点。

6. 读数

把滴定管从滴定管架上取下,读数,记录高氯酸溶液的用量。

7. 待测样品平行滴定

用同样的方法平行滴定三次。

8. 空白液平行滴定

用同样的方法取空白液平行滴定三次。

9. 计算

根据高氯酸的体积和枸橼酸钠样品的质量计算枸橼酸钠的质量分数。

$$\omega_{枸橼酸钠} = \frac{(V - V_{空白})_{HClO_4} F \times 8.602\text{mg/ml}}{m_s} \times 10^{-3}$$

10. 清洗仪器

洗净酸式滴定管,倒置放在滴定管架上。

11. 清场

操作完成后,清洗所有仪器,并处理好废液,将所有仪器和试剂归位。

三、操作注意事项

1. 校正系数 F

在滴定中若滴定液的实际浓度与规定浓度不一致时,可用校正因素 F 进行校正。

$$F = 实际浓度/规定浓度$$

2. 滴定时的温度影响

若测定时的温度与标定时的温度相差较大时(一般在 $\pm 2℃$ 以上)需加以校正。

3. 使用的仪器要求预先烘干

使用的仪器均需预先烘干。

4. 终点的观察

对终点的观察应注意其变色过程,近终点时滴定速度要适当。

四、实施条件

表 3 - 19　枸橼酸钠的含量测定的实施条件

项目	基本实施条件
场地	药物检验实训室
设备	分析天平、微量滴定管(10ml)、锥形瓶(50ml)、量杯(10ml)
物料	高氯酸滴定液(0.1mol/L)、醋酐(AR,97%,相对密度 1.08)、冰醋酸(AR)、枸橼酸钠样品、结晶紫指示剂等

五、评价标准

表 3－20　枸橼酸钠的含量测定的考核评价标准

评价内容	分值	评分细则
职业素养与 操作规范 20分	5	工作服穿着规范、双手洁净,不染指甲,不留长指甲,不披发
	5	清查给定的药品、试剂、仪器、药典、检验报告单
	5	爱护仪器,不浪费药品、试剂,及时记录实验数据
	5	标定完毕后按要求将仪器、药品、试剂等清理复位
技能 80分	2	调节天平水平及清零正确
	3	取样正确
	3	称量且其结果在规定范围内
	2	称量结束后及时清洁天平并复位
	4	药品转移至锥形瓶中正确
	4	量筒使用正确
	4	溶解药品正确
	3	加入指示剂正确
	6	酸式滴定管的检漏、清洗、润洗正确
	2	装滴定液正确
	4	赶气泡、调零正确
	2	滴定过程左手动作规范
	2	滴定过程右手动作规范
	3	滴定速度控制合理
	3	滴定终点判断正确
	3	读数正确
	3	平行测定三次
	3	空白校正三次
	4	计算公式正确
	5	结果计算正确
	5	测定结果精密度符合要求
	10	在规定时间内完成任务

六、任务报告单

表 3 – 21　枸橼酸钠的含量测定任务报告单

项目 ＼ 编号		Ⅰ	Ⅱ	Ⅲ
枸橼酸钠 称量记录 $m(g)$	m_i			
	m_{i+1}			
	m			
滴定记录 $V(ml)$	$V_{终}$			
	$V_{初}$			
	$V_{消}$			
空白记录 $V(ml)$	$V_{终}$			
	$V_{初}$			
	$V_{消}$			
枸橼酸钠 的含量	ω			
	$\bar{\omega}$			
精密度	d	$d_1 =$	$d_2 =$	$d_3 =$
	$\bar{d}$			
	$R\bar{d}$			

项目四 沉淀滴定法

沉淀滴定法是以沉淀反应为基础的滴定分析法。在化学反应中能够形成沉淀的反应虽然很多,但不是都可以用于沉淀滴定。能用于沉淀滴定法的化学反应必须要满足的条件:一是沉淀反应必须是迅速、定量完成;二是反应生成的沉淀的溶解度必须很小;三是要有适当确定滴定终点的方法;四是沉淀的吸附现象应不妨碍化学计量点的确定。

在实际工作中,符合上述条件的沉淀反应不多。目前,应用较多的是生成难溶性银盐的反应,以测定含有离子的化合物含量。这种利用生成难溶性银盐的沉淀滴定法,称为银量法。根据指示终点的方法不同,银量法又可以分为铬酸钾指示剂法、铁铵矾指示剂法和吸附指示剂法。

银量法的分类

	铬酸钾指示剂法	铁铵矾指示剂法	吸附指示剂法
指示剂	CrO_4^{2-}	Fe^{3+}	荧光黄、曙红
标准溶液	$AgNO_3$	NH_4SCN 或 $KSCN$	$AgNO_3$
滴定反应	$Ag^+ + Cl^- \Longrightarrow AgCl \downarrow$	$Ag^+ + SCN^- \Longrightarrow AgSCN \downarrow$	$Ag^+ + Cl^- \Longrightarrow AgCl \downarrow$ $AgCl + Cl^- + FIn^- \Longrightarrow$ $AgCl \cdot Cl^- + FIn^-$
终点反应	$2Ag^+ + CrO_4^{2-} \Longrightarrow Ag_2CrO_4$	$Fe^{3+} + SCN^- \Longrightarrow$ $Fe(SCN)^{2+}$	$AgCl \cdot Ag^+ + FIn^- \Longrightarrow$ $AgCl \cdot Ag^+ \cdot FIn$
指示剂要求	$5\% K_2CrO_4$ (1ml/50ml)	$10\% NH_4Fe(SO_4)_2$ (2ml/50ml)	适当吸附能力
溶液酸度	$pH = 6.5 \sim 10.5$	$0.1 \sim 1mol/L$ HNO_3	$pH = 2 \sim 10$
操作要求	始终充分摇动	直接滴定法始终充分振摇 返滴定法近终点时轻摇	加入胶体保护剂,避光滴定
测定对象	Cl^-、CN^-、Br^-	直接滴定法测 Ag^+ 返滴定法测 Cl^-、Br^-、 I^-、SCN^-	Cl^-、Br^-、I^-、SCN^- 和 Ag^+

学习本项目应掌握银量法的基本原理和指示剂的使用条件与指示终点的方法;掌握基准物质的滴定液的配制和标定;掌握沉淀滴定法应用在无机卤化物、有机卤化物和有机碱氢卤酸盐的含量测定。

任务一　硝酸银标准溶液的配制和标定

【知识目标】

学会用间接法配制硝酸银滴定液的方法和原理;掌握铬酸钾指示剂指示终点的方法。

【技能目标】

能熟练进行用间接滴定法标定硝酸银的操作。

硝酸银的标定原理:

在标定过程中,主要发生下列反应:

$$AgNO_3 + NaCl \Longrightarrow AgCl\downarrow（白色）+ NaNO_3$$

终点前:$Ag^+ + Cl^- \Longrightarrow AgCl\downarrow$（白色）

终点时:$2Ag^+ + CrO_4^{2-} \Longrightarrow Ag_2CrO_4\downarrow$（砖红色）

终点颜色:黄色 → 橙色

硝酸银浓度的计算式为:

$$c_{AgNO_3} = \frac{m_{NaCl}}{M_{NaCl}(V-V_{空白})_{AgNO_3}}$$

一、任务描述

精密称取干燥至恒重的氯化钠试样约 x 克各三份,分别置入洁净的 250ml 锥形瓶中,加纯化水使之溶解。各加入 5%铬酸钾指示剂 1ml,用待标定的 0.1mol/L 的 $AgNO_3$ 滴定液滴定至出现砖红色沉淀,即为终点。平行测定三次,终点判断正确,结果符合要求。

二、操作步骤

要求在 60 分钟内完成下列任务。

1. 操作前准备

查到,检查工作服穿戴规范,清点仪器、药品、试剂,任务报告单。

2. 0.1mol/L 的 $AgNO_3$ 滴定液的配制

用托盘天平称取硝酸银 4.4g,置入洁净的 500ml 棕色细口瓶中,加纯化水 250ml 溶解,混匀,待标定。

3. 准确称取氯化钠

精密称取干燥至恒重的氯化钠试样约 0.15g 各三份,分别置入洁净的 250ml 锥形瓶中,加 25ml 纯化水使之溶解。

4. 加指示剂

在已加入氯化钠的锥形瓶中加入 5%铬酸钾指示剂 1ml。

5. 滴定

用待标定的 0.1mol/L 的 $AgNO_3$ 滴定液滴定至出现砖红色沉淀，即为终点。

6. 读数

把滴定管从滴定管架上取下，读数，记录 NH_4SCN 溶液的用量。

7. 待测样品平行滴定

用同样的方法平行滴定三次。

8. 空白液平行滴定

用同样的方法取空白液平行滴定三次。

9. 计算

根据消耗的 $AgNO_3$ 溶液和标准物氯化钠的质量体积计算滴定液 $AgNO_3$ 的浓度。

$$c_{AgNO_3} = \frac{m_{NaCl}}{M_{NaCl}(V - V_{空白})_{AgNO_3}}$$

10. 清洗仪器

洗净酸式滴定管，倒置放在滴定管架上。

11. 清场

操作完成后，清洗所有仪器，并处理好废液，将所有仪器和试剂归位。

三、操作注意事项

1. 硝酸银溶液的配制

硝酸银配制前，先将硝酸银在 $100 \sim 106℃$ 加热干燥 2 小时。

2. 硝酸银溶液的保存

由于硝酸银见光易分解，所以硝酸银应放在密闭的棕色瓶中保存。滴定过程中也应注意避免阳光直射溶液。

3. 皮肤沾上硝酸银的处理

硝酸银溶液能与皮肤和衣物反应，过一段时间，会留下水洗不掉的痕迹。所以，触及硝酸银溶液后，要及时用水洗净触及部位。

4. 银盐的处理

实验结束后要回收银盐沉淀。

四、实施条件

表 3－22　硝酸银标准溶液的配制和标定实施条件

项目	基本实施条件
场地	药物检验实训室
设备	分析天平、托盘、烧杯、玻璃棒、棕色细口瓶（500ml）、酸式滴定管（50ml）、锥形瓶（50ml）
物料	基准氯化钠、硝酸银（AR）、5%K_2CrO_4 指示剂等

五、评价标准

表 3 – 23　硝酸银标准溶液的配制和标定考核评价标准

评价内容	分值	评分细则
职业素养与操作规范 20分	5	工作服穿着规范、双手洁净,不染指甲,不留长指甲、不披发
	5	清查给定的药品、试剂、仪器、药典、检验报告单
	5	爱护仪器,不浪费药品、试剂,及时记录实验数据
	5	标定完毕后按要求将仪器、药品、试剂等清理复位
技能 80分	2	托盘天平称取硝酸银正确
	4	硝酸银溶液配制正确
	2	调节天平水平及清零正确
	3	取样正确
	3	称量且其结果在规定范围内
	2	称量结束后及时清洁天平并复位
	2	药品转移至锥形瓶中正确
	2	量筒使用正确
	2	溶解药品正确
	3	加入指示剂正确
	6	酸式滴定管的检漏、清洗、润洗正确
	2	装滴定液正确
	4	赶气泡、调零正确
	2	滴定过程左手动作规范
	2	滴定过程右手动作规范
	3	滴定速度控制合理
	3	滴定终点判断正确
	3	读数正确
	3	平行测定三次
	3	空白校正三次
	4	计算公式正确
	5	结果计算正确
	5	测定结果精密度符合要求
	10	在规定时间内完成任务

六、任务报告单

表 3 - 24　硝酸银标准溶液的配制和标定任务报告单

项目	编号	I	II	III
氯化钠称量记录 $m(g)$	m_i			
	m_{i+1}			
	m			
滴定记录 $V(ml)$	$V_{终}$			
	$V_{初}$			
	$V_{消}$			
空白记录 $V(ml)$	$V_{终}$			
	$V_{初}$			
	$V_{消}$			
硝酸银的浓度 $c(mol/L)$	c			
	$\bar{c}$			
精密度	d	$d_1 =$	$d_2 =$	$d_3 =$
	$\bar{d}$			
	$R\bar{d}$			

任务二　硫氰酸铵标准溶液的配制和标定

【知识目标】

学会用间接法配制硫氰酸铵滴定液的方法和原理;掌握铁铵指示剂指示终点的方法。

【技能目标】

能熟练用间接滴定法进行硫氰酸铵标定的操作。

硫氰酸铵的标定原理:

在标定过程中,主要发生下列反应:

终点前:$Ag^+ + SCN^- \rightleftharpoons AgSCN\downarrow$(白色)

终点时:$Fe^{3+} + SCN^- \rightleftharpoons Fe(SCN)^{2+}$(红色)

终点颜色:白色 → 浅红色

硫氰酸铵浓度的计算式为:

$$c_{NH_4SCN} = \frac{c_{AgNO_3}V_{AgNO_3}}{V_{NH_4SCN}}$$

一、任务描述

精密量取 0.1mol/L 的 $AgNO_3$ 滴定液 20.00ml 三份,分别置入洁净的 250ml 锥形瓶中,各加 6mol/L 的 HNO_3 溶液 2ml 酸化,摇匀。再各加入 10％铁铵矾指示剂 1ml,充分振摇下,用待标定的 0.1mol/L 的 NH_4SCN 标准溶液,滴定至上清液出现淡红色,即为终点。平行测定三次,终点判断正确,结果符合要求。

二、操作步骤

要求在 60 分钟内完成下列任务。

1. 操作前准备

查到,检查工作服穿戴规范,清点仪器、药品、试剂,任务报告单。

2. 0.1mol/L 的 NH_4SCN 滴定液的配制

用托盘天平称取硫氰酸铵 2.3g,置入洁净的 500ml 棕色细口瓶中,加纯化水 250ml 溶解,混匀,待标定。

3. 准确吸取硝酸银

精密量取 0.1mol/L 的 $AgNO_3$ 滴定液 20.00ml 各三份,分别置入洁净的 250ml 锥形瓶。

4. 加硝酸

在上述锥形瓶中各加入 6mol/L 的 HNO_3 溶液 2ml 酸化,摇匀。

5. 加指示剂

在已酸化好的锥形瓶中加入 10％铁铵矾指示剂 1ml,充分振摇。

6. 滴定

用待标定的 0.1mol/L 的 NH_4SCN 滴定液滴定至上层清液出现淡红色,即为终点。

7. 读数

把滴定管从滴定管架上取下,读数,记录 NH_4SCN 溶液的用量。

8. 平行滴定

用同样的方法平行滴定三次。

9. 计算

根据消耗的 $AgNO_3$ 溶液和 NH_4SCN 体积计算滴定液 NH_4SCN 的浓度。

$$c_{NH_4SCN} = \frac{c_{AgNO_3} V_{AgNO_3}}{V_{NH_4SCN}}$$

10. 清洗仪器

洗净酸式滴定管,倒置放在滴定管架上。

11. 清场

操作完成后,清洗所有仪器,并处理好废液,将所有仪器和试剂归位。

三、操作注意事项

1. 硫氰酸铵溶液的配制

硫氰酸铵固体有吸湿性,并含有杂质,很难得到纯品,所以,硫氰酸铵标准溶液只能用间接配制法。

2. 硝酸银、硫氰酸铵标准溶液的取用

滴定时硝酸银标准溶液用移液管移取,硫氰酸铵标准溶液用酸式滴定管滴加。

3. 银盐的处理

实验结束后要回收银盐沉淀。

四、实施条件

表 3 - 25   硫氰酸铵标准溶液的配制和标定实施条件

项目	基本实施条件
场地	药物检验实训室
设备	托盘、烧杯、玻璃棒、棕色细口瓶(500ml)、移液管(20ml)、量筒(10ml)、酸式滴定管(50ml)、锥形瓶(50ml)
物料	$AgNO_3$ 标准溶液(0.1mol/L)、NH_4SCN(AR)、HNO_3(6mol/L)、10%铁铵矾指示剂等

五、评价标准

表 3 - 26   硫氰酸铵标准溶液的配制和标定考核评价标准

评价内容	分值	评分细则
职业素养与 操作规范 20分	5	工作服穿着规范、双手洁净,不染指甲,不留长指甲、不披发
	5	清查给定的药品、试剂、仪器、药典、检验报告单
	5	爱护仪器,不浪费药品、试剂,及时记录实验数据
	5	标定完毕后按要求将仪器、药品、试剂等清理复位
技能 80分	2	托盘天平称取硫氰酸铵正确
	3	硫氰酸铵溶液配制正确
	4	选择移液管,清洗、润洗移液管正确
	6	移液管取样,移液管调零正确
	2	移取溶液放入锥形瓶中正确
	2	加入硝酸正确
	2	加入指示剂正确
	6	酸式滴定管的检漏、清洗、润洗正确
	2	装滴定液正确
	4	赶气泡、调零正确
	2	滴定过程左手动作规范
	2	滴定过程右手动作规范
	3	滴定速度控制符合要求
	3	滴定终点判断准确
	3	读数正确
	6	平行测定三次
	5	计算公式正确
	8	结果计算正确
	5	完成报告,结果符合要求
	10	在规定时间内完成任务

六、任务报告单

表 3 – 27 硫氰酸铵标准溶液的配制和标定任务报告单

项目 \ 编号		I	II	III
硝酸银滴定液的浓度 $c(mol/L)$	c_{AgNO_3}			
硝酸银滴定液取用的体积 $V(ml)$	V			
滴定记录 $V(ml)$	$V_终$			
	$V_初$			
	$V_消$			
硫氰酸铵的浓度 $c(ml/L)$	c			
	$\bar{c}$			
精密度	d	$d_1=$	$d_2=$	$d_3=$
	$\bar{d}$			
	Rd			

任务三 溴化钠含量的测定

【知识目标】

学会用吸附指示剂测定碘化物钾含量的方法；掌握根据沉淀颜色变化观察，确定滴定终点的方法。

【技能目标】

能熟练进行试样中碘化钾的含量测定操作。

银量法可用于可溶性卤化物含量的测定；体液中含量的测定；有机卤化物的测定；镇痛药罗通定、抗肿瘤药盐酸丙卡巴肼等药物的测定；形成不溶性银盐的有机化合物测定。

溴化钠含量的测定原理：

称取一定量的溴化钠试样溶解后，加入准确过量的 $AgNO_3$ 标准溶液，使溶液中 Br^- 全部生成沉淀 AgBr，再加入铁铵矾指示剂，用 NH_4SCN 滴定液滴定剩余的 Ag^+，滴定反应如下：

滴定前：Ag^+（准确过量）$+ Br^- = AgCl\downarrow$

终点前：Ag^+（剩余）$+ SCN^- = AgSCN\downarrow$

终点时：$SCN^- + Fe^{3+} = [Fe(SCN)]^{2+}$（浅红色）

终点颜色：浅黄色 $\rightarrow$ 浅红色

一、任务描述

精密称取溴化钠试样约 x 克各三份，分别置入洁净的 250ml 锥形瓶中，加纯化水使之溶解。然后用干净的移液管量取 25.00ml 0.1mol/L 的 $AgNO_3$ 加入锥形瓶中,再加 10％铁铵矾指示剂 2ml,用 0.1mol/L 的 NH_4SCN 滴定液滴定至上清溶液显淡红色,即为终点。平行测定三次,终点判断正确,结果符合要求。

二、操作步骤

要求在 60 分钟内完成下列任务。

1. 操作前准备

查到,检查工作服穿戴规范,清点仪器、药品、试剂,任务报告单。

2. 用减重法准确称量溴化钠试样

在分析天平上用减重法准确称取溴化钠试样 0.1g/份分别置入洁净的 250ml 锥形瓶中,加纯化水 30ml 溶解,再加入 2ml 稀 HNO_3。

3. 用移液管准确吸取 $AgNO_3$ 滴定液

用洗净并润洗的移液管吸取 25.00ml 0.1mol/L 的 $AgNO_3$ 标准溶液加入锥形瓶中,摇匀。

4. 加指示剂

在已加入 $AgNO_3$ 的装有溴化钠的锥形瓶中加入 10％铁铵矾指示剂 2ml。

5. 滴定

用 0.1mol/L 的 NH_4SCN 滴定液滴定至上清溶液显淡红色,即为终点。

6. 读数

把滴定管从滴定管架上取下,读数,记录 NH_4SCN 溶液的用量。

7. 平行滴定

用同样的方法平行滴定三次。

8. 计算

根据消耗的 NH_4SCN 溶液体积计算溴化钠试样中的 NaBr 质量分数。

$$\omega_{NaBr} = \frac{[(cV)_{AgNO_3} - (cV)_{NH_4SCN}]M_{NaBr} \times 10^{-3}}{m_s}$$

9. 清洗仪器

洗净碱式滴定管,倒置放在滴定管架上。

10. 清场

操作完成后,清洗所有仪器,并处理好废液,将所有仪器和试剂归位。

三、操作注意事项

1. 本任务的滴定条件

滴定应在酸性(HNO_3)溶液中进行,因为在酸性溶液中既可防止 Fe^{3+} 水解,又可排除与 Ag^+ 反应的干扰离子(如 PO_4^{3-}、AsO_4^{2-}、CrO_4^{2-}、CO_3^{2-})。从而提高了反应的选择性。

2. 充分振摇滴定的锥形瓶

在滴定过程中应充分振摇锥形瓶,使被沉淀吸附的 Ag^+ 释放出来,以防止终点提前出现,造成误差。

3. 银盐的处理

实验结束后,回收银盐沉淀。

四、实施条件

表 3 - 28　溴化钠的含量测定实施条件

项目	基本实施条件
场地	药物检验实训室
设备	分析天平、碱式滴定管(50ml)、锥形瓶(250ml)、量杯(10ml)、移液管(25ml)
物料	溴化钠试样、NH_4SCN 滴定液(0.1mol/L)、$AgNO_3$ 标准溶液(0.1mol/L)、HNO_3 溶液(6mol/L)、10％铁铵矾指示剂等

五、评价标准

表 3 - 29　溴化钠的含量测定考核评价标准

评价内容	分值	评分细则
职业素养与操作规范 20分	5	工作服穿着规范、双手洁净,不染指甲、不留长指甲、不披发
	5	清查给定的药品、试剂、仪器、药典、检验报告单
	5	爱护仪器,不浪费药品、试剂,及时记录实验数据
	5	标定完毕后按要求将仪器、药品、试剂等清理复位
技能 80分	2	调节天平水平及清零正确
	3	取样正确
	3	称量且其结果在规定范围内
	2	称量结束后及时清洁天平并复位
	4	药品转移至锥形瓶中正确
	4	量筒使用正确
	4	溶解药品正确
	3	移取溶液放入锥形瓶中正确
	3	加入指示剂正确
	6	碱式滴定管的检漏、清洗、润洗正确
	2	装滴定液正确
	4	赶气泡、调零正确
	2	滴定过程左手动作规范
	2	滴定过程右手动作规范
	3	滴定速度控制合理
	3	滴定终点判断正确
	3	读数正确
	3	平行测定三次
	4	计算公式正确
	5	结果计算正确
	5	测定结果精密度符合要求
	10	在规定时间内完成任务

六、任务报告单

表 3-30　溴化钠的含量测定任务报告单

项目 ＼ 编号		Ⅰ	Ⅱ	Ⅲ
溴化钠 称量记录 $m(g)$	m_i			
	m_{i+1}			
	m			
滴定记录 $V(ml)$	$V_{终}$			
	$V_{初}$			
	$V_{消}$			
溴化钠 的含量	ω			
	$\bar{\omega}$			
精密度	d	$d_1=$	$d_2=$	$d_3=$
	$\bar{d}$			
	$R\bar{d}$			

任务四　碘化钾含量的测定

【知识目标】

学会用吸附指示剂测定碘化物钾含量的方法;掌握根据沉淀颜色变化观察,确定滴定终点的方法。

【技能目标】

能熟练进行试样中碘化钾的含量测定操作。

碘化钾含量的测定原理:

在含量测定中,主要发生下列反应:

终点前:$Ag^+ + I^- \rightleftharpoons AgI\downarrow$

$\qquad Ag^+ + I^- + In^- \rightleftharpoons AgI\cdot I^- + In^-$

终点时:$AgI\cdot Ag^+ + In^- \rightleftharpoons AgI\cdot Ag + \cdot In(红色)$

终点颜色:黄色 → 红色

碘化钾含量测定的计算公式为:

$$\omega_{KI}=\frac{(cV)_{AgNO_3}M_{KI}}{m_s}$$

一、任务描述

精密称取碘化钾试样约 x 克各三份,分别置入洁净的 250ml 锥形瓶中,加纯化水 30ml 使之溶解。用 6mol/L 的醋酸溶液 10ml 酸化,再加曙红指示剂 10 滴,在不断振摇下,用 0.1mol/L 的 $AgNO_3$ 滴定液滴定至沉淀变为深红色,即为终点。平行测定三次,终点判断正确,结果符合要求。

二、操作步骤

要求在 60 分钟内完成下列任务。

1. 操作前准备

查到,检查工作服穿戴规范,清点仪器、药品、试剂,任务报告单。

2. 用减重法准确称量碘化钾试样

在分析天平上用减重法准确称取碘化钾试样 0.3g/份分别置入洁净的 250ml 锥形瓶中,加纯化水 30ml,摇动、溶解。

3. 加入醋酸调节溶液的酸性

在已完全溶解了试样的锥形瓶中,加入 6mol/L 的醋酸溶液 10ml 酸化,不断振摇。

4. 加指示剂

在已振摇好的锥形瓶中加入曙红指示剂 10 滴。

5. 滴定

用 0.1mol/L 的 $AgNO_3$ 滴定液滴定至沉淀变为深红色,即为终点。

6. 读数

把滴定管从滴定管架上取下,读数,记录 $AgNO_3$ 溶液的用量。

7. 平行滴定

用同样的方法平行滴定三次。

8. 计算

根据消耗的 $AgNO_3$ 溶液体积计算溴化钠试样中的 NaBr 质量分数。

$$\omega_{KI} = \frac{(cV)_{AgNO_3} M_{KI}}{m_s}$$

9. 清洗仪器

洗净酸式滴定管,倒置放在滴定管架上。

10. 清场

操作完成后,清洗所有仪器,并处理好废液,将所有仪器和试剂归位。

三、操作注意事项

1. 滴定的锥形瓶摇动

碘化钾沉淀的吸附能力较强,滴定过程中应充分振摇锥形瓶。

2. 银盐的处理

实验结束后,回收银盐沉淀。

四、实施条件

表 3 – 31　碘化钾的含量测定实施条件

项目	基本实施条件
场地	药物检验实训室
设备	分析天平、酸式滴定管(50ml)、锥形瓶(250ml)、量筒(10ml)、烧杯、玻棒
物料	碘化钾试样、$AgNO_3$ 标准溶液(0.1mol/L)、醋酸溶液(6mol/L)、曙红指示剂等

五、评价标准

表 3 – 32　碘化钾的含量测定考核评价标准

评价内容	分值	评分细则
职业素养与操作规范 20分	5	工作服穿着规范、双手洁净,不染指甲,不留长指甲、不披发
	5	清查给定的药品、试剂、仪器、药典、检验报告单
	5	爱护仪器,不浪费药品、试剂,及时记录实验数据
	5	标定完毕后按要求将仪器、药品、试剂等清理复位
技能 80分	2	调节天平水平及清零正确
	3	取样正确
	3	称量且其结果在规定范围内
	2	称量结束后及时清洁天平并复位
	4	药品转移至锥形瓶中正确
	4	量筒使用正确
	4	溶解药品正确
	3	移取溶液放入锥形瓶中正确
	3	加入指示剂正确
	6	酸式滴定管的检漏、清洗、润洗正确
	2	装滴定液正确
	4	赶气泡、调零正确
	2	滴定过程左手动作规范
	2	滴定过程右手动作规范
	3	滴定速度控制合理
	3	滴定终点判断正确
	3	读数正确
	3	平行测定三次
	4	计算公式正确
	5	结果计算正确
	5	测定结果精密度符合要求
	10	在规定时间内完成任务

六、任务报告单

表 3 - 33　碘化钾的含量测定任务报告单

项目 \ 编号		I	II	III
碘化钾 称量记录 $m(g)$	m_i			
	m_{i+1}			
	m			
滴定记录 $V(ml)$	$V_终$			
	$V_初$			
	$V_消$			
碘化钾 的含量	ω			
	$\bar{\omega}$			
精密度	d	$d_1=$	$d_2=$	$d_3=$
	$\bar{d}$			
	$R\bar{d}$			

项目五　配位滴定法

配位滴定法是以配位反应为基础的滴定分析法。配位反应必须一是迅速、完全,按一定的化学反应式定量的进行;二是生成的配合物要溶于水;三是有适当方法指示反应的化学计量点。配位滴定法常用的配位剂是氨羧配位剂。氨羧配位剂是以氨基二乙酸为主体的配位剂的总称,它们和金属离子配位时可形成稳定的螯合物,其中使用最多的是乙二胺四乙酸,简称 EDTA 法。

EDTA 法与金属离子形成的螯合物稳定性高;配位比绝大多数为 1∶1,计算简单;配位反应速率快,因而 EDTA 在配位滴定中应用最为广泛。

EDTA 配位滴定中的主反应 M+Y $\rightleftharpoons$ MY 受多种副反应的抑制,其中主要是(对 Y 影响的)酸效应和(对 M 影响的)配位效应对配位滴定的影响。因此,说明 EDTA 金属配合物的稳定性,用条件稳定常数 $K'K$ 表示更符合实际情况。二者的关系为:

$$kgK' = lgK - lg\alpha_{Y(H)} - lg\alpha_{M(L)}$$

不同的 MY 配合物稳定性不同,抵抗酸效应的能力也不同。稳定性较强的 MY 配合物,在酸性较强的情况下才会解离。这种能够保持 MY 配合物稳定存在的最高酸度称为 EDTA 滴定的最低 pH。

配位滴定中,为了消除干扰离子对主反应的影响,或进行混合离子分步滴定,提高测定的选择性,常采用掩蔽和解蔽方法。根据掩蔽剂所利用的反应类型不同,掩蔽法分为配位掩蔽法、沉淀掩蔽法和氧化-还原掩蔽法,其中以配位掩蔽法应用较多。

配位滴定法主要用于测定金属离子,所以配位滴定法所用指示剂为金属指示剂。金属指示剂本身也是一种配位剂,其作用原理的主要过程反应是:

滴定前:M(少量)+ In $\rightleftharpoons$ MIn

　　　　　颜色Ⅰ　　颜色Ⅱ

终点前:M + Y $\rightleftharpoons$ MY

终点时:MIn + Y $\rightleftharpoons$ MY + In

　　　颜色Ⅱ　　　　颜色Ⅰ

金属指示剂要求的主要条件是 In 本身的颜色与其生成的 MIn 颜色要有明显的区别;生成的 MIn 足够稳定;MIn 的稳定性要小于 MY 稳定性。

配位滴定法广泛应用于冶金、地质、环境卫生、医药检验和药物分析中。在医学检验中进行血清钙、胸水、腹水中钙、镁离子的含量测定;在药物分析中进行氢氧化铝、明矾、硫酸锌、葡萄糖酸钙、磺胺嘧啶锌等药物含量的测定及水的总硬度测定。

学习本项目应熟悉配位滴定法的原理,金属指示剂的选择,滴定液的配制及标定方法,掌握配位滴定方式及其应用和有关计算。

任务一 EDTA 标准溶液的配制和标定

【知识目标】

掌握 EDTA 标准溶液的标定原理和方法;掌握用铬黑 T 指示剂颜色变化判断终点。

【技能目标】

能熟练进行 EDTA 标准溶液的配制和标定的操作。

EDTA 标准溶液的配制方法有标定法配制和直接法配制两种。

EDTA 标准溶液常用其二钠盐($Na_2H_2Y \cdot 2H_2O$,其相对分子质量为 372.24)配制。纯的 EDTA 二钠盐可用直接法配制,但因含有少量的水,因此在配制前应先在 80℃ 干燥至恒重。

$$c_{EDTA} = \frac{m_{EDTA}}{M_{EDTA}V_{EDTA}}$$

如果纯度不够,则可用间接法配制。即先配制成近似浓度的溶液后,再用基准物标定。标定 EDTA 的基准物质有纯锌、铜或基准氧化锌、碳酸钙等。

EDTA 标定的原理:

用 ZnO 基准物标定。ZnO 不溶于水但可溶于盐酸中,主要反应式如下:

$$ZnO + 2H^+ \Longrightarrow Zn^{2+} + H_2O$$

滴定前:Zn^{2+}(少量)$+ HIn^{2-} \Longrightarrow ZnIn^- + H^+$

　　　　　　　蓝色　　　　酒红色

终点前:$Zn^{2+} + H_2Y^{2-} \Longrightarrow ZnY^{2-} + 2H^+$

滴定时:$ZnIn^- + H_2Y^{2-} \Longrightarrow ZnY^{2-} + HIn^{2-} + H^+$

　　　酒红色　　　　　　　　　　　　蓝色

终点颜色:酒红色 → 蓝色

EDTA 标准溶液的浓度计算式如下:

$$c_{EDTA} = \frac{m_{ZnO}}{M_{ZnO}V_{ZnO}}$$

一、任务描述

精密称取 800℃ 灼烧至恒重的基准氧化锌约 x 克各三份,分别置入洁净的 250ml 锥形瓶中,加稀盐酸溶液 3ml 和纯化水 25ml 溶解;再加入 0.025% 甲基红乙醇溶液 1 滴。然后滴加 6mol/L 的氨水至溶液呈微黄色,接着加纯化水 25ml,氨水-氯化铵缓冲液 10ml,铬黑 T 指示剂 2 滴或固体一小撮。用待标定的 EDTA 溶液滴定至溶液由酒红色变纯蓝色。平行测定三次,终点判断正确,结果符合要求。

二、操作步骤

要求在 40 分钟内完成下列任务。

1．操作前准备

查到，检查工作服穿戴规范，清点仪器、药品、试剂，任务报告单。

2．EDTA溶液的配制

用天平称取 $Na_2H_2Y \cdot 2H_2O$（分析纯）0.38g，置于250ml刻度烧杯中，加纯化水100ml，微热使其溶解，冷却至室温。转入500ml聚乙烯或硬质玻璃瓶中，加纯化水，摇匀、备用。

3．精密称取基准物氧化锌

在分析天平上精密称取基准物质氧化锌约0.12g，置于250ml锥形瓶中。

4．溶解

在锥形瓶中加稀盐酸和纯化水25ml溶解，再加入0.025％甲基红乙醇溶液1滴。然后滴加6mol/L氨水至溶液呈微黄色，接着加纯化水25ml，氨水-氯化铵缓冲液10ml。

5．加指示剂

在处理好的试样锥形瓶中加入铬黑T指示剂2滴或固体一小撮，至锥形瓶溶液显酒红色。

6．滴定

用0.01mol/L的EDTA待标定溶液滴定氧化锌溶液至由酒红色变纯蓝色，30秒内不褪色即为滴定终点。

7．读数

把滴定管从滴定管架上取下，读数，记录EDTA溶液的用量。

8．平行滴定

用同样的方法平行滴定三次。

9．计算

根据EDTA的体积及氧化锌基准物的质量计算EDTA的浓度如下：

$$c_{EDTA} = \frac{m_{ZnO}}{M_{ZnO}V_{ZnO}}$$

10．清洗仪器

洗净酸式滴定管，倒置放在滴定管架上。

11．清场

操作完成后，清洗所有仪器，并处理好废液，将所有仪器和试剂归位。

三、操作注意事项

1．氧化锌的处理

须将氧化锌于800℃灼烧至恒重。

2．盐酸的作用

盐酸将氧化锌溶解后，应在不停摇动下滴加氨水，以中和剩余的盐酸，保证氨性缓冲溶液的缓冲作用。

3．EDTA的配制方法选择

要根据EDTA的纯度选择好一种配制方法。

四、实施条件

表 3 - 34 EDTA 标准溶液的配制和标定的实施条件

项目	基本实施条件
场地	药物检验实训室
设备	分析天平、托盘天平、烧杯、玻璃棒、胶头滴管、容量瓶(100ml)、酸式滴定管(50ml)、锥形瓶(250ml)、量筒(10ml)、试剂瓶(500ml)
物料	$Na_2H_2Y \cdot 2H_2O(AR)$、$ZnO(AR)$、HCl 溶液(6mol/L)、铬黑 T 指示剂、氨水(6mol/L)、$NH_3 - NH_4Cl$ 缓冲液等

五、评价标准

表 3 - 35 EDTA 标准溶液的配制和标定的考核评价标准

评价内容	分值	评分细则
职业素养与操作规范 20 分	5	工作服穿着规范、双手洁净,不染指甲,不留长指甲,不披发
	5	清查给定的药品、试剂、仪器、药典、检验报告单
	5	爱护仪器,不浪费药品、试剂,及时记录实验数据
	5	标定完毕后按要求将仪器、药品、试剂等清理复位
技能 80 分	2	调节天平水平及清零正确
	3	取样正确
	3	称量且其结果在规定范围内
	2	称量结束后及时清洁天平并复位
	4	药品转移至锥形瓶中正确
	4	量筒使用正确
	4	溶解药品正确
	3	移取溶液放入锥形瓶中正确
	3	加入指示剂正确
	6	酸式滴定管的检漏、清洗、润洗正确
	2	装滴定液正确
	4	赶气泡、调零正确
	2	滴定过程左手动作规范
	2	滴定过程右手动作规范
	3	滴定速度控制合理
	3	滴定终点判断正确
	3	读数正确
	3	平行测定三次
	4	计算公式正确
	5	结果计算正确
	5	测定结果精密度符合要求
	10	在规定时间内完成任务

六、任务报告单

表 3-36 EDTA 标准溶液的配制和标定的任务报告单

项目 \ 编号		Ⅰ	Ⅱ	Ⅲ
氧化锌的称量记录 $m(\text{g})$	m_i			
	m_{i+1}			
	m			
滴定记录 $V(\text{ml})$	$V_\text{终}$			
	$V_\text{初}$			
	$V_\text{消}$			
EDTA 的浓度 $c(\text{mol/L})$	c			
	$\bar{c}$			
精密度	d	$d_1=$	$d_2=$	$d_3=$
	$\bar{d}$			
	$R\bar{d}$			

任务二　水的总硬度和钙、镁离子含量测定

【知识目标】

掌握铬黑 T 指示剂判断终点,测定水的总硬度的方法;掌握钙指示剂判断终点,排蔽干扰离子测定水中钙的方法;掌握水的总硬度的计算方法和混合物中钙、镁离子含量的计算。

【技能目标】

能熟练进行液体试样含量分析的操作。

水的硬度是指溶解于水中的钙盐和镁盐的含量,含量越高即表示硬度越大。测定水的总硬度就是测定水中钙、镁离子的总含量。水的硬度是水质的一项重要指标,在工农业生产和日常生活中对水的硬度都有一定的要求。如硬度越大的水它可使肥皂沉淀降低其去污能力,使锅炉产生水垢,造成传热不良,浪费能源,甚至会使锅炉局部过热而引起爆炸。因此水的硬度测定有很重要的意义。

水的硬度表示方法通常是用每升水中钙、镁离子总量折算成 $CaCO_3$ 的质量,以每升水中含有多少毫克 $CaCO_3$ 表示硬度。(每升水中含 1 毫克 $CaCO_3$ 则为 1ppm,依据水的总硬度值大致划分,总硬度为 0～30ppm 称为软水,总硬度为 60ppm 以上称为硬水,高品质的饮用水不超过 25ppm,高品质的软水总硬度在 10ppm 以下)。

水的硬度测定原理:

水的硬度测定一般采用配位滴定法。用 EDTA 滴定液直接滴定水中 Ca^{2+}、Mg^{2+} 两种离

子总量时,一般是用氨-氯化铵缓冲溶液将水样调节 pH 约为 10,以铬黑 T 作指示剂。化学计量点前,Ca^{2+}、Mg^{2+} 与铬黑 T 指示剂形成酒红色配合物,当用 EDTA 滴定液滴定至化学计量点时,EDTA 夺取红色配合物中的钙、镁离子,使溶液呈现纯蓝色,即达到滴定终点。

有关反应式如下:

滴定前:$Mg^{2+} + HIn^{2-} \rightleftharpoons MgIn^- + H^+$

终点前:$Ca^{2+} + H_2Y^{2-} \rightleftharpoons CaY^{2-} + 2H^+$

$Mg^{2+} + H_2Y^{2-} \rightleftharpoons MgY^{2-} + 2H^+$

终点时:$MgIn^- + H_2Y^{2-} \rightleftharpoons MgY^{2-} + HIn^{2-} + H^+$

终点颜色:酒红色 → 纯蓝色

测定时,水样中若含有 Fe^{3+}、Al^{3+}、Cu^{2+}、Zn^{2+} 等,则会产生干扰,可加入三乙醇胺掩蔽 Fe^{3+}、Al^{3+}。加入 KCN 或 Na_2S 掩蔽 Cu^{2+}、Zn^{2+}。

当要分别测定水中 Ca^{2+}、Mg^{2+} 的含量时,可以在测得水的硬度之后,另取一份同体积水样,加入 NaOH 调节溶液的 pH >12,使 Mg^{2+} 生成 $Mg(OH)_2$ 沉淀而被掩蔽,然后加入钙指示剂,用 EDTA 滴定 Ca^{2+},即可测得水中 Ca^{2+} 的含量。将测定水的总硬度所消耗的 EDTA 体积 V 减去测定 Ca^{2+} 时所消耗的 EDTA 体积 V' 即为水中 Mg^{2+} 所消耗的 EDTA 体积,即可测得水中 Mg^{2+} 的含量。

有关反应式如下:

滴定前:$Ca^{2+}(少量) + HIn^{2-} \rightleftharpoons CaIn^- + H^+$

终点前:$Ca^{2+} + H_2Y^{2-} \rightleftharpoons Z\ CaY^{2-} + 2H^+$

滴定时:$CaIn^- + H_2Y^{2-} \rightleftharpoons CaY^{2-} + HIn^{2-} + H^+$

终点颜色:酒红色 → 纯蓝色

一、任务描述

精密量取一定体积的水样 Vml,置于 250ml 锥形瓶中,加 pH=10 的 NH_3-NH_4Cl 缓冲溶液 10ml,铬黑 T 指示剂少量,用 0.01mol/L 的 EDTA 溶液滴定至溶液由酒红色变纯蓝色。平行测定三次,终点判断正确,结果符合要求。

精密量取一定体积的水样 Vml,置于 250ml 锥形瓶中,加入 1mol/L 的 NaOH 溶液 5ml,钙指示剂少许,用 0.01mol/L 的 EDTA 溶液滴定至溶液由酒红色变纯蓝色。平行测定三次,终点判断正确,结果符合要求。

二、操作步骤

要求在 40 分钟内完成下列任务。

1. 操作前准备

查到,检查工作服穿戴规范,清点仪器、药品、试剂,任务报告单。

2. 自来水样的配制

打开水龙头,放水数分钟后,用一洗净的试剂瓶承接水样 500~1000ml,盖好瓶塞,贴上标签备用。

3. 用移液管吸取水样试样

用已洗涤洁净并用水样润洗过的 100ml 移液管,移取水样放入 250ml 锥形瓶中,加入

pH＝10的 NH_3 - NH_4Cl 缓冲溶液 10ml。

4．加指示剂

在已处理好的水样锥形瓶中加入少量铬黑 T 指示剂,至水样溶液显酒红色。

5．滴定

用 0.01mol/L 的 EDTA 标准溶液滴定水样溶液至由酒红色变纯蓝色,30 秒内不褪色即为滴定终点。

6．读数

把滴定管从滴定管架上取下,读数,记录 EDTA 溶液的用量。

7．平行滴定

用同样的方法平行滴定三次。这三次测定为水中总硬度的测定。

8．用移液管吸取水样试样

用已洗涤洁净并用水样润洗过的 100ml 移液管,移取水样放入 250ml 锥形瓶中,加入 1mol/L 的 NaOH 溶液 5ml。

9．加指示剂

在已处理好的水样锥形瓶中加入少量钙指示剂,至水样溶液显酒红色。

10．滴定

用 0.01mol/L 的 EDTA 标准溶液滴定水样溶液至由酒红色变纯蓝色,30 秒内不褪色即为滴定终点。

11．读数

把滴定管从滴定管架上取下,读数,记录 EDTA 溶液的用量。

12．平行滴定

用同样的方法平行滴定三次。这三次测定为水样中钙含量的测定。

13．计算

根据 EDTA 的浓度和体积及所取水样的体积计算水的总硬度及水中钙、镁离子的含量。

$$\rho_{CaCO_3}(mg/L) = \frac{(cV)_{EDTA} M_{CaCO_3} \times 10^3}{V_{水样}}$$

$$\rho_{Ca^{2+}}(mg/L) = \frac{(cV')_{EDTA} M_{Ca^{2+}} \times 10^3}{V_{水样}}$$

$$\rho_{Mg^{2+}}(mg/L) = \frac{c_{EDTA}(V-V')_{EDTA} M_{Mg^{2+}} \times 10^3}{V_{水样}}$$

14．清洗仪器

洗净酸式滴定管,倒置放在滴定管架上。

15．清场

操作完成后,清洗所有仪器,并处理好废液,将所有仪器和试剂归位。

三、操作注意事项

1．水样的处理

若水中硬度较高,在测定时可能会产生碳酸钙沉淀,应在滴定前充分稀释水样。也可在加入缓冲溶液之前,先将水样酸化,搅拌 2 分钟后以驱除二氧化碳。

2. 滴定速度控制

配位滴定反应进行较慢,在滴定接近终点时,应放慢滴定速度,并充分振摇,以保证滴定终点可靠。

3. Mn^{2+} 的干扰排除

水样中若含有 Mn^{2+} 时,在碱性条件下可被空气中的氧氧化成 MnO_2,它能将铬黑 T 指示剂氧化褪色,此时须加入盐酸羟胺还原剂以防止其被氧化。

四、实施条件

表 3 - 37　水的总硬度和钙、镁离子含量测定的实施条件

项目	基本实施条件
场地	药物检验实训室
设备	酸式滴定管(50ml)、锥形瓶(250ml)、100ml 移液管、量筒
物料	EDTA 溶液(0.01mol/L)、NaOH 溶液(1mol/L)、铬黑 T 指示剂、钙指示剂、硬水试样、$NH_3 - NH_4Cl$ 缓冲液等

五、评价标准

表 3 - 38　水的总硬度和钙、镁离子含量测定的考核评价标准

评价内容	分值	评分细则
职业素养与操作规范 20 分	5	工作服穿着规范、双手洁净,不染指甲,不留长指甲,不披发
	5	清查给定的药品、试剂、仪器、药典、检验报告单
	5	爱护仪器,不浪费药品、试剂,及时记录实验数据
	5	标定完毕后按要求将仪器、药品、试剂等清理复位
技能 80 分	4	选择移液管,清洗、润洗移液管正确
	6	移液管取样,移液管调零正确
	2	移取溶液放入锥形瓶中并加 $NH_3 - NH_4Cl$ 缓冲溶液正确
	3	加入指示剂正确
	3	混匀溶液正确
	6	滴定管的检漏、清洗、润洗正确
	2	装滴定液正确
	4	赶气泡、调零正确
	2	滴定过程左手动作规范
	2	滴定过程右手动作规范
	3	滴定速度控制符合要求
	3	滴定终点判断准确
	3	读数正确

评价内容	分值	评分细则
技能 80分	3	另取水样,加入 NaOH 溶液,加钙指示剂,用 EDTA 溶液滴定正确
	6	平行测定 3 次
	5	计算公式正确
	8	结果计算正确
	5	完成报告,结果符合要求
	10	在规定时间内完成任务

六、任务报告单

表 3 - 39　水的总硬度和钙、镁离子含量测定任务报告单

项目 ＼ 编号		Ⅰ	Ⅱ	Ⅲ
水样取量 V(ml)	V			
滴定记录 V(ml)	$V_{终}$			
	$V_{初}$			
	$V_{消}$			
	$V'_{终}$			
	$V'_{初}$			
	$V'_{消}$			
水的总硬度 (mg/L)	ρ			
	$\bar{\rho}$			
Ca^{2+} 的含量 (mg/L)	ρ			
	$\bar{\rho}$			
Mg^{2+} 的含量 (mg/L)	ρ			
	$\bar{\rho}$			
水的总硬度 精密度	d	$d_1=$	$d_2=$	$d_3=$
	$\bar{d}$			
	$R\bar{d}$			

项目六 氧化还原滴定法

氧化还原滴定法是以氧化还原反应为基础的滴定分析法,应用非常广泛。氧化还原滴定反应必须满足的条件一是滴定反应必须按化学反应式的计量关系定量完成;二是反应必须足够快,不能有副反应发生;三是必须有适当的方法确定化学计量点。

氧化还原反应的本质是电子转移。电对得失电子能力的大小可以用电极电势定量地热切描述。标准电极电势是指温度为298.15K,组成电极的有关离子浓度为1mol/L,有关气体分压为100kPa时所测得的电极电势。电极电势值越大,说明电对中氧化型物质氧化性越强,得电子能力越强,而还原型物质的还原性越弱,失电子能力越弱;电极电势值越小,说明电对中还原型物质的还原性越强,失电子能力越强,而氧化型物质的氧化性越弱,得电子能力越弱。标准电极电势表见书后附录五。

影响电极电势的主要因素是电极本身的结构和性质。

能斯特方程:

标准电极电势是在标准状态下测定的,如果条件(主要是离子浓度和温度)改变时,电极电势就会发生明显变化。这种离子浓度和温度对电极电势的影响可用能斯特方程式计算。

对于电极反应 $O_X + ne^- \rightleftharpoons Red$,有

$$\varphi = \varphi^\theta + \frac{RT}{nF}\ln\frac{[Ox]}{[Red]}$$

式中:φ 为电极电势(V),φ^θ 为标准电极电势(V),R 为气体常数(8.314J/K·mol),T 为绝对温度$(t+273.15)$K,n 为电极反应中得失电子数,F 为法拉第常数(96500C/mol),[Ox]为氧化型浓度,[Red]为还原型浓度。

当 $T=298.15$K 时,将各常数值代入上式,把自然对数换成常用对数,则能斯特方程可简写成:

$$\varphi = \varphi^\theta + \frac{0.059}{n}\lg\frac{[Ox]}{[Red]}$$

电极电势的应用可以比较氧化剂和还原剂的相对强弱;判断氧化还原反应进行的方向;判断氧化还原反应进行的程度。

氧化还原滴定法的指示剂有自身指示剂和外加指示剂两种。

自身指示剂	外加指示剂
标准溶液本身有颜色,用它滴定无色或浅色溶液时,一般不需另加指示剂,而是以自身的颜色变化来指示终点。	在使用时不能直接加到被测物质的溶液中,只能在接近化学计量点时,用玻璃棒蘸取少许溶液在外面和指示剂作用来判断终点的物质。

氧化还原滴定法的分类:

1. 高锰酸钾法

分类	高锰酸钾法		
滴定方式	直接法	回滴法	间接法
标准溶液	KMnO$_4$	Na$_2$C$_2$O$_4$、KMnO$_4$	KMnO$_4$
指示剂		KMnO$_4$	
滴定条件		H$_2$SO$_4$ 强酸性	
测定物质	还原性物质	氧化性物质	非氧化还原性物质

2. 碘量法

分类	高锰酸钾法		
滴定方式	直接碘量法		间接碘量法
标准溶液	I$_2$		
滴定条件	酸性、中性、弱碱性		中性、弱酸性
指示剂		淀粉	
指示剂加入时间	滴定前加入		近终点时加入
终点颜色变化	出现蓝色		蓝色消失
测定物质	还原性较强的物质	氧化性物质	氧化性物质

3. 亚硝酸钠法

分类	高锰酸钾法		
滴定方式	重氮化滴定法		亚硝基化滴定法
标准溶液		NaNO$_2$	
滴定条件		HCl 强酸性	
终点判断		永停滴定法	
测定物质	芳伯胺	氧化性物质	芳肿胺

　　氧化还原滴定法的应用很广泛,不仅可以测定具有氧化性、还原性的物质,还可以间接测定一些能与氧化剂或还原剂定量反应的物质。

　　学习本项目应熟悉氧化-还原滴定法的原理,氧化-还原指示剂的选择,滴定液的配制及标定方法,掌握氧化-还原滴定法的碘量法、高锰酸钾法和亚硝酸钠法以及相关计算。

任务一　高锰酸钾标准溶液的配制和标定

【知识目标】

　　掌握间接法配制高锰酸钾溶液;掌握用草酸钠作基准物质标定高锰酸钾溶液的基本原理和方法;掌握用自身指示剂法确定滴定终点。

【技能目标】

能熟练进行高锰酸钾法标准溶液的配制和标定操作;能利用测定的原始数据,正确运用公式进行计算高锰酸钾法标准溶液的浓度。

高锰酸钾标准溶液的标定原理:

市售的高锰酸钾中常含有少量的二氧化锰等杂质,配制用水也常含有一些还原性物质,这些杂质都会加速对高锰酸钾的分解。另外,热、光、酸或碱等也能使之变质。所以,高锰酸钾溶液只能用间接法配制,即先配制成近似浓度的溶液,然后再进行标定。

标定高锰酸钾法溶液的基准物质草酸钠、草酸、硫酸亚铁等,其中以草酸钠最常用。因其不含结晶水,不吸水,性质稳定,易提纯和保存,在105~110℃干燥2小时即可使用。

在硫酸酸性环境下,高锰酸钾与草酸钠的反应式如下:

$$2MnO_4^- + 5C_2O_4^{2-} + 16H^+ == 2Mn^{2+} + 10CO_2\uparrow + 8HO$$

高锰酸钾溶液的浓度可用下式计算:

$$c_{KMnO_4} = \frac{m_{Na_2C_2O_4}}{\frac{5}{2}V_{KMnO_4}M_{Na_2C_2O_4}}$$

一、任务描述

精密称取在105℃干燥至恒重的基准 $Na_2C_2O_4$ 约 x 克各三份,分别置入洁净的 250ml 锥形瓶中,加新煮沸过的纯化水 25ml 溶解;再加入 1mol/L 的稀硫酸溶液 10ml,搅拌使其完全溶解。自滴定管中迅速加入待标定的 0.02mol/L 的 $KMnO_4$ 溶液约 25ml,待褪色后,加热至65℃,继续滴定至溶液显微红色,且 30 秒不褪,即为终点。平行测定三次,终点判断正确,结果符合要求。

二、操作步骤

要求在 40 分钟内完成下列任务。

1. 操作前准备

查到,检查工作服穿戴规范,清点仪器、药品、试剂,任务报告单。

2. 0.02mol/L 的 $KMnO_4$ 溶液的配制

在台秤上称取 $KMnO_4$(分析纯)1.6~1.8g,置于 250ml 刻度烧杯中,用适量的纯化水使其溶解,将上清液转入 500ml 标色试剂瓶中。未溶解的 $KMnO_4$ 继续用少量纯化水溶解,待完全溶解后,把溶液一并转入到试剂瓶中,并加纯化水稀释至 500ml,摇匀,静置 7~10 天,过滤后,待标定(提前准备)。

3. 精密称取基准物 $Na_2C_2O_4$

在分析天平上精密称取基准物质 $Na_2C_2O_4$ 约 0.2g,置于 250ml 锥形瓶中。

4. 溶解

在锥形瓶中加新煮沸过的纯化水 25ml 溶解;再加入 3mol/L 的稀硫酸溶液 10ml,搅拌使其完全溶解。

5. 加 0.02mol/L 的 KMnO₄

自滴定管中迅速加入待标定的 0.02mol/L 的 KMnO₄ 溶液约 25ml，待褪色。

6. 加热

将上述已褪色的锥形瓶加热至 65℃。

7. 滴定

在已加热的锥形瓶中继续用待标定的 0.02mol/L 的 KMnO₄ 溶液滴定至溶液显微红色，且 30 秒内不褪色，即为滴定终点。

8. 读数

把滴定管从滴定管架上取下，读数，记录 KMnO₄ 溶液的用量。

9. 平行滴定

用同样的方法平行滴定三次。

10. 计算

根据 EDTA 的体积及氧化锌基准物的质量计算 KMnO₄ 的浓度如下：

$$c_{KMnO_4} = \frac{m_{Na_2C_2O_4}}{\frac{5}{2}V_{KMnO_4}M_{Na_2C_2O_4}}$$

11. 清洗仪器

洗净酸式滴定管，倒置放在滴定管架上。

12. 清场

操作完成后，清洗所有仪器，并处理好废液，将所有仪器和试剂归位。

三、操作注意事项

1. 标定时的温度

标定反应开始时较慢，须先将溶液加热至 70～80℃，并在滴定过程中保持溶液的温度不低于 55℃。

2. 标定的酸度

标定时酸度要适宜，反应一般在硫酸介质中进行，且保持其浓为 0.5mol/L～1mol/L。

3. 高锰酸钾的加入

在向锥形瓶中迅速加入的 KMnO₄ 溶液体积要进行估算。

4. 高锰酸钾滴定的速度

开始滴加第一滴 KMnO₄ 溶液时，要充分摇动锥形瓶至红色褪去后再滴加第二滴。随着反应进行，可适当加快滴定的速度，但也不易过快，尤其是在终点附近，要小心滴加，直至溶液显红色且保持 30 秒不褪为终点。

5. 高锰酸钾滴定的指示剂

在向锥形瓶中迅速加入的 KMnO₄ 溶液体积要进行估算。

四、实施条件

表 3 - 40 $KMnO_4$ 标准溶液的配制和标定的实施条件

项目	基本实施条件
场地	药物检验实训室
设备	分析天平、托盘天平、烧杯、玻璃棒、胶头滴管、酸式滴定管（50ml）、锥形瓶（250ml）、量筒（10ml）、试剂瓶（500ml）
物料	$KMnO_4$（AR）、$Na_2C_2O_4$（AR）、H_2SO_4 溶液（3mol/L）等

五、评价标准

表 3 - 41 $KMnO_4$ 标准溶液的配制和标定的考核评价标准

评价内容	分值	评分细则
职业素养与操作规范 20分	5	工作服穿着规范、双手洁净，不染指甲，不留长指甲、不披发
	5	清查给定的药品、试剂、仪器、药典、检验报告单
	5	爱护仪器，不浪费药品、试剂，及时记录实验数据
	5	标定完毕后按要求将仪器、药品、试剂等清理复位
技能 80分	2	调节天平水平及清零正确
	3	取样正确
	3	称量且其结果在规定范围内
	2	称量结束后及时清洁天平并复位
	4	药品转移至锥形瓶中正确
	4	量筒使用正确
	4	溶解药品正确
	3	加入待标定的 0.02mol/L 的 $KMnO_4$ 溶液约 25ml 正确
	3	加热锥形瓶至 65℃ 正确
	6	酸式滴定管的检漏、清洗、润洗正确
	2	装滴定液正确
	4	赶气泡、调零正确
	2	滴定过程左手动作规范
	2	滴定过程右手动作规范
	3	滴定速度控制合理
	3	滴定终点判断正确
	3	读数正确
	3	平行测定三次
	4	计算公式正确
	5	结果计算正确
	5	测定结果精密度符合要求
	10	在规定时间内完成任务

六、任务报告单

表 3-42 $KMnO_4$ 标准溶液的配制和标定的任务报告单

项目 \ 编号		I	II	III
草酸钠的称量记录 $m(g)$	m_i			
	m_{i+1}			
	m			
滴定记录 $V(ml)$	$V_终$			
	$V_初$			
	$V_消$			
$KMnO_4$ 的浓度 $c(mol/L)$	c			
	$\bar{c}$			
精密度	d	$d_1=$	$d_2=$	$d_3=$
	$\bar{d}$			
	$R\bar{d}$			

任务二 双氧水含量的测定

【知识目标】

掌握高锰酸钾法测定双氧水含量的基本原理和测量条件;掌握用自身指示剂法确定滴定终点。

【技能目标】

能熟练进行高锰酸钾法测定双氧水含量的操作。

双氧水含量测定原理:

在稀盐酸溶液中,室温条件下,双氧水能被高锰酸钾定量地氧化成氧气和水,因此,可以用高锰酸钾法直接测定双氧水的含量。其反应式如下:

$$5H_2O_2 + 2MnO_4^- + 16H^+ \Longrightarrow 2Mn^{2+} + 5O_2\uparrow + 8H_2O$$

滴定开始时,反应较慢,滴入第一滴溶液不褪色,待有少量 Mn^{2+} 生成后,由于 Mn^{2+} 的自动催化作用,反应速度逐步加快,滴定速度才可适当加快。滴定至终点时,溶液显微红色,30秒内不褪色。

双氧水的含量计算公式为:单位为 mg/ml。

$$\rho_{H_2O_2} = \frac{\frac{5}{2}(cV)_{KMnO_4} M_{H_2O_2}}{V_{试样} \times \frac{25.00}{100.0}}$$

一、任务描述

精密移取双氧水试样 5.0ml,置于 100ml 容量瓶中稀释至刻度。再精密移取稀释双氧水溶液 25.00ml 各三份,分别置入洁净的 250ml 锥形瓶中,加入 3mol/L 的 H_2SO_4 溶液 10ml,用 0.02mol/L 的 $KMnO_4$ 标准溶液滴定至溶液由无色刚好转变为淡红色,即为终点。平行测定三次,终点判断正确,结果符合要求。

二、操作步骤

要求在 40 分钟内完成下列任务。

1. 操作前准备

查到,检查工作服穿戴规范,清点仪器、药品、试剂,任务报告单。

2. 双氧水试样的稀释

用刻度吸管移取 H_2O_2 试样 5.0ml,置于 100ml 容量瓶中稀释至刻度。

3. 用移液管吸取双氧水试样

用已洗涤洁净并用双氧水试样润洗过的 25.00ml 移液管,移取双氧水试样放入 250ml 锥形瓶中,加入 3mol/L 的 H_2SO_4 溶液 10ml。

4. 滴定

用 0.02mol/L 的 $KMnO_4$ 标准溶液滴定至溶液由无色刚好转变为淡红色,并且保持 30 秒内不褪色即为滴定终点。

5. 读数

把滴定管从滴定管架上取下,读数,记录 $KMnO_4$ 标准溶液的用量。

6. 平行滴定

用同样的方法平行滴定三次。

7. 计算

根据消耗的 $KMnO_4$ 标准溶液浓度和体积计算双氧水的质量分数(mg/ml):

$$\rho_{H_2O_2} = \frac{\frac{5}{2}(cV)_{KMnO_4} M_{H_2O_2}}{V_{试样} \times \frac{25.00}{100.0}}$$

8. 清洗仪器

洗净酸式滴定管,倒置放在滴定管架上。

9. 清场

操作完成后,清洗所有仪器,并处理好废液,将所有仪器和试剂归位。

三、操作注意事项

1. 双氧水的处理

为了减少双氧水因挥发、分解所带来的误差,每份双氧水样品应在测定前取。

2. 双氧水滴定速度控制

由于开始反应速度较慢,$KMnO_4$ 滴定液应逐滴加入,每加入一滴,就将锥形瓶用力振摇,待溶液的红色消失后,才能加入第二滴。若滴定速度过快,会生成棕色的 MnO_2 沉淀。

四、实施条件

表 3 – 43   双氧水含量的测定实施条件

项目	基本实施条件
场地	药物检验实训室
设备	酸式滴定管（50ml）、锥形瓶（250ml）、容量瓶（100ml）、移液管（25ml）、量筒（10ml）
物料	双氧水试样、$KMnO_4$ 溶液（0.2mol/L）、H_2SO_4 溶液（6mol/L）等

五、评价标准

表 3 – 44   双氧水含量的测定考核评价标准

评价内容	分值	评分细则
职业素养与操作规范 20分	5	工作服穿着规范、双手洁净，不染指甲、不留长指甲、不披发
	5	清查给定的药品、试剂、仪器、药典、检验报告单
	5	爱护仪器，不浪费药品、试剂，及时记录实验数据
	5	标定完毕后按要求将仪器、药品、试剂等清理复位
技能 80分	4	选择移液管，清洗、润洗移液管正确
	6	移液管取样，移液管调零正确
	3	将移液管中的液体转移至容量瓶中，配制溶液正确
	2	移取溶液放入锥形瓶中正确
	3	加入硫酸正确
	3	混匀溶液正确
	6	滴定管的检漏、清洗、润洗正确
	2	装滴定液正确
	4	赶气泡、调零正确
	2	滴定过程左手动作规范
	2	滴定过程右手动作规范
	3	滴定速度控制符合要求
	3	滴定终点判断准确
	3	读数正确
	6	平行测定 3 次
	5	计算公式正确
	8	结果计算正确
	5	完成报告，结果符合要求
	10	在规定时间内完成任务

六、任务报告单

表 3-45　双氧水含量的测定任务报告单

测定次数		Ⅰ	Ⅱ	Ⅲ
$V_{H_2O_2}$（ml）				
c_{KMnO_4}（mol/L）				
V_{KMnO_4}（ml）	$V_{终}$			
	$V_{初}$			
	$V_{消}$			
$\rho_{H_2O_2}$（g/ml）				
$\bar{\rho}_{H_2O_2}$（g/ml）				
精密度	d	$d_1=$	$d_2=$	$d_3=$
	$\bar{d}$			
	$R\bar{d}$			

模块四 仪器分析的应用技术

项目一 电位分析法

电位分析法是根据测量电极电位(实为电池电动势),以确定待测物质含量的分析方法。

电位分析法分两类:①直接电位法——离子选择性电极,选择性地把待测离子的活度(或浓度)转化为电极加以测量,根据 Nernst 方程式,求出待测离子的活度(或浓度);②电位滴定法——利用指示电极在滴定过程中电位的变化及化学计量点负极电位的突跃来确定终点。

电位滴定法是一种利用电极电位的突跃来确定终点的分析方法。进行电位滴定时,在溶液中插入待测离子的指示电极和参比电极组成化学电池,随着滴定剂的加入,由于发生化学反应,待测离子浓度不断发生变化,指示电极的电位随着发生变化,在计量点附近,待测离子的浓度发生突变,指示电极的电位发生相应的突跃。因此,测量滴定过程中电动势的变化,就能确定滴定反应的终点,求出试样的含量。

1. 指示电极

电势值随被测离子浓度的变化而发生变化的电极称指示电极。常用指示电极有两类:①基于电子交换反应的电极;②离子选择性电极。

离子选择性电极也称膜电极(ISE),它是一种利用选择性电极膜对溶液中特定离子产生选择性效应,从而指示该离子浓度的电极。下面逐一介绍的指示电极是测定溶液 pH 的玻璃电极,它也是使用最早的一种离子选择性电极。

玻璃电极的主要部分是下端的一玻璃球膜,球膜是由特殊成分的玻璃制成,膜厚约 $0.05 \sim 0.1mm$,这是电极的关键部分。在玻璃球膜中装有 $0.1mol/L$ 的 HCl 和 KCl 组成的 pH 一定的缓冲溶液,其中插入一支银-氯化银参比电极,构成玻璃电极。玻璃电极之所以能指示 H^+ 浓度的大小,是因为 H^+ 在膜上进行交换和扩散的结果。

2. 参比电极

电势值不随被测离子浓度的变化而变化,具有恒定电势的电极称参比电极。

(1)甘汞电极:由汞、甘汞(Hg_2Cl_2)和氯化钾溶液组成的电极为甘汞电极。

饱和氯化钾溶液的甘汞电极(SCE)的电势稳定,构造简单,保存和使用很方便,所以最常用,在 $298.15K$ 时,其电极电势为 $0.2412V$。

(2)银-氯化银电极:由覆盖了一层 AgCl 的 Ag 丝浸入 KCl 溶液中组成。

该电极制备简单,性能可靠,常作为离子选择电极的内参比电极。在[Cl^-]一定时,AgCl—Ag 电极的电极电势也是一个定值。如在 $298.15K$ 时,其电极电势为 0.2000。

特点:①准确度较高,与普通容量分析一样,测定误差可低至 0.2%;②能用于难以用指示剂判断终点的混浊或有色溶液的滴定;③用于非水滴定。某些有机物的滴定需要在非水溶液中进行,一般缺乏合适的指示剂,可采用电位滴定;④适于连续滴定和自动滴定。

任务一 酸度计测定饮用水的 pH 值

【知识目标】

了解酸度计测定 pH 值的基本结构、基本原理及方法。

【技能目标】

能规范熟练操作酸度计,并准确测定饮用水的 pH 值;能正确分析判断结果的准确性。

直接电位法测定溶液的 pH 时,常用玻璃电极作为指示电极,用饱和甘汞电极做参比电极,将两个电极插入到被测溶液中组成原电池,即:

(一)玻璃电极|待测溶液|饱和甘汞电极(＋)

298.15K(25℃)时,电池的电动势 $\varepsilon = K + 0.0592\ pH$,K 为常数,故测定电池的电动势即可求得溶液的 pH 值。

测量时选用的标准缓冲溶液的 pH_s 应该尽可能地与待测溶液的 pH_x 相接近($\Delta pH < 2$)。但在实际工作中,用 pH 计可直接测定溶液的 pH,而不必单独测定标准缓冲溶液和待测溶液的电动势。

pH 计(又称酸度计)是用来测量溶液 pH 的仪器,也可用来测量原电池的电动势。pH 计因测量用途和精度不同而有多种不同的类型,但其结构均由两部分组成,即电极系统和高阻抗毫伏计。电极与待测溶液组成原电池,用毫伏计测量电极间的电势差,电势差经放大电路放大后,由电流表或数码管显示。目前应用较广的 pH 计主要有 25 型、pHS－2 型、pHS－3 型等,他们的测量原理相同,结构略有差别。

酸度计的主要部件调节钮和开关的作用简要介绍如下:

(1)mV－pH:功能选择按钮,在"pH"位置时,仪器用于 pH 的测定;当在"mV"位置时,仪器用于测定电池的电动势。

(2)"温度"调节器:使用时将调节器调至所测溶液的温度数值(事先用温度计测知)即可。

(3)"斜率"调节器:调节电极系数,使仪器能更精确地测量溶液的 pH。

(4)"定位"调节器:使仪器读数和标准溶液的 pH 相同。

用 pH 计测定溶液的 pH,无论被测溶液有无颜色,是氧化剂还是还原剂,或者是否胶体溶液均可测定。因此在药物分析中广泛应用于注射剂、大输液、滴眼液等制剂及原料药物的酸碱度检查;在卫生理化检验中,常用于水质 pH 的检查。

一、任务描述

在规定时间内,规范熟练地使用酸度计测定饮用水的 pH 值;分析判断结果的准确性;提交酸度计测定饮用水 pH 值的任务报告。

二、操作步骤

要求在 45 分钟内完成如下操作步骤。

1. 实验前准备

检查工作服穿着规范、双手洁净,不染指甲,不留长指甲和不披发,清查给定的药品、试剂、仪器、任务报告单。

2．打开并预热酸度计

接通酸度计电源,打开开关,将酸度计的"pH－mV"选择至 pH 档,并预热 20 分钟。

3．校正酸度计

(1)用温度计精密测定待测饮用水的温度,并调节"温度"补偿器使其温度表值与待测饮用水的温度一致。

(2)将电极用纯化水清洗,然后用滤纸吸干电极上的残留液。将电极插入磷酸盐标准缓冲液(pH＝6.86),调节"斜率"使仪器 pH 值读数为 6.86,取出电极,按照上述方法清洗电极并吸干。将电极插入邻苯二甲酸氢钾标准缓冲液(pH＝4.01)中,调节"斜率"使仪器 pH 值读数为 4.01,取出电极,按照上述方法清洗电极并吸干。

4．测定饮用水的 pH 值

(1)将电极插入待测饮用水中,读取 pH 值并记录。

(2)重新校正,平行测量一次。

5．关机并清洗电极

测试完毕后,取出电极,用纯化水清洗电极并用滤纸吸干电极上的残留液,然后放入盛有饱和 KCl 溶液的电极帽中浸泡,以待下次使用。

6．完成任务报告

分析判断实验结果的准确性,并完成任务报告。

7．清场

将仪器、药品、试剂等清理复位,打扫和整理实训室,然后全部离场。

三、操作注意事项

(1)实验中用到的磷酸盐标准缓冲液和邻苯二甲酸氢钾标准缓冲液均应保存在玻璃瓶中,并严密盖封,低温保存。使用前,如发现有混浊、发霉或沉淀等现象,则不能继续使用。

(2)复合电极使用前,应先检查玻璃电极前端的球泡。正常情况下,电极应该透明而无裂纹,球泡内要充满溶液,不能有气泡存在。

(3)测定待测溶液温度、调节酸度计的"温度"补偿器和定位调节器数值一定要准确。

(4)电极的清洗和吸干一定要彻底,否则会严重影响实验结果。

(5)复合电极使用完后,充分浸泡在饱和 KCl 溶液中,切忌用洗涤液或其他吸水性试剂浸洗。

四、实施条件

表 4－1　酸度计测定饮用水的 pH 值实施条件

项目	基本实施条件
场地	药物检验实训室
设备	酸度计
物料	复合电极、烧杯、洗瓶、饮用水、磷酸盐标准缓冲溶液、邻苯二甲酸氢钾标准缓冲溶液、纯化水、温度计、滤纸、任务报告等

五、评价标准

表 4 - 2　酸度计测定饮用水的 pH 值考核评价标准

评价内容	分值	评分细则
职业素养与 操作规范 20 分	5	工作服穿着规范、双手洁净,不染指甲,不留长指甲、不披发
	5	清查给定的药品、试剂、仪器、任务报告单等,并爱护仪器,不浪费药品和试剂
	5	操作完毕后将仪器、药品、试剂等清理复位
	5	清场
技能 80 分	2	接通电源,打开开关
	3	将酸度计"pH—mV"选择置于 pH 档,并预热 20 分钟
	3	测定待测饮用水的温度
	2	调节"温度"补偿器,使其温度表值与待测溶液的温度一致
	5	纯化水清洗电极,并用滤纸吸干电极上的残留液
	5	把电极插入磷酸盐标准缓冲液,调节"斜率"使仪器读数为 6.86
	5	取出电极,将电极清洗并吸干
	5	将电极插入邻苯二甲酸氢钾标准缓冲液,调节"斜率"使仪器读数为 4.01
	5	取出电极,将电极清洗并吸干
	5	将电极插入待测饮用水
	5	读取酸度计的数值并记录
	10	平行测量一次
	5	测试完毕,将电极清洗并吸干,然后放入盛有饱和 KCl 溶液的电极帽浸泡
	10	分析判断实验结果的准确性,完成任务报告
	10	在规定时间内完成实验任务

六、任务报告

表 4 - 3　酸度计测定饮用水的 pH 值报告单

	第一次	第二次
待测饮用水的温度(℃)		
待测饮用水的 pH 值		
两次测量饮用水 pH 值的平均值		
相对平均偏差(%)		
判断实验结果的准确性		

任务二 永停滴定法标定亚硝酸钠溶液

【知识目标】

了解永停滴定仪的基本结构、基本原理及方法。

【技能目标】

能规范熟练操作永停滴定仪,并准确标定亚硝酸钠溶液;能正确分析判断实验结果的准确性。

永停滴定法是根据滴定过程中双铂电极电流的变化来确定滴定终点的滴定法。即将两个相同的铂电极插入被测溶液中,在两个电极间外加一低电压(−50mV),然后进行滴定,通过观察滴定过程中电流计指针的变化确定滴定的终点。

将两个铂电极插入溶液中与溶液的点对组成原电池,当外加一低电压时,由于点对的性质不同,发生的电极反应也不同。

如 NO/HNO_2 电对

$$阳极:NO + H_2O - e^- \rightleftharpoons HNO_2 + H^+$$
$$阴极:HNO_2 + H^+ + e^- \rightleftharpoons NO + H_2O$$

两个电极上均发生了电极反应,从而导致两个电极间有电流通过。通过电流的大小取决于浓度低的氧化型或还原型物质的浓度,当氧化型和还原型物质的浓度相等时,通过的电流最小,像这样的电对称为可逆电对。

永停滴定法的仪器简单,操作简便。滴定过程中需要电磁搅拌器对溶液进行搅拌。

通常,只需在滴定时仔细观察电流计的指针变化情况,当指针位置突变时即为滴定终点。

永停滴定法广泛应用于化学实验室、药品检验所、医院、制药厂、兽药厂等医药化工企业进行容量分析。

主要技术指标:

(1)极化电压:一般有−50mv,−100mv 两档。

(2)灵敏度:一般有 1.0×10^{-8},1.0×10^{-9},1.0×10^{-10} 三档。

(3)门限值:一般有 50,60,70,80 四档。

一、任务描述

在规定时间内,配制规定浓度的 $NaNO_2$ 溶液,规范熟练地使用永停滴定法标定亚硝酸钠溶液;分析判断实验结果的准确性;提交永停滴定法标定亚硝酸钠溶液的任务报告。

二、操作步骤

要求在 45 分钟内完成如下操作步骤。

1. 实验前准备

检查工作服穿着规范、双手洁净,不染指甲,不留长指甲和不披发,清查给定的药品、试剂、仪器、任务报告单。

2．配置 $NaNO_2$ 溶液

在天平上称取 $NaNO_2$ 约 3.6g，加无水碳酸钠约 0.1g，加蒸馏水使溶解成 500ml，摇匀，待标定。

3．标定 $NaNO_2$ 溶液

(1)准备基准物质的溶液：取在 120℃ 干燥至恒重的基准对氨基苯磺酸约 0.5g，精密称定，加 30ml 水与 3ml 浓氨水，溶解后，加 6mol/L 的盐酸溶液 20ml，放入干净的磁子，搅拌均匀。

(2)永停法滴定：向酸式滴定管中装入足量的亚硝酸钠溶液，并将仪器正确连接。先按"快滴"键，排除滴定管及其连接管中的气泡，反复按键至气泡排尽为止。然后向滴定管中加入超过零刻度线的滴定液，按"慢滴"键，滴至滴定管中液体凹面刚好在零刻度线处。

(3)电极插入准备基准物质的溶液，将"极化电压"调至 $-100mV$，"灵敏度"调至 1.0×10^{-9}，"门限值"调至 50，启动搅拌器，搅拌 2 分钟，使完全溶解。

(4)按"快滴"键，快滴至近终点，此时将连接管尖端提出液面并用少量蒸馏水冲洗干净。按"慢滴"键，慢滴至电流表指针跳跃后不再回到零点。准确读取滴定管的读数。

(5)平行测量一次。

4．结果处理

将数据代入公式：

$$c_{\text{亚硝酸钠}} = \frac{m_{\text{对氨基苯磺酸}}}{V_{\text{亚硝酸钠}} M_{\text{对氨基苯磺酸}}}$$

计算得出亚硝酸钠溶液的浓度($c_{\text{亚硝酸钠}}$)。

5．关机并清洗电极

测试完毕后，放出剩余的滴定液，并向滴定管中装入蒸馏水冲洗其连接管 3 次，关闭仪器，拆除滴定管，并洗涤干净。

6．完成任务报告

分析判断实验结果的准确性，并完成任务报告。

7．清场

将仪器、药品、试剂等清理复位，打扫和整理实训室，然后全部离场。

三、操作注意事项

(1)在化学计量点(滴定终点)前溶液中不存在可逆的点对(HNO_2)，即电流计指针停止在"0"位(或接近"0"位)。当到达化学计量点后，溶液中有稍过量的 $NaNO_2$ 时，溶液便会产生 HNO_2 及其分解产物 NO 作为可逆点对存在，在电极上发生电解反应：

$$阳极：NO + H_2O - e^- \rightleftharpoons HNO_2 + H^+$$
$$阴极：HNO_2 + H^+ + e^- \rightleftharpoons NO + H_2O$$

此时，电路中有电流通过，电流计指针发生偏移，并不再回到"0"位。

(2)对氨基苯磺酸难溶于水，但易溶于氨水，所以先用氨水溶解后，再用盐酸中和剩余的氨水，并使盐酸过量。

(3)快滴至近终点的判定：①根据两种物质的浓度和量计算出滴定液需要的大概量，将滴定液快滴出需要量的约 2/3 即可；②仪器电流表指针突然发生较大的偏转。

(4)快滴结束后，将连接管尖端提出液面，用少量蒸馏水清洗干净，否则会影响实验结果。

（5）由于采用的亚硝酸钠滴定液和反应生成的重氮盐都不稳定，以及过程中产生的亚硝酸易挥发且见光分解，所以滴定时需先快速滴定，接近终点时才缓慢滴定。

（6）重氮化反应的速度在 HBr 中较快，但由于 HBr 较昂贵，所以在很多永停滴定中会加入适量的溴化钾。

（7）重氮化反应理论上只需消耗两倍当量的盐酸，但由于在强酸性溶液中可加速反应的进行，增加重氮盐的稳定性，减少副反应的发生，而盐酸浓度过高，又会使游离芳伯胺的量减少，故一般加入 2.5～6 倍当量的盐酸。

（8）温度过高，会加速重氮盐分解的速度，而温度过低，又会导致反应过慢，所以滴定一般在室温下进行。

四、实施条件

表 4 - 4　永停滴定法标定亚硝酸钠溶液的实施条件

项目	基本实施条件
场地	药物检验实训室
设备	永停滴定仪、电子天平、计算器
物料	量筒、烧杯、酸式滴定管、洗瓶、对氨基苯磺酸、氨水、盐酸、亚硝酸钠、碳酸钠、蒸馏水等

五、评价标准

表 4 - 5　永停滴定法标定亚硝酸钠溶液的考核评价标准

评价内容	分值	评分细则
职业素养与操作规范 20 分	5	工作服穿着规范、双手洁净，不染指甲，不留长指甲，不披发
	5	清查给定的药品、试剂、仪器、任务报告单等，并爱护仪器，不浪费药品和试剂
	5	操作完毕后将仪器、药品、试剂等清理复位
	5	清场
技能 80 分	3	配置 $NaNO_2$ 溶液
	3	准备基准物质的溶液
	5	向酸式滴定管中加入足量的亚硝酸钠溶液，并将仪器正确连接
	5	排气、调零
	5	正确设定永停滴定仪参数，启动搅拌器，使溶解
	5	快滴至接近终点，然后将连接管尖端提出液面并冲洗干净
	5	慢滴至电流表指针跳跃后不再回复零点
	4	终点读数
	5	操作连贯、正确
	10	平行测量一次
	5	将数据代入公式
	5	结果计算
	10	分析判断实验结果的准确性，并完成任务报告
	10	在规定时间内完成实验任务

六、任务报告

表 4 - 6 永停滴定法标定亚硝酸钠溶液的任务报告单

称取 $NaNO_2$ 的质量(g)		
$NaNO_2$ 溶液的计算浓度(mol/L)		
对氨基苯磺酸的质量(g)		
	第一次	第二次
滴定消耗 $NaNO_2$ 溶液的体积(ml)		
滴定计算亚硝酸钠溶液浓度(mol/L)		
两次滴定的亚硝酸钠溶液 浓度的平均值(mol/L)		
相对平均偏差(%)		
判断实验结果的准确性		

项目二 紫外-可见分光光度法

紫外-可见分光光度法,又称紫外-可见分子吸收光谱法,是利用被测物质对光的吸收特征和吸收强度对物质进行定性和定量的分析方法。200~760nm 波长范围内的电磁辐射称为紫外-可见光。

按仪器结构分类(三类):①单光束;②双光束;③双波长,具体结构如下:

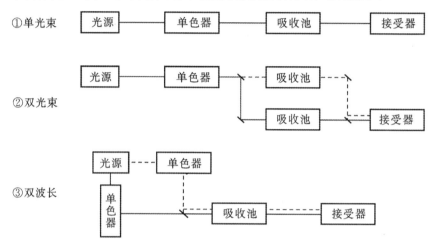

1. 光源

光源是提供入射光。在整个紫外光区和可见光谱区可以发射连续光谱,具有足够的辐射强度、较好的稳定性、较长的使用寿命。

可见光区:钨灯、卤钨灯作为光源,其辐射波长范围在 320~2500nm。

紫外光区:氢、氘灯,发射 200~375nm 的连续光谱。

2. 单色器

单色器将光源发射的复合光分解成单色光并可从中选出任一波长的单色光。

3. 样品室

样品室用来放置各种类型的吸收池和相应的池架附件。在紫外区须采用石英池,可见区一般用玻璃池。

4. 检测器

检测器是利用光电效应将透过吸收池的光信号变成可测的电信号,常用光电池、光电管或光电倍增管。

5. 显示系统

显示系统包括检流计、数字显示、计算机,进行仪器自动控制和结果处理。

紫外-可见分光光度的特点:①灵敏度高,选择性好,灵敏度可达 $1\sim10\mu g/ml$;②无需样品分离装置,也就是可以直接测试含两种或两种以上样品组分时,不必先进行样品分离处理;③有多种定量方法,分光光度法不仅可采用线性回归方式进行定量,而且可直接通过百分消光系数与摩尔消光系数换算公式进行定量。

影响紫外-可见吸收光谱的因素：①温度，②位阻影响，③跨环效应，④溶剂效应，⑤pH 值的影响等。

（一）定性分析

利用标准试样对未知物进行鉴别时，对两者吸收光谱中峰的位置、数目和吸收强度进行比较，如果两者完全一致，就可初步判断可能为同一物质；如果两者有明显差别，肯定不是同一物质。

1. 对比吸收光谱的特征数据

对比吸收光谱的特征数据包括：λ_{max}、$E_{1cm}^{1\%}$、ε。

2. 对比吸光度（或吸光系数）

不只一个吸收峰的化合物，可用不同吸收峰处测得吸光度的比值作为鉴别的依据。

3. 对照吸收光谱的一致性

（1）与标准品对照。

（2）与文献标准图谱对照。

（二）初步鉴定

1. 杂质检查

当甲醇中含有少量苯时，被污染甲醇的紫外吸收光谱在 256nm 处就会出现苯的特征吸收。

2. 杂质的限量检测

肾上腺素中的杂质肾上腺酮不得超过 0.6%。其具体方法是：用 0.05mol/L 的 HCl 溶解肾上腺素制成 2mg/ml 的溶液，在 1cm 吸收池中，于 310nm 处测定吸光度 A。规定 $A \leqslant 0.05$。

（三）含量测定

朗伯-比尔定律：

$$I_0 = I_a + I_t + I_r$$

上式中 I_0 为入射光强度，I_a 为吸收光强度，I_t 为透射光强度，I_r 为反射光强度。

其中透光率 $T = I_t/I_0$，吸光度 $A = -\lg T = KcL$。

K——比例常数，与吸光物质的本性、入射光波长、溶剂及温度等因素有关，c——被测物质的浓度，L——吸收池的厚度。

溶液的透光度 T 越大，表示它对光的吸收越小，吸光度 A 越小，反之亦然。

吸光系数的两种标示方法：当溶液浓度用物质的量浓度表示时，如 1mol/L，k 用吸收摩尔吸光系数 ε 表示。当溶液浓度用质量浓度表示时，如 1g/100ml，k 用百分吸光系数 $E_{1cm}^{1\%}$ 表示。

两者的关系：

$$\varepsilon = E_{1cm}^{1\%} \cdot \frac{M}{10}$$

（1）物质不同，则吸光系数不同，吸光系数为物质的特征常数。

（2）溶剂不同，同一物质的吸光系数不同。所以在说明吸光系数时，应注明溶剂。

（3）一般情况下，$\varepsilon < 10^5$。

（4）光的波长不同，其吸光系数亦不同。如将不同波长的单色光依次通过被分析物质，分别测得吸光度，然后绘制吸光度-波长曲线，称为吸收曲线，又称吸收光谱。

任务一　高锰酸钾溶液吸收曲线的测绘

【知识目标】

掌握紫外-可见分光光度计的基本组成部分和方法;了解紫外-可见分光光度计测试的基本原理。

【技能目标】

能规范熟练操作紫外-可见分光光度计,准确测定高锰酸钾溶液的吸光度,并绘制吸收曲线。

光的波长不同,其吸光系数亦不同。如将不同波长的单色光依次通过待测物质,分别测得吸光度,然后绘制吸光度 A-波长 λ 的曲线,称为吸收曲线,又称吸收光谱。

一、任务描述

在规定时间内,配制规定浓度的高锰酸钾溶液,规范熟练地使用紫外-可见分光光度法测定高锰酸钾溶液各个波长的吸光度,并绘制吸收曲线;提交高锰酸钾溶液吸收曲线的任务报告。

二、操作步骤

要求在 60 分钟内完成如下操作步骤。

1. 实验前准备

检查工作服穿着规范、双手洁净,不染指甲,不留长指甲和不披发,清查给定的药品、试剂、仪器、任务报告单。

2. 配制 $50\mu g/ml$ 高锰酸钾的溶液

精密称定 50mg 高锰酸钾,加 0.05mol/L 的 H_2SO_4 溶液使溶解成 1L,摇匀。

3. 开机并预热

接通紫外-可见分光光度计电源,打开开关,将光源调至可见光区,预热 20 分钟。

4. 测定高锰酸钾溶液的吸光度

(1)将一对配对的石英比色皿分别用蒸馏水洗涤 2～3 次,并依次用滤纸和擦镜纸擦干外壁的水珠。然后向一比色皿中加入约三分之二体积的 0.05mol/L 的 H_2SO_4 溶液,向另一比色皿中加入同体积的高锰酸钾溶液。

(2)将两个比色皿分别放入紫外-可见分光光度计不同的样品架中,先让装硫酸的比色皿通过光路,旋动"波长"旋钮,选定波长 400nm,按"功能键",调至透射比模式,按"100％T"键,扣除背景,然后按"功能键",调至吸光度模式,将样品架拉杆拉出一格,使装高锰酸钾溶液的比色皿在光路上,读数,即得试样溶液在该波长下的吸光度。

(3)同上法操作,依次改变选定的测量波长(每间隔 20nm 测量一次,在吸光度数值较大的波段,再每隔 5nm 或更小间隔测量一次,直到 760nm),扣除背景,测得此波长的吸光度。

5. 绘制吸收曲线

手绘横纵坐标图,横坐标为吸收波长,纵坐标为吸光度,填入测得对应的波长—吸光度的点,并用平滑的曲线将所有点依次连接,即为其吸收曲线。

6. 关机并清洗仪器

测试完毕,关闭紫外-可见分光光度计,清洗比色皿。

7. 完成药品任务报告

分析判断实验结果的准确性,并完成任务报告。

8. 清场

将仪器、药品、试剂等清理复位,打扫和整理实训室,然后全部离场。

三、操作注意事项

(1)仪器必须预热一定时间,使光源稳定,否则会影响测试结果。

(2)扣除背景和测试吸光度时,必须使用配对的比色皿或同一比色皿,以免造成误差,在使用过程中必须多次润洗,以免造成浓度变化。

(3)比色皿外壁的水珠必须用擦镜纸擦干,以免造成光的反射、散射、折射等。

(4)绘制曲线时,要用平滑的曲线,以便观察。

(5)距离吸收峰较远的地方,选定波长可距离较远,越接近峰值,选取波长越密集。

四、实施条件

表 4-7 高锰酸钾溶液吸收曲线绘制的实施条件

项目	基本实施条件
场地	药物检验实训室
设备	紫外-可见分光光度计
物料	铅笔、橡皮擦、容量瓶、移液管、洗耳球、烧杯、研钵、玻璃棒、洗瓶、胶头滴管、一对配对的石英比色皿、高锰酸钾、H_2SO_4 溶液(0.05mol/L)、其他试剂等

五、评价标准

表 4-8 高锰酸钾溶液吸收曲线绘制的考核评价标准

评价内容	分值	评分细则
职业素养与操作规范 20分	5	工作服穿着规范、双手洁净,不染指甲,不留长指甲,不披发
	5	清查给定的药品、试剂、仪器、任务报告单等,爱护仪器,不浪费药品和试剂
	5	操作完毕后将仪器、药品、试剂等清理复位
	5	清场

评价内容	分值	评分细则
技能 80分	3	配制高锰酸钾溶液
	5	选择光源与比色皿
	5	设定参数
	5	洗涤比色皿,并加入试样溶液
	2	扣除背景
	5	测定试样溶液的吸光度
	5	读数
	20	选定不同波长测试(波长范围为400~760nm)
	10	绘制吸收曲线
	10	分析判断实验结果的准确性,并完成任务报告
	10	在规定时间内完成实验任务

六、任务报告

表 4-9 高锰酸钾溶液吸收曲线测绘的任务报告单

(纵坐标数值根据测量值自己填写)

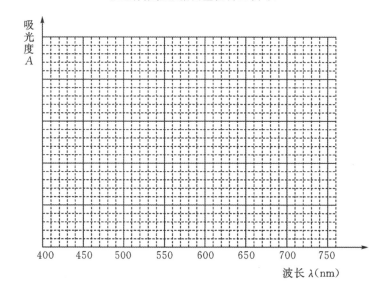

任务二 紫外-可见分光光度法测定维生素 B_{12} 注射液的含量

【知识目标】

进一步了解紫外-可见分光光度计的机构、基本原理及方法;掌握含量计算方法。

【技能目标】

能规范熟练地操作紫外-可见分光光度计,准确测定维生素 B_{12} 注射液的吸光度,并计算其含量。

紫外-可见分光光度法的定量方法:

(一)吸收系数法

$$A = \varepsilon c L$$

已知 L 和吸收系数 ε 或 $E_{1cm}^{1\%}$,由 A 求出被测物的浓度 c。

$$c = \frac{A}{\varepsilon \cdot L} = \frac{A}{E_{1cm}^{1\%} \cdot L}$$

(二)标准曲线法

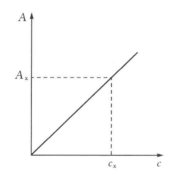

绘制标准曲线的步骤和注意事项:

(1)按选定浓度,配置一系列不同浓度的标准溶液,浓度范围应包括未知试样浓度的可能裱花范围,一般五到七个点。

(2)测定时每一浓度至少应同时作两管(平行管),同一浓度平行管测定得到的吸光度值相差不大时,取其平均值。

(3)用坐标绘制标准曲线。也可用最小二乘法处理,由一系列的吸光度-浓度数据求出直线回归方程。

(4)绘制完后应注明测试内容和条件,如被测波长、吸收池厚度、操作时间等。

(三)标准对比法

在相同条件下测定试样溶液吸光(A_x)和某一浓度的标准溶液的吸光度(A_s),由标准溶液的浓度(c_s)可计算出试样中的被测物浓度(c_x)。

$$c_X = c_S \cdot \frac{A_X}{A_S}$$

一、任务描述

在规定时间内,熟练、规范使用紫外-可见分光光度计测定维生素 B_{12} 注射液的吸光度,并计算其含量;提交紫外-可见分光光度法测定维生素 B_{12} 注射液含量的任务报告。

二、操作步骤

要求在 45 分钟内完成如下操作步骤。

1. 实验前准备

检查工作服穿着规范、双手洁净,不染指甲,不留长指甲和不披发,清查给定的药品、试剂、仪器、药典、任务报告单。

2. 试样溶液的配制

精密量取一定量的维生素 B_{12} 注射液,按照其标示含量,用蒸馏水准确稀释数倍,使稀释后试样溶液的质量浓度约为 $25\mu g/ml$,待测。

3. 开机并预热

接通电源,打开开关,预热 20 分钟。

4. 测定样品溶液的吸收

(1)将一对配对的石英比色皿分别用蒸馏水洗涤 2~3 次,并依次用滤纸和擦镜纸擦干外壁的水。然后向一比色皿中加入约三分之二体积的蒸馏水,向另一比色皿中加入同体积的试样溶液,并分别放入紫外-可见分光光度计不同的样品架中。

(2)将光源调至紫外光区,先让装蒸馏水的比色皿通过光路,旋动"波长"旋钮,选定波长278nm,按"功能键",调至透射比模式,按"100％T"键,扣除背景,然后按"功能键",调至吸光度模式,将样品架拉杆拉出一格,使装试样溶液的比色皿在光路上,读数,即得试样溶液在该波长下的吸光度。

(3)同上法,将光源调至可见光区,然后分别测试在 361nm 和 550nm 下的吸光度。

(4)三个波长下的吸光度均平行测量一次。

5. 结果计算

(1)求出在 361nm 与 278nm 波长下吸光度的比值和在 361nm 与 550nm 波长下吸光度的比值,并与《中国药典》规定数值比较。

(2)将试样溶液在 361nm 的吸光度代入公式:

$$\rho_{B_{12}}(\mu g/ml) = A_{样} \times 48.31$$

$$W_{样} = \frac{\rho_{B_{12}} V_{样}}{m_{样}} = \frac{\rho_{B_{12}}}{\rho_{样}}$$

计算得到维生素 B_{12} 注射液的含量($W_{样}$)。式中,$A_{样}$ 为待测溶液的吸光度,ρ_{B12} 为待测溶液中维生素 B_{12} 的质量浓度,$\rho_{样}$ 为待测溶液中注射液的质量浓度,$V_{样}$ 为稀释后的溶液体积,即待测溶液的总体积,$m_{样}$ 为取用注射液的质量。

6. 关机并清洗仪器

测定完毕,关闭紫外-可见分光光度计,清洗比色皿。

7. 完成任务报告

分析判断实验结果的准确性,并完成任务报告。

8. 清场

将仪器、药品、试剂等清理复位,打扫和整理实训室,然后全部离场。

三、操作注意事项

(1)使用分光光度计时,200~330nm 波长范围使用氘灯,330~1000nm 波长范围使用钨灯,注意光源的选择。

(2)药物制剂的含量测定所得到的标示量应符合《中国药典》要求。

(3)参见该项目任务一的注意事项。

四、实施条件

表 4-10 紫外-可见分光光度法测定维生素 B_{12} 注射液的含量实施条件

项目	基本实施条件
场地	药物检验实训室
设备	紫外-可见分光光度计、计算器
物料	容量瓶、移液管、洗耳球、烧杯、玻璃棒、洗瓶、胶头滴管、配对的石英比色皿、维生素 B_{12} 注射液、中国药典、其他试剂等

五、评价标准

表 4-11 紫外-可见分光光度法测定维生素 B_{12} 注射液的含量考核评价标准

评价内容	分值	评分细则
职业素养与 操作规范 20分	5	工作服穿着规范、双手洁净,不染指甲,不留长指甲、不披发
	5	清查给定的药品、试剂、仪器、药典、任务报告单等,爱护仪器,不浪费药品和试剂
	5	操作完毕后将仪器、药品、试剂等清理复位
	5	清场
技能 80分	5	配置试样溶液
	5	选择光源与比色皿
	5	清洗比色皿,并加入待测试样溶液
	5	扣除背景
	5	测定试样溶液的吸光度
	5	读取数据
	10	同上法,选定 361nm 和 550nm 波长测试
	10	三个波长下的吸光度均平行操作一次
	10	结果计算
	10	与药典标准比较,分析判断实验结果,并完成任务报告
	10	在规定时间内完成实验任务

六、任务报告

表 4－12　紫外-可见分光光度法测定维生素 B$_{12}$ 注射液的含量报告单

维生素 B$_{12}$ 注射液标示含量（mg/ml）		
量取维生素 B$_{12}$ 注射液的体积（ml）		
量取维生素 B$_{12}$ 注射液的质量（g）		
稀释后维生素 B$_{12}$ 注射液的体积（ml）		
稀释后维生素 B$_{12}$ 注射液的浓度 （试样溶液浓度 $\rho_{样}$）（μg/ml）		
	第一次	第二次
278nm 波长处的吸光度（A_{278nm}）		
361nm 波长处的吸光度（A_{361nm}）		
550nm 波长处的吸光度（A_{550nm}）		
A_{361nm}/A_{278nm}		
A_{361nm}/A_{278nm} 的平均值		
A_{361nm}/A_{550nm}		
A_{361nm}/A_{550nm} 的平均值		
查阅《中国药典》，判断是否符合标准		
维生素 B$_{12}$ 注射液的含量（%）		
维生素 B$_{12}$ 注射液的平均含量 $W_{平}$（%）		
相对平均偏差（%）		
判断实验结果的准确性		

项目三 红外分光光度法

红外分光光度法,又称红外光谱法,是基于分子对红外光的吸收而建立起来的吸收光谱方法。红外光谱是物质受红外辐射照射,使分子振(转)能级跃迁所产生的吸收光谱。

红外分光光度计结构如下:

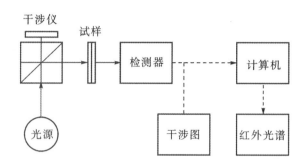

1. 光源

光源为惰性固体,用电加热使之发射高强度的连续红外辐射。

能斯特灯:氧化锆、氧化钇和氧化钍烧结制成的中空或实心圆棒,使用前预热到 800℃;发光强度大。

硅碳棒:碳化硅烧结;两头粗,中间细;不需预热;便宜;机械强度好;易操作。

2. 吸收池

玻璃、石英灯不能透红外光,可透过红外光 NaCl、KBr 等制成窗片。固体试样常与纯 KBr 混匀压片,然后直接进行测定。

3. 检测器

傅里叶变换红外光谱仪常采用热释电和碲镉汞检测器。

碲镉汞检测器由硫酸三甘肽单晶为热检测原碱,其相应速度快,高速扫描。

红外吸收光谱产生的条件:

(1)辐射具物质产生振动跃迁所需的能量;

(2)辐射与物质间有相互偶合作用。

对称分子——没有偶极矩,辐射不能引起共振,无红外活性。 如:N_2、O_2、Cl_2 等。

非对称分子——有偶极矩,有红外活性。

振动方式:

(1)伸缩振动:对称伸缩振动和反对称伸缩振动。

(2)摇摆振动:面外摇摆振动、面外扭曲振动、面内剪式振动和面内摇摆振动。

谱带的位置、强度、宽度等特征如下图:

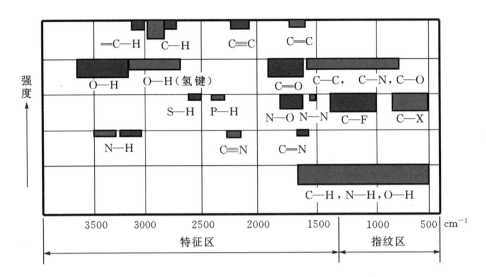

特点:特征性强、测定快速、不破坏试样、试样用量少、操作简便、能分析各种状态的试样、分析灵敏度较低、定量分析误差较大等。

任务一　红外光谱背景试样和固体试样的制备

【知识目标】

了解压片机的基本构造和原理;了解三种试样的制作方法。

【技能目标】

能规范熟练地使用压片机制备红外光谱背景试样和固体试样,并判断试样是否合格。

试样分类:

1. 气体试样

气体试样如气体池等。

2. 液体试样

(1)液膜法:难挥发液体(bp>80℃)。

(2)溶液法:液体池。

常用溶剂:CCl_4、CS_2等。

3. 固体试样

固体试样包括:①KBr 压片法,②研糊法(液体石蜡法),③薄膜法,④ATR。

一、任务描述

在规定时间内,规范熟练地操作压片机制备红外光谱背景试验和固体试样;分析判断试样是否合格,并提交任务报告。

二、操作步骤

要求在30分钟内完成如下操作步骤。

1. 实验前准备

检查工作服穿着规范、双手洁净,不染指甲,不留长指甲和不披发,清查给定的药品、试剂、仪器、任务报告单。

2. 擦拭并烘干磨具

用蘸了酒精的脱脂棉擦拭研钵和磨具,并放入近红外干燥箱内烘干。

3. 溴化钾的研磨和背景试样的压片

取适量的光谱纯KBr在近红外干燥箱口研细,正确搭接压头和模底,加入约200mg KBr粉末,并完整搭接模具。将模具置于压片机上,旋紧手轮和放油阀,压动手动手把,至压力表压力为20MPa停止,静置1分钟,拧松放油阀,旋松手轮,取出模具,并取出压制好的KBr片,观察并判断背景试样是否合格(应为均匀半透明状)。

4. 固体试样的制备

将适量的KBr和固体样品混合(质量比约为99∶1),并研磨均匀。同上述压片操作,制备合格的固体试样。

5. 清洗研钵和所用磨具

制备完毕,同上述"2"中操作,清洗研钵和模具。

6. 完成任务报告

分析判断试样是否合格,并完成任务报告。

7. 清场

将仪器、药品、试剂等清理复位,打扫和整理实训室,然后全部离场。

三、操作注意事项

(1)模具一定要擦拭干净,并烘干。

(2)色谱纯KBr和样品必须研磨得很细,无反光为最佳。制备固体试样时,两者混合必须均匀。

(3)压片时,必须按要求逐步操作。

(4)制备完毕后,研钵和模具必须擦拭干净并烘干后,才能放回原处。

(5)制的试样片必须半透明且均匀,否则影响红外光谱的测试。

四、实施条件

表 4-13　红外光谱背景试样和固体试样的制备实施条件

项目	基本实施条件
场地	药物检验实训室
设备	压片机、近红外干燥箱
物料	压片磨具、酒精、玛瑙研钵、脱脂棉、镊子、光谱纯溴化钾、对乙酰氨基酚片等

五、评价标准

表 4-14　红外光谱背景试样和固体试样的制备考核评价标准

评价内容	分值	评分细则
职业素养与 操作规范 20 分	5	工作服穿着规范、双手洁净,不染指甲,不留长指甲,不披发
	5	清查给定的药品、试剂、仪器、任务报告单等,爱护仪器,不浪费药品和试剂
	5	操作完毕后将仪器、药品、试剂等清理复位
	5	清场
技能 80 分	5	擦拭磨具
	5	烘干模具
	5	取一定量的 KBr 研细
	5	正确搭接压头和模底
	5	向模具中加入适量研细的 KBr,并完整搭接
	5	依次将模具置于压片机上,旋紧手轮和放油阀,压动手动压把,至压力表压力为 20MPa 停止
	5	静置 1 分钟,并依次拧松放油阀,旋松手轮,取出模具
	5	取出压制好的背景试样
	5	观察并判断 KBr 片是否合格
	5	将适量的 KBr 和样品研细,并混合均匀
	10	同上述压片操作,制备合格的固体试样
	10	判断试样是否合格,并完成任务报告
	10	在规定时间内完成实验任务

六、任务报告

表 4-15　红外光谱背景试样和固体试样的制备报告单

	背景试样	固体试样
试样是否完整		
试样中半透明部分所占比例(%)		
试样是否合格		

任务二　红外分光光度法分析对乙酰氨基酚

【知识目标】

了解红外分光光度计的基本构造、原理及分析原理;掌握其分析方法。

【技能目标】

能规范熟练地使用红外分光光度计对对乙酰氨基酚进行检测,并进行定性分析;能正确快速查阅红外光谱图集,并分析判断测定结果。

定性分析方法:

(1)查阅红外光谱图集中的标准图谱,将所测得的图谱与之相比,比较两图中峰的数量和形状,并重点分析几个重要的峰的强度之比。

(2)通过光谱解析,判断试样的可能结构,然后再由化学分析索引查找标准谱图对照核实。

定性分析中,获得清晰可靠的图谱,对图谱作正确解析。根据红外光谱图吸收峰位、强度和形状,利用基团振动频率与分子结构的关系,确定吸收带归属,确认基团或键,进而推定分子的结构。需结合分子量、物理常数、紫外、核磁及质谱等数据才能正确判断其结构。

一、任务描述

在规定时间内,规范使用红外分光光度计对对乙酰氨基酚进行测试,并进行定性分析;快速查阅红外光谱图集,分析判断测定结果,并提交任务报告。

二、操作步骤

要求在 30 分钟内完成如下操作步骤。

1. 实验前准备

检查工作服穿着规范、双手洁净,不染指甲,不留长指甲和不披发,清查给定的药品、试剂、仪器、红外光谱图集、任务报告单。

2. 擦拭并烘干磨具

用蘸了酒精的脱脂棉擦拭研钵和磨具,并放入近红外干燥箱内烘干。

3. 溴化钾的研磨和背景试样的压片

取适量的 KBr 在近红外干燥箱门口研细,正确搭接压头和模底,加入约 200mg KBr 粉末,并完整搭接模具。将模具置于压片机上,旋紧手轮和放油阀,压动手动压把,至压力表压力为 20MPa 停止,静置半分钟,拧松放油阀,旋松手轮,取出模具,并取出压制好的 KBr 片,观察 KBr 片是否合格(应为均匀半透明状)。

4. 开启计算机并除扣背景

打开计算机,并打开联机软件。将背景试样放入红外干燥箱,点击"扣除背景"。然后点击"扫描",即可观察扣除背景情况。

5. 制备固体试样

将适量的 KBr 和固体样品研细(质量比为 99∶1),并研磨均匀。同上述压片操作,制备合格的固体试样。

6. 测试固体试样

将固体试样放入红外光谱仪,点击"扫描",即出现试样的红外吸收光谱图。

7. 图谱分析

图谱的处理、输出、打印和分析。

8. 清洗研钵和所用磨具

测试完毕后,同上述"2"中操作,清洗研钵和模具。

9. 完成任务报告

分析判断实验结果的准确性,并完成任务报告。

10. 清场

将仪器、药品、试剂等清理复位,打扫和整理实训室,然后全部离场。

三、操作注意事项

(1)背景试样和固体试样不宜放置过久,需尽快测试,以防吸收空气中的水分。

(2)测试所得图谱,与红外光谱图集中的图谱相比较,观察峰的总数量和形状,并重点分析几个重要的峰的强度之比。

(3)参照此项目任务一的注意事项。

四、实施条件

表 4－16　红外分光光度法定性分析乙酰氨基酚实施条件

项目	基本实施条件
场地	药物检验实训室
设备	红外光谱仪、压片机、近红外干燥箱
物料	压片磨具、酒精、玛瑙研钵、脱脂棉、镊子、光谱纯溴化钾、对乙酰氨基酚片、红外光谱图集等

五、评价标准

表 4－17　红外分光光度法定性分析乙酰氨基酚考核评价标准

评价内容	分值	评分细则
职业素养与 操作规范 20分	5	工作服穿着规范、双手洁净,不染指甲,不留长指甲,不披发
	5	爱护仪器,不浪费药品和试剂
	5	操作完毕后将仪器、药品、试剂等清理复位
	5	清场
技能 80分	5	接通电源,打开计算机,打开联机软件
	5	制备合格的背景试样
	5	设定参数
	5	将背景试样放入红外分光光度计,扣除背景
	5	测试背景试样,检验扣背景情况

评价内容	分值	评分细则
技能 80分	5	将固体试样放入红外分光光度计,并测试
	5	图谱处理
	5	图谱输出和打印
	5	图谱分析
	5	关闭软件,关闭计算机,断开电源
	20	与红外光谱集比较,分析判断实验结果的准确性,并完成任务报告
	10	在规定时间内完成实验任务

六、任务报告

表 4-18 红外分光光度法定性分析乙酰氨基酚报告单

背景试样是否合格	
扣背景后,背景试样的峰值是否均在 $100\% \pm 2\%$	
固体试样是否合格	
与红外光谱图集相比, 峰的数量是否大体一致	
与标准图谱相比, 峰的性状是否大体一致	
主要特征峰的波数(cm^{-1})	
与标准图谱相比, 特征峰的强度之比是否大体一致,如 不同,写出强度之比不一致的峰	

项目四　荧光分光光度法

荧光分光光度法是利用物质吸收较短波长的光能后发射较长波长特征光谱的性质,对物质定性或定量分析的方法。可以从发射光谱或激发光谱进行分析。

(一)基本原理

在室温下分子大都处在基态的最低振动能级,当受到光的照射时,便吸收与它的特征频率相一致的光线,其中某些电子由原来的基态能级跃迁到第一电子激发态或更高电子激发态中的各个不同振动能级,这就是在分光光度法中所述的吸光现象。跃迁到较高能级的分子,很快通过振动弛豫、内转换等方式释放能量后下降到第一电子激发态的最低振动能级,能量的这种转移形式,称为无辐射跃迁。再由第一电子激发态的最低振动能级下降到基态的任何振动能级,并以光的形式放出它们所吸收的能量,这种光便称为荧光。

荧光分析法具有灵敏度高、选择性强、需样量少和方法简便等优点,它的测定下限通常比分光光度法低 2~4 个数量级,在生化分析中的应用较广泛。

物质吸收的光,称为激发光;物质受激后所发射的光,称为发射光或荧光。如果将激发光用单色器分光后,连续测定相应的荧光强度所得到的曲线,称为该荧光物质的激发光谱(excitation spectrum)。实际上荧光物质的激发光谱就是它的吸收光谱。在激发光谱中最大吸收处对应的波长处,固定波长和强度,检测物质所发射的荧光的波长和强度,所得到的曲线称为该物质的荧光发射光谱,简称荧光光谱(fluorescence spectrum)。在建立荧光分析法时,需根据荧光光谱来选择适当的测定波长。激发光谱和荧光光谱是荧光物质定性的依据。

对于某一荧光物质的稀溶液,在一定波长和一定强度的入射光照射下,当液层的厚度不变时,所发生的荧光强度和该溶液的浓度成正比,这是荧光定量分析的基础。

(二)荧光分光光度计

测定荧光可用荧光计和荧光分光光度计,其二者的结构复杂程度不同,但其基本结构是相似的。

由激发光源发出的光,经激发单色器让特征波长的激发光通过,照射到样品杯里的样品使荧光物质发射出荧光,再经发射单色器对待测物质所产生的荧光进行分光或者过滤,使特征荧光照射到检测器(一般使用光电倍增管)产生光电流,经电路放大、AD 转换、数字处理等方式显示出相应的荧光值。

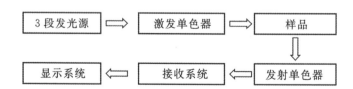

仪器的主要部件介绍:

1. 激发光源

激光光源一般为连续氙灯、脉冲氙灯、单波长的 LED 灯、高压汞灯、溴钨灯,特殊专用时也可以使用氘灯。目前市场上的中高端荧光分光光度计一般都使用氙灯,如日立的 F4500、F4600、F7000,上海棱光技术有限公司的 F96Pro、F97、F97Pro、F97XP,天津港东的 F380、F320、F280 等用的就是连续氙灯;脉冲氙灯常用的为瓦里安的一款型号;LED 灯作为激发光的主要有上海棱光技术有限公司的 F96S、F95S、F93 等荧光分光光度计。其他光源作为激发光来使用的相对较少。

2. 激发单色器

激发单色器的作用是筛选出适合样品的激发光。激发单色器主要有滤光片模式和光栅模式:使用滤光片的结构相对简单,但是可选用的激发光源稍少;使用光栅模式的单色器结构就比较复杂,但是相应的可选的激发光就比较多。

3. 样品系统

样品系统是否齐全是可以影响一款仪器的应用范围的,功能齐全的样品系统可以更有效地发挥出仪器应有的功能。

4. 发射单色器

发射单色器的作用是用来分析样品发射出来的荧光。发射单色器也有滤光片模式和光栅模式。使用滤光片模式的仪器可检测的样品单一,一般用于专用的荧光仪;使用光栅模式的仪器一般是通用仪器,可以根据不同样品发出的荧光做出相应的分光。光栅结构的仪器一般结构比较复杂,无论是激发单色器还是发射单色器,都要求有比较高的精度。

5. 接收系统

荧光分光光度计的接收器一般使用光电倍增管来接收样品发出的荧光。这是因为荧光的信号一般都很微弱,使用其他的如光电池接收器来接收荧光效果比较差。荧光的一个重要指标就是信噪比,使用其他的接收器会对这项指标产生比较大的影响。

6. 显示系统

以前有指针式,现在主要有 LED 数码管、液晶显示。高端的如日立的 F4500、F7000 和上海棱光的 F97 系列荧光分光光度计都没有显示系统,他们主要通过连接电脑 PC 机来进行操作。

(三)荧光分析法的定性和定量

1. 定性分析

荧光物质特性的光谱包括激发光谱和荧光发射光谱两种。在分光光度法中,被测物质一般只有一种特征的吸收光谱,而荧光分析法能测出多种特征光谱,因此,其鉴定物质的可靠性较强。当然,必须在标准品对照下进行定性。

近年来发展起来的三维荧光法也是一种比较有效的定性方法。通过仪器扫描样品的三维荧光图谱指纹信息可以得出更多更有效的信息,使得更精确地对样品进行分析。

2. 定量测定

荧光分析法的定量测定方法较多,可分为直接测定法和间接测定法两类。

(1)直接测定法:利用荧光分析法对被分析物质进行浓度测定,最简单的便是直接测定法。某些物质只要本身能发荧光,只需将含这类物质的样品作适当的前处理或分离除去干扰物质,即可通过测量它的荧光强度来测定其浓度。具体方法有两种。

①直接比较法:配制标准溶液,已知标准溶液的浓度 c_s,便可求得样品中待测荧光物质的含量。

其数学表达式为:

$$c_x = \frac{R_x - R_b}{R_r - R_b} \times c_r$$

式中,c_x 为供试品溶液浓度;c_r 为标准品溶液浓度;R_x 为供试品溶液的荧光读数;R_b 为供试品溶液试剂的空白荧光读数;R_r 为标准溶液的荧光读数。

②标准曲线法:将已知含量的标准品经过和样品同样处理后,配成一系列标准溶液,测定其荧光强度,以荧光强度对荧光物质含量绘制标准曲线。再测定样品溶液的荧光强度,由标准曲线便可求出样品中待测荧光物质的含量。为了使各次所绘制的标准曲线能重合一致,每次应以同一标准溶液对仪器进行校正。如果该溶液在紫外光照射下不够稳定,则必须改用另一种稳定而荧光峰相近的标准溶液来进行校正。例如,测定维生素 B_1 时,可用硫酸奎宁溶液作为基准;测定维生素 B_2 时,可用荧光素钠溶液作为基准来校正仪器。

(2)间接测定法:有许多物质,它们本身不能发荧光,或者荧光量子产率很低,仅能显现非常微弱的荧光,无法直接测定,这时可采用间接测定方法。间接测定方法有以下几种:

①化学转化法:通过化学反应将非荧光物质变为适合于测定的荧光物质。例如金属与螯合剂反应生成具有荧光的螯合物。有机化合物可通过光化学反应、降解、氧化还原、偶联、缩合或酶促反应,使它们转化为荧光物质。

②荧光猝灭法:这种方法是利用本身不发荧光的被分析物质能使某种荧光化合物的荧光淬灭的性质,通过测量荧光化合物荧光强度的下降,间接地测定该物质的浓度。

③敏化发光法:对于很低浓度的分析物质,如果采用一般的荧光测定方法,其荧光信号太弱而无法检测,可使用一种物质(敏化剂)以吸收激发光,然后将激发光能传递给发荧光的分析物质,从而提高被分析物质测定的灵敏度。

上述三种方法均为相对测定方法,在实验时须采用某种标准进行比较。

(四)减少测量误差的方法

(1)溶剂:溶剂能影响荧光效率,改变荧光强度,因此,在测定时必须用同一溶剂。否则荧光强度基本没有可比性。

(2)浓度:在较浓的溶液中,荧光强度并不随溶液浓度的增加而呈正比增长,如石油样品,浓度过高了荧光强度反而迅速下降。因此,必须找出与荧光强度呈线性的浓度范围。

(3)酸度:荧光光谱和荧光效率常与溶液的酸度有关,如罗丹明 B 样品,当溶剂是水的时候,水的 pH 值会很明显的影响其荧光强度和稳定性。因此,须通过条件试验,确定最适宜的

pH 值范围。

（4）温度：荧光强度一般随温度降低而提高，因此，有些荧光仪的液槽配有低温装置，使荧光强度增大，以提高测定的灵敏度。在高级的荧光仪中，液槽四周有冷凝水并附有恒温装置，以便使溶液的温度在测定过程中尽可能保持恒定。

（5）受光时间：有些荧光化合物需要一定时间才能形成；有些荧光物质在激发光较长时间的照射下会发生光分解。因此，过早或过晚测定荧光强度均会带来误差。必须通过条件试验确定最适宜的测定时间，使荧光强度达到量大且稳定。为了避免光分解所引起的误差，应在荧光测定的短时间内才打开光闸，其余时间均应关闭。

（6）共存干扰物质：有些干扰物质能与荧光分子作用使荧光强度显著下降，这种现象称为荧光的猝灭（quenching）；有些共存物质能产生荧光或产生散射光，也会影响荧光的正确测量。故应设法除去干扰物，并使用纯度较高的溶剂和试剂。

任务　荧光分光光度法测定维生素 B_{12} 注射液的含量

【知识目标】

了解荧光分光光度计的结构、基本原理、方法及其在含量测定中的应用；掌握含量计算的方法。

【技能目标】

能规范熟练地使用荧光分光光度计进行维生素 B_{12} 注射液的含量检测，并进行定量分析。

一、任务描述

在规定时间内，配置规定浓度的维生素 B_{12} 标准品溶液和维生素 B_{12} 注射液样品溶液，熟练、规范使用荧光分光光度计，分别测定维生素 B_{12} 标准品溶液和维生素 B_{12} 注射液样品溶液的荧光强度，并计算其含量；提交荧光分光光度法测定维生素 B_{12} 注射液含量的任务报告。

二、操作步骤

要求在 45 分钟内完成如下操作步骤。

1. 实验前准备

检查工作服穿着规范、双手洁净，不染指甲，不留长指甲和不披发，清查给定的药品、试剂、仪器、任务报告单。

2. 标准品溶液和样品溶液制备

在避光处，分别取维生素 B_{12} 标准品和维生素 B_{12} 注射液（2ml：0.2mg），加纯水配置成约 $10\mu g/ml$ 的一份标准品溶液和两份样品溶液，待测。

3. 开机并预热

接通电源，打开计算机和荧光分光光度计开关，并预热 20 分钟。

4．测试

（1）打开联机软件，点击"Method"图标，在"General"栏下"Measurement"中选择"Wavelength scan"，然后在"Instrument"栏下"Scan mode"中选择"Emission"（这是测试单一激发波长的光下荧光的变化）。

几个参数的设置和意义如下：

EX WL——激发波长，自己选定，一般为样品的最大吸收波长356nm。

WM Start WL)——荧光测试的波长起点，一般为220nm，也可视情况而定。

EM End WL——荧光测试的波长终点，一般为800nm，也可视情况而定。

Scan speed——扫描速度，越慢越精细，但浪费时间，一般为300nm/min。

Delay——延时，也就是放进样品后，点击扫描后延时的时间，也可视情况而定。

EX Slit——激发狭缝，窄了强度不够高，宽了噪音大，一般为10nm，也可视情况而定。

EM Slit——同EX Slit。

PMT Voltage——检测器电压，低了信号不强，高了噪音过多，一般为自动或400V，也可视情况而定。

Response——响应时间，大了图谱会粗糙，小了浪费时间，一般为0.4秒，也可视情况而定。

Replicates——扫描次数，一般为1次，也可视情况而定。

（2）设置好所有参数后，点击确定即可。先后将装有一份标准溶液和两份样品溶液的比色皿放入仪器卡槽中（溶液高度在比色皿高度的1/3～1/2范围内），并合上样品室盖，点击"Measure"图标，即开始测试，这时就可以看到荧光图谱从短波到长波慢慢呈现出来。此时我们可以从图中分别得出标准溶液和样品溶液的最大荧光强度。

5．结果计算

将测量数据代入公式求出样品溶液的浓度，再求出维生素 B_{12} 注射液的含量。

6．关机并清洗仪器

测定完毕，关闭计算机和荧光分光光度计，清洗比色皿。

7．完成任务报告

分析判断实验结果，并完成任务报告。

8．清场

将仪器、药品、试剂等清理复位，打扫和整理实训室，然后全部离场。

三、操作注意事项

（1）荧光分析法的灵敏度一般较紫外分光光度法或比色法高，浓度太大的溶液会有"自熄灭"作用，以及由于在液面附近溶液会吸收激发光，使发射光强度下降，导致发射光强度与浓度不成正比，故荧光分析法应在低浓度溶液中进行。

（2）荧光分析法因灵敏度高，故干扰因素也多。溶剂不纯会带入较大误差，应先做空白检查，必要时，可用玻璃磨口蒸馏器蒸馏后再用。溶液中的悬浮物对光有散射作用，必要时，可用垂熔玻璃滤器过滤或用离心法除去。所用的玻璃仪器与测定池等也必须保持高度洁净。

（3）温度对荧光强度有较大的影响，测定时应控制温度一致。溶液中的溶氧有降低荧光的作用，必要时可在测定前通入惰性气体除氧。测定时要注意溶液的 pH 值及试剂的纯度对荧光强度的影响。

（4）由于荧光测定的是发射光谱，所以检测器的方向与入射光垂直，测定荧光用的样品池必须用弱荧光的玻璃或石英材料制成，样品池的形状以方形为宜，且四面透光。

四、实施条件

表 4 - 19　荧光分光光度法测定维生素 B_{12} 注射液的含量实施条件

项目	基本实施条件
场地	药物检验实训室
设备	荧光分光光度计、电子天平(万分之一)
物料	容量瓶、移液管、洗耳球、烧杯、研钵、玻璃棒、称量纸、药匙、洗瓶、胶头滴管、石英比色皿、维生素 B_{12} 注射液、维生素 B_{12} 标准品、纯水、其他试剂等

五、评价标准

表 4 - 20　荧光分光光度法测定维生素 B_{12} 注射液的含量评价标准

评价内容	分值	评分细则
职业素养与操作规范 20 分	5	工作服穿着规范、双手洁净，不染指甲，不留长指甲、不披发
	5	清查给定的药品、试剂、仪器、药典、任务报告单等，爱护仪器，不浪费药品和试剂
	5	操作完毕后将仪器、药品、试剂等清理复位
	5	清场
技能 80 分	5	开机并预热
	10	配置标准品和试样溶液
	5	清洗比色皿，并加入待测试样溶液
	15	测定标准品、试样溶液和纯水的荧光强度
	10	平行测量一次
	5	读取数据
	10	结果计算
	10	分析判断实验结果，并完成任务报告
	10	在规定时间内完成实验任务

六、任务报告单

表 4－21　荧光分光光度测定维生素 B_{12} 注射液的含量任务报告书

标准品的质量(g)		
标准品溶液的质量浓度(g/ml)		
	第一份	第二份
空白溶剂荧光读数 R		
空白溶剂荧光平均读数		
样品体积(ml)		
样品溶液中的维生素 B_{12} 的质量(g)		
荧光读数 R		
样品溶液的质量浓度(g/ml)		
样品含量(%)		
样品平均含量(%)		
相对平均偏差(%)		

项目五　原子吸收分光光度法

原子吸收光谱法是以测量气态的基态原子外层电子对其共振线的吸收为基础的分析方法。

共振线:电子从基态跃迁至第一激发态时,要吸收一定频率的光,所产生的吸收谱线称为共振吸收线。它再跃迁回基态时,发出同样频率的光(谱线),这种谱线称为共振发射线。对于大多数元素,共振线就是灵敏线。

一、仪器结构

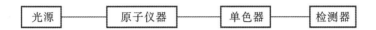

(一)光源

提供待测元素的特征光谱,获得较高的灵敏度和准确度。

1. 光源应满足的要求

光源应满足如下要求:

(1)能发射待测元素的共振线。

(2)能发射锐线。

(3)辐射光强度大,稳定性好。

2. 空心阴极灯

施加适当电压时,电子将从空心阴极内壁流向阳极。与充入的惰性气体碰撞而使之电离,产生正电荷,其在电场作用下,向阴极内壁猛烈轰击;使阴极表面的金属原子溅射出来,溅射出来的金属原子再与电子、惰性气体原子及离子发生撞碰而被激发,于是阴极内辉光中便出现了阴极物质和内充惰性气体的光谱。

用不同待测元素作阴极材料,可制成相应的空心阴极灯。

空心阴极灯的辐射强度与灯的工作电流有关。

空心阴极灯的优缺点:①辐射光强度大,稳定,谱线窄,灯容易更换;②每测一种元素需更换相应的灯。

(二)原子化系统

原子化系统是将试样中离子转变成原子蒸气。

1. 火焰法—雾化器和燃烧器

试样雾滴在火焰中经蒸发,干燥,离解(还原)等过程产生大量基态原子。

(1)火焰温度的选择:①保证待测元素充分离解为基态原子的前提下,尽量采用低温火焰;②火焰温度越高,产生的热激发态原子越多;③火焰温度取决于燃气与助燃气类型,常用空气-乙炔,最高温度2600K能测35种元素。

(2)火焰类型:温度高,干扰少,稳定,背景低,常用。

富燃火焰—还原性火焰,燃烧不完全,测定较易形成难熔氧化物的元素 Mo、Cr 稀土等。

贫燃火焰—火焰温度低,氧化性气氛,适用于碱金属测定。

(3)火焰种类及对光的吸收:选择火焰时,还应考虑火焰本身对光的吸收。根据待测元素的共振线,选择不同的火焰,可避开干扰。

2. 石墨炉原子化装置

原子化过程分为干燥、灰化(去除基体)、原子化、净化(去除残渣)四个阶段,待测元素在高温下生成基态原子。

优点:原子化程度高,试样用量少($1\sim100\mu L$),可测固体及黏稠试样,灵敏度高,检测极限 $10^{-12}g/L$。

缺点:精密度差,测定速度慢,操作不够简便,装置复杂。

3. 其他原子化方法

(1)低温原子化方法:其主要是氢化物原子化方法,原子化温度 $700\sim900℃$。其主要应用于:As、Sb、Bi、Sn、Ge、Se、Pb、Ti 等元素。

原理:在酸性介质中,与强还原剂硼氢化钠反应生成气态氢化物。例:

$$AsCl_3+4NaBH_4+\ HCl\ +8H_2O=AsH_3+4NaCl\ +4HBO_2+13H_2$$

将待测试样在专门的氢化物生成器中产生氢化物,送入原子化器中检测。

特点:原子化温度低;灵敏度高(对砷、硒可达 $10^{-9}g$);基体干扰和化学干扰小。

(2)冷原子化法:主要是低温原子化方法(一般 $700\sim900℃$);其主要应用于各种试样中 Hg 元素的测量。

原理:将试样中的汞离子用 $SnCl_2$ 或盐酸羟胺完全还原为金属汞后,用气流将汞蒸气带入具有石英窗的气体测量管中进行吸光度测量。

特点:常温测量;灵敏度、准确度较高(可达 $10^{-8}g$)。

(三)单色器

1. 作用

单色器的作用是将待测元素的共振线与邻近线分开。

2. 组件

单色器由色散元件(棱镜、光栅),凹凸镜,狭缝等组成。

3. 单色器性能参数

(1)线色散率(D):指两条谱线间的距离与波长差的比值 $\Delta X/\Delta\lambda$。实际工作中常用其倒数 $\Delta\lambda/\Delta X$。

(2)分辨率:指仪器分开相邻两条谱线的能力。用该两条谱线的平均波长与其波长差的比值 $\lambda/\Delta\lambda$ 表示。

(3)通带宽度(W):指通过单色器出射狭缝的某标称波长处的辐射范围。当线色散率(D)一定时,可通过选择狭缝宽度(S)来确定:$W=D\times S$。

(四)检测系统

检测系统主要由检测器、放大器、对数变换器、显示记录装置组成。

1. 检测器

检测器将单色器分出的光信号转变成电信号。如:光电池、光电倍增管、光敏晶体管等。

分光后的光照射到光敏阴极 K 上,轰击出的光电子又射向光敏阴极 1,轰击出更多的光电子,依次倍增,在最后放出的光电子 比最初多到 10^6 倍以上,最大电流可达 $10\mu A$,电流经负载电阻转变为电压信号送入放大器。

2. 放大器

放大器是将光电倍增管输出的较弱信号,经电子线路进一步放大。

3. 对数变换器

对数变换器是将光强度与吸光度之间进行转换。

4. 显示、记录

新仪器一般配置有原子吸收计算机工作站。

二、特点

原子吸收分光光度法的特点有以下几点:①检出限低,$10^{-10} \sim 10^{-14}$ g;②准确度高,$1\% \sim 5\%$;③选择性高,一般情况下共存元素不干扰;④应用广,可测 70 多个元素。

局限性:难熔元素、非金属元素测定困难、不能同时多元素测定。

三、定量方法

1. 比例法

$$c_1/c_2 = A_1/A_2$$

根据试液的浓度与吸光度之间的比例关系进行计算。

2. 标准曲线法

根据光吸收定律

$$A = Kbc = K'c$$

式中:A—原子吸收吸光度;K—常数;b—光程长度;c—试液中待测元素浓度。

吸光度 A 与试液浓度 c 呈直线关系,通过测量试液的吸光度求得待测元素的浓度。

工作曲线的绘制与样品浓度的测量:配制一组含有不同浓度被测元素的标准溶液,按浓度由低到高的顺序测定吸光度值。绘制吸光度对浓度的校准曲线。在与标准系列测定完全相同的条件下测定试样的吸光度,从校准曲线上用内插法求出被测元素的含量。

影响工作曲线法测定准确度的因素:

(1)标准系列及样品溶液的制备(移液管、容量瓶的正确使用)。

(2)测量条件设置。

(3)吸喷溶液时毛细管的位置。

(4)空气对流对火焰的影响。

(5)读数开始的时间。

(6)每次分析前应该用标准溶液对系统进行校正。

(7)整个分析过程中操作条件保持不变。

(8)标准系列与被分析样品溶液的组成应该尽可能一致。

(9)标准和试样溶液的吸光度应在 $0.2 \sim 0.8$ 之间。

(10)当样品的情况不清楚很复杂时分析误差较大,可用其他方法定量。

任务　原子吸收分光光度法测定自来水中铬的含量

【知识目标】

了解原子分光光度计的结构、基本原理、方法;掌握含量计算的方法。

【技能目标】

能规范熟练地使用原子分光光度计对自来水中铬的含量进行检测,并进行定量分析。

一、任务描述

在规定时间内,配置 1mg/L 的铬标准溶液和自来水样品溶液,熟练、规范使用原子吸收分光光度计,分别测定铬标准溶液和自来水样品溶液的吸收强度,并计算其含量;提交原子吸收分光光度计测定自来水中铬含量的任务报告。

二、操作步骤

要求在 60 分钟内完成如下操作步骤。

1. 实验前准备

检查工作服穿着规范、双手洁净、不染指甲、不留长指甲和不披发,清查给定的药品、试剂、仪器、任务报告单。

2. 标准品溶液制备

精密称取适量的重铬酸钾加超纯水配置 1mg/L 的标准溶液,并将标准溶液、水试样放入样品架中。

3. 开机并稳压

(1)打开电源开关,开启稳压电源,稳压至 AC 220V。

(2)开启计算机电源,进入 windows 界面。

(3)打开光谱仪主机电源,观察主机左后侧指示灯,正常只有 sdandby 闪亮,其他熄灭。

4. 测试

(1)启动 solaar 操作软件,如果主机与工作站未建立通讯,则可下拉"动作"菜单,在"通讯"中先选择通信口,再选择"连接"来建立通讯。

(2)点击"火焰方法",建立火焰方法。

(3)点击"装灯",与相对应位置安装空心阴极灯。

(4)点击"光路",调至光路。

(5)先打开空气压缩机,设定压力在 0.25～0.3MPa。

(6)再打开乙炔气阀,压力调整在 0.08～0.1MPa,如果管道较长可适当提高压力。

(7)再观察光谱仪左侧的点火准备灯闪烁,在软件中"火焰状态"窗口,确认火焰系统各部分均正常,则可准备点火。

(8)按住点火按钮(前左侧白色按钮),直至火焰点燃。稳定数分钟。

(9)将洗液毛细管放入去离子水中,调用已设定的分析方法,点击"运行"按钮,根据提示完成分析。

5．关机并清洗仪器

继续吸去离子水5分钟后,从水中取出毛细管,按光谱仪左下角的红色按钮可临时熄火,等待工作全部完成。全部完成后,先关闭乙炔总阀使火焰自动熄灭后,才去放掉空气压缩机集水器中的水,再关闭空气压缩机,重新启动空气压缩机要先卸压。

6．数据处理

处理数据并打印结果。

7．完成任务报告

分析判断实验结果,并完成任务报告。

8．清场

关闭空心阴极灯,退出 solaar 软件,关闭光谱仪电源,关闭计算机,稳压电源及电源开关,将仪器、药品、试剂等清理复位,打扫和整理实训室,然后全部离场。

三、操作注意事项

(1)应保持空心阴极灯灯窗清洁,不小心被玷污时,可用酒精棉擦拭。

(2)定期检查供气管路是否漏气。检查时可在可疑处涂一些肥皂水,看是否有气泡产生,千万不能用明火检查漏气。

(3)在空气压缩机的送气管道上,应安装气水分离器,经常排放气水分离器中集存的冷凝水。冷凝水进入仪器管道会引起喷雾不稳定,进入雾化器会直接影响测定结果。

(4)经常保持雾室内清洁、排液通畅。测定结束后应继续喷水5~10分钟,将其中存残的试样溶液冲洗出去。

(5)燃烧器缝口积存盐类,会使火焰分叉,影响测定结果。遇到这种情况应熄灭火焰,用滤纸插入缝口擦拭,也可以用刀片插入缝口轻轻刮除,必要时可用水冲洗。

(6)测定溶液应经过过滤或彻底澄清,防止堵塞雾化器。金属雾化器的进样毛细管堵塞时,可用软细金属丝疏通。对玻璃雾化器的进样毛细管堵塞,可用洗耳球从前端吹出堵塞物,也可以用洗耳球从进样端抽气,同时从喷嘴处吹水,洗出堵塞物。

(7)不要用手触摸外光路的透镜。当透镜有灰尘时,可以用洗耳球吹去,也可以用软毛刷扫净,必要时可用镜头纸擦净。

(8)单色器内的光栅和反射镜多为表面有镀层的器件,受潮容易霉变,故应保持单色器的密封和干燥。不要轻易打开单色器。当确认单色器发生故障时,应请专业人员处理。

(9)长期使用的仪器,因内部积尘太多有时会导致电路故障;必要时,可用洗耳球吹净或用毛刷刷净。处理积尘时务必切断电源。

(10)长期不使用的仪器应保持其干燥,潮湿季节应定期通电。

四、实施条件

表 4 - 22　原子吸收分光光度法测定自来水中铬的含量实施条件

项目	基本实施条件
场地	药物检验实训室
设备	原子分光光度计、电子天平
物料	容量瓶、移液管、洗耳球、烧杯、研钵、玻璃棒、称量纸、药匙、洗瓶、胶头滴管、重铬酸钾、水样品、超纯水、其他试剂等

五、评价标准

表 4 - 23　原子吸收分光光度法测定自来水中铬的含量评价标准

评价内容	分值	评分细则
职业素养与操作规范20分	5	工作服穿着规范、双手洁净,不染指甲,不留长指甲、不披发
	5	爱护仪器,不浪费药品和试剂
	5	操作完毕后将仪器、药品、试剂等清理复位
	5	清场
技能80分	5	配置铬标准溶液
	5	打开电源开关,开启稳压电源,开启计算机电源,进入 windows 界面,打开光谱仪主机电源
	5	启动操作软件,建立通讯,点击"火焰方法",建立火焰方法
	5	点击"装灯",在相对应位置安装空心阴极灯,并检查光路
	5	先打开空气压缩机,设定压力在 0.25~0.3MPa,再打开乙炔气阀,压力调整在 0.08~0.1MPa,按住点火按钮(前左侧白色按钮),直至火焰点燃,稳定数分钟
	5	将洗液毛细管放入去离子水中,调用已设定的分析方法,点击"运行"按钮,根据提示完成分析
	5	继续吸喷去离子水 5 分钟后,从水中取出毛细管,按光谱仪左下角的红色按钮可临时熄火,等待工作全部完成
	5	工作全部完成后,先关闭乙炔总阀使火焰自动熄灭后,才去放掉空气压缩机集水器中的水,再关闭空气压缩机,重新启动空气压缩机要先卸压
	10	数据处理
	10	关闭空心阴极灯,退出软件,关闭光谱仪电源,关闭计算机,稳压电源及电源开关
	10	分析判断实验结果,并完成任务报告
	10	在规定时间内完成实验任务

六、任务报告单

表 4－24　原子吸收分光光度法测定自来水中铬的含量任务报告书

标准品的质量(g)				
标准品溶液的质量浓度(mg/L)				
系列标准品溶液的浓度				
系列标准品溶液的吸光度				
	第一次		第二次	
水样品的吸光度				
水样品中铬的浓度(mg/L)				
水样品中铬的含量(%)				
水样品中铬的平均含量(%)				
相对平均偏差(%)				

项目六　薄层色谱法

薄层色谱法(TLC)是在平面上进行分离的一种方法。通常将固定相(吸附剂)均匀地涂铺在表面洁净的玻璃、塑料或金属板形成薄层,制成薄板,进行样品分离。

薄层色谱法的特点是:快速、灵敏(用量小)、高选择性、简便、显色方便,应用广泛。

薄层色谱法主要用于:①化合物的鉴别和少量化合物的分离;②检验药品含量;③药物合成中用于鉴别反应程度和反应历程的监控;④用于摸索高效液相的色谱条件。

(一)基本原理

1. 吸附色谱分离原理

利用吸附剂对不同成分吸附力的大小及展开剂解吸附作用的差异进行分离。

吸附牢的组分随展开剂移动慢,吸附弱的组分随展开剂移动快,一段时间后,组分被分离。

2. 比移值(R_f)

R_f＝原点到斑点中心的距离/原点到溶剂前沿的距离

R_f是薄层色谱法基本定性参数,一定条件时,R_f为定值,在 0～1 之间,可用范围 R_f 值在 0.2～0.8 之间。组分极性越大,R_f 越小,反之越大。

3. 吸附剂(固定相)的选择

常用的吸附剂:硅胶、氧化铝、聚酰胺、活性炭和大孔吸附树脂等。吸附剂的选择要合适,与流动性、被分离的化合物不反应。

(1)硅胶:极性吸附剂,应用范围广;物理吸附为主,氢键吸附为辅;微酸性,不直接用于碱性成分的分离;机械强度好;吸附容量大,与羟基数目有关。

常用硅胶的规格:硅胶 H、硅胶 G、硅胶 GF_{254} 等。

(2)氧化铝:极性吸附剂,极性较硅胶强;物理吸附为主,氢键吸附为辅;微碱性,不直接用于酸类成分的分离。

碱性氧化铝:适用于碳氢化合物、生物碱以及其他碱性化合物的分离。

中性氧化铝:应用最广,适用于醛、酮、醌以及酯类化合物的分离。

酸性氧化铝:适用于有机酸类的分离。

(3)被分离物质极性与吸附能力的关系:硅胶、氧化铝薄层,被分离物质极性越大,越易被吸附。

一般规律:①官能团极性越大,整个分子极性越大,越易被吸附;②形成分子内氢键时,被吸附力减弱;③同系物中,分子量越大,极性越小,被吸附力越弱。

常见官能团极性顺序:

烷烃＜烯烃＜醚类＜硝基化合物＜酯类＜酮类＜醛类＜硫醇＜胺类＜醇类＜酚类＜羧酸类

4. 展开剂(流动相)的选择

选择原则:被分离成分极性大,展开剂极性大;被分离成分极性小,展开剂极性小。

常见溶剂极性大小:

石油醚＜环己烷＜四氯化碳＜苯＜甲苯＜乙醚＜三氯甲烷＜乙酸乙酯＜正丁醇＜丙酮＜乙醇＜甲醇＜水

薄层色谱操作时需考虑三方面的因素：被分离组分极性、吸附剂活性、洗脱剂极性。

（二）仪器和材料

薄层色谱鉴别需要薄层板、点样器、展开容器、显色或检视装置四个部分，如用于含量测定还需要薄层扫描仪。薄层板可以是自制的也可以是市售的，符合检测所要求的固定相；点样器对于鉴别来说用普通的毛细管就能满足；展开容器要适合薄层板大小的专业薄层色谱展开缸，并有严密的盖子，底部是单槽或双槽；显色或检视方式有喷雾显色、浸渍显色、蒸汽熏蒸显色、荧光检视。

（三）结果计算和判断

1. 定性分析

（1）查找资料：影响 R_f 值的因素有吸附剂种类、活度、颗粒大小；展开剂纯度和极性；薄层厚度；点样量；展开方式、温湿度；展开槽中的预饱和状态等。

（2）对照品比较法：常用。

2. 杂质检查（杂质限量检查）

（1）对照品比较法：分别将杂质对照品和样品制成一定浓度的溶液，按相同的点样量点样，展开后观察斑点颜色深浅和大小。

（2）自身稀释比对法（杂质结构不明或无杂质对照品）：将样品制成一定浓度的溶液并将样品溶液稀释数倍，按相同的点样量点样，展开后观察斑点颜色深浅和大小。

3. 含量测定

（1）目视比较法：分别将制成一定浓度的样品溶液和一系列不同浓度的对照品溶液，按相同的点样量点样，展开后观察斑点颜色深浅和大小。（本法适用于近似含量的测定，误差±10%）

（2）薄层扫描法（外标法）：用待测组分的纯品作对照物质，以对照物质和样品中待测组分的响应信号相比进行定量的方法称为外标法。此法可分为工作曲线法和外标一点法等。工作曲线法时用对照物质配置一系列浓度的对照品溶液确定工作曲线，求出斜率和截距。在完全相同的条件下，准确进样与对照品溶液相同体积的样品溶液，根据待测组分的信号，从标准曲线上查出其浓度。工作曲线的截距为零时，可用外标一点法定量。常用的工作曲线法要求点样量准确相同。

任务　薄层色谱法定性分析甲苯咪唑片

【知识目标】

了解薄层色谱的基本原理；掌握薄层色谱的组成部分。

【技能目标】

能规范熟练操作薄层色谱，并定性分析甲苯咪唑片。

一、任务描述

在规定时间内,熟练、规范操作薄层色谱测定甲苯咪唑,观察并比较样品溶液和标准品溶液所显示主斑点的位置和颜色;提交薄层色谱法定性分析甲苯咪唑片的任务报告。

二、操作步骤

要求在 40 分钟内完成如下操作步骤。

1. 仪器、试剂的准备

检查工作服穿着规范、双手洁净,不染指甲,不留长指甲和不披发,清查给定的药品、试剂、仪器、任务报告单。

2. 供试品溶液的配制

取甲苯咪唑片,研细,加甲酸 2ml,振摇使溶解,加丙酮 18ml,摇匀,滤过,取滤液作为供试品溶液。

3. 对照品溶液的配制

取甲苯咪唑标准品 20mg,加甲酸 2ml 使溶解,加丙酮 18ml,摇匀,作为标准品溶液。

4. 点样

吸取上述两种溶液各 10μl 各两次,分别点于同一硅胶 GF$_{254}$ 薄层板上。

5. 展开缸预平衡

把展开剂三氯甲烷-甲醇-甲酸(90：5：5)倒入展开缸中,并盖上盖子,放置约 15 分钟。

6. 展开

把点好样的薄层板放入已达到预平衡的展开缸中进行展开。当溶剂前沿达到规定的展距,取出薄层板,晾干。

7. 显色

晾干的薄层板,置紫外光灯(254nm)下检视。

8. 结果判断

仔细观察并比较样品溶液的斑点与标准品溶液的高度和颜色。

9. 完成任务报告

正确分析判断实验结果的准确性,并完成任务报告。

10. 清场

将仪器、药品、试剂等清理复位,打扫和整理实训室,然后全部离场。

三、操作注意事项

(1)薄层板在使用前均应进行活化,活化后应立即置于有干燥剂的干燥器中保存,保存时间不宜过长,最好随用随制。

(2)薄层板上点样时,点样线要与底边相距 1cm,点样点与薄层板两边相距至少 1cm,点与点之间相距至少 1cm。

(3)薄层板上样品容积的负荷量极为有限,普通薄层板的点样量最好在 10μl 以下,高效薄层板在 5μl 以下。点样量过多可造成原点"超载",展开剂产生绕行现象,使斑点拖尾。点样速度要快,遵循少量多次原则,在空气中点样以不超过 10 分钟为宜,以减少薄层板和大气的平衡时间。点样时必须注意勿损坏薄层表面。点样点的直径不大于 3mm 为宜。

(4)实验环境的相对湿度和温度对薄层分离效果有着较大的影响(实验室一般要求相对湿度在 65% 以下为宜),因此应保持试验环境的相对恒定。对温、湿度敏感的品种必须按品种项下的规定,严格控制实验环境的温、湿度。

(5)展开缸应预先饱和以避免边缘效应,展开距离不宜过长,通常为 10～15cm。

(6)斑点可用铅笔画圈标记出,且应尽快标记,以免褪色,尤其是用碘蒸气显色;荧光淬灭法检视斑点,斑点大小及位置可在荧光灯下用铅笔画圈标记出。

四、实施条件

表 4－25　薄层色谱法定性分析甲苯咪唑片实施条件

项目	基本实施条件
场地	药物检验实训室
设备	紫外灯检测器、电子天平
物料	硅胶 GF_{254} 薄层板、展开缸、点样器、药匙、称量纸、研钵、烧杯、量筒、甲苯咪唑片、甲苯咪唑标准品、丙酮、甲醇、三氯甲烷、甲酸、其他试剂等

五、评价标准

表 4－26　薄层色谱法定性分析甲苯咪唑片评价标准

评价内容	分值	评分细则
职业素养与操作规范 20分	5	工作服穿着规范、双手洁净,不染指甲,不留长指甲,不披发
	5	爱护仪器,不浪费药品、试剂,及时记录实验数据
	5	操作完毕后将仪器、药品、试剂等清理复位
	5	清场
技能 80分	10	供试品溶液的配制
	10	对照品溶液的配制
	10	点样
	5	预平衡
	10	展开
	10	显色
	15	检测结果与药典标准比较,完成药品检验报告
	10	在规定时间内完成任务

六、任务报告单

表 4-27　薄层色谱法定性分析甲苯咪唑片任务报告单

	第一个点	第二个点
从起点到溶剂前沿的高度		
从起点到标准品溶液的斑点高度		
标准品溶液斑点的 R_f		
标准品溶液斑点的颜色		
从起点到标准品溶液的斑点高度		
标准品溶液斑点的 R_f		
标准品溶液斑点的颜色		
定性分析结果		

项目七 气相色谱法

气相色谱法是一种以惰性气体为流动相的柱色谱分离技术,其应用于化学分析领域,并与适当的检测手段相结合,就构成了气相色谱分析法。根据固定相的状态不同,可分为气固色谱和气液色谱。

气相色谱仪结构如下:

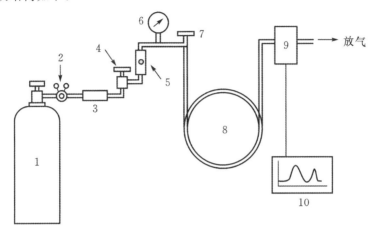

1—高压钢瓶 2—减压阀 3—载气净化干燥器 4—流量调节器(针形阀) 5—浮子流量计 6—压力表 7—气化室(进样室) 8—色谱柱 9—检测器 10—记录仪

(一)载气系统

载气系统包括气源、净化干燥管、载气流速控制装置。

常用载气:氮气、氦气、氢气及氩气等。

(二)进样系统

进样系统包括进样器和气化室。

(三)分离系统(色谱柱)

色谱柱分两种:填充柱和毛细管柱。

固定相主要有以下两类:

1. 气液色谱固定相

(1)组成部分:一般为担体和固定液。

①担体(载体):常用非硅藻土和硅藻土(红色和白色)。

②固定液一般为高沸点的有机化合物。

(2)固定相的特征:

①热稳定性好,在操作温度下不发生聚合、分解等反应;具有极低的蒸汽压,以免流失。

②化学稳定性好,不与样品或载气发生不可逆的化学反应。

③黏度和凝固点低,以便在载体表面能均匀分布。

④对样品中的各组分有适当的溶解度(填充柱 $\alpha>1.15$,毛细管柱 $\alpha>1.08$)。

2. 气固色谱固定相

(1)分离对象:永久性气体、惰性气体、低沸点有机化合物。

(2)固体吸附剂:主要有:①硅胶,强极性;②氧化铝,弱极性;③活性炭,非极性;④分子筛,强极性;⑤高分子多孔(分离测定有机物中的痕量水)。

(四)检测系统

(1)热导池检测器(TCD):利用载气和组分热导系数的差异进行测量。

测量对象:通用。

色谱柱:填充柱。

(2)氢火焰离子化检测器(FID)。

(3)电子捕获检测器(ECD)。

(4)火焰光度检测器(FPD)。

(5)质谱检测器。

(6)原子光谱发射检测器。

(五)色谱分离操作条件的选择

1. 色谱柱

色谱柱应考虑固定相、固定液液膜厚度、柱长等的选择。

2. 载气

应注意载气及其线速的选择。

3. 柱温的选择

增加柱温可加快气相、液相的传质速率,有利于减低塔板高度,改善柱效;但同时又会加剧纵向扩散,从而导致柱效下降。

选择原则为:

(1)柱温应控制在固定液的最高使用温度和最低使用温度范围之内。

(2)使最难分离的组分有尽可能好的分离前提下,采用适当低的柱温,但可以保留时间为宜,峰形不拖尾为度。

(3)柱温一般选择在组分平均沸点左右。

(4)组分复杂,沸程宽的试样,采用程序升温。

4. 进样量的选择

进样量过大,使色谱柱超载,柱效急剧下降,峰形变宽,同时峰高或峰面积与进样量的线性关系被破坏。所以进样量应控制在柱容量允许范围及检测器线性检测范围之内。

特点:①分离效率高,分析速度快;②样品用量少和检测灵敏度高;③选择性好,可分离、分析恒沸混合物,沸点相近的物质等;④应用范围较广,主要分析各种气体和易挥发的有机物质。

缺点:在对组分直接进行定性分析时,必须用已知物质或已知数据与相应的色谱峰进行比对,或与其他方法(如质谱、光谱)联用,才能获得肯定的结果。定量分析时,常需要用已知物纯样品对检测后输出的信号进行校正。

任务一　气相色谱法的基本组成和操作步骤

【知识目标】

了解气相色谱法的简单原理;掌握气相色谱的基本组成部分。

【技能目标】

能规范操作气相色谱仪。

一、任务描述

在规定时间内,默写气相色谱仪的基本组成部分;熟练、规范使用气相色谱仪;提交任务报告。

二、操作步骤

要求在 40 分钟内完成如下操作步骤。

1. 实验前准备

检查工作服穿着规范、双手洁净,不染指甲,不留长指甲和不披发,清查给定的药品、试剂、仪器、任务报告单。

2. 气相色谱仪的基本组成部分

(1)载气系统:气源、净化干燥管和载气流速控制装置。

(2)进样系统:进样器和汽化室。

(3)分离系统:色谱柱。

(4)检测系统。

(5)数据处理系统:操作软件包的工作站(计算机)。

3. 气相色谱仪的操作步骤

(1)打开氮气、氢气和空气罐的阀门,调节压力稳定在 0.4Mpa 左右。

(2)依次打开计算机和气相色谱仪。

(3)打开联机和脱机软件。

(4)设定参数,根据待测物质选择气化室、柱箱和检测器三处的参数,如温度、流量、N_2 流量,时间等。

(5)点火,并跑基线。

(6)进样,将吸入注射器合适量的试样注入进样口中。

(7)测试,仪器将自动测试。

(8)测试结束,将三处的温度降均至 50℃ 以下,调小氮气流量,并依次关闭计算机和气相色谱,关闭氮气、氢气和空气罐的阀门。

(9)导出图谱。

4. 完成任务报告

分析判断实验结果的准确性,并完成任务报告。

5. 清场

将仪器、药品、试剂等清理复位，打扫和整理实训室，然后全部离场。

三、操作注意事项

（1）进样时，手不要拿注射器的针头和有样品部位，注射器内不要有气泡，及进样速度要快进快出。

（2）进样时，感觉特别容易，而且检测器不进样时记录仪上有规则小峰出现，说明密封垫漏气该更换。

四、实施条件

表 4-28　气相色谱仪的基本组成和操作步骤实施条件

项目	基本实施条件
场地	药物检验实训室
设备	气相色谱仪
物料	注射器、苯甲酸的氯仿溶液等

五、评价标准

表 4-29　气相色谱仪的基本组成和操作步骤考核评价标准

评价内容	分值	评分细则
职业素养与操作规范 20分	5	工作服穿着规范、双手洁净，不染指甲，不留长指甲、不披发
	5	爱护仪器，不浪费药品和试剂
	5	操作完毕后将仪器、药品、试剂等清理复位
	5	清场
技能 80分	5	了解并熟记载气系统
	5	了解并熟记进样系统
	5	了解并熟记分离系统
	5	了解并熟记检测系统
	5	打开氮气、氢气和空气罐的阀门，调节压力稳定在 0.4MPa 左右
	5	接通电源，打开计算机和气相色谱仪
	5	打开联机和脱机操作软件
	5	设定参数（温度、气比等）
	5	点火，并跑基线
	5	进样并测试
	10	测试结束，将三处温度降至50℃以下，调下氮气流量，并依次关闭计算机和气相色谱仪，关闭氮气、氢气和空气罐的阀门
	5	导出图谱
	5	完成药品任务报告
	10	在规定时间内完成实验任务

六、任务报告

表 4-30 气相色谱仪的基本组成和操作步骤任务报告单

基本组成部分(系统)	具体包含的部件	功能/作用

任务二 气相色谱法定性分析苯甲酸

【知识目标】

进一步掌握气相色谱仪的组成部分和操作方法;掌握外标法。

【技能目标】

能规范操作气相色谱仪对苯甲酸进行测试,并定性分析。

(一)气相色谱定性分析方法

(1)用已知纯物质对照定性:①保留时间值定性;②峰高增加法定性。

(2)用文献值定性。

(3)联机定性,如 GC-MS。

(二)内标法和外标法介绍

1. 内标法

内标法是一种间接或相对的校准方法。在分析测定样品时,加入一种内标物质以校准和消除出于操作条件的波动而对分析结果产生的影响,以提高分析结果的准确度。

内标法在气相色谱定量分析中是一种重要的计算,使用内标法时,在样品中加入一定量的标准物质,它可被色谱柱分离,又不收试样中其他组分峰的干扰,只要测定内标物和待测组分的峰面积与相应值,即可求出待测组分在样品中的百分含量。

2. 外标法

用待测组分的纯品作对照物质,以对照物质和样品中待测组分的响应信号相比较进行定性定量分析的方法称为外标法。

外标法可分为工作曲线法及外标一点法等。工作曲线法时用对照物质配置一系列浓度的对照品溶液确定工作曲线,求出斜率和截距。在完全相同的条件下,准确进样与对照品溶液相同体积的样品溶液,根据待测组分的信号,从标准曲线上查出其浓度,或用回归方程计算。

一、任务描述

在规定时间内,熟练、规范使用气相色谱仪应用外标法测试苯甲酸;根据图谱对苯甲酸进行定性分析;提交任务报告。

二、操作步骤

要求在 45 分钟内完成如下操作步骤。

1. 实验前准备

检查工作服穿着规范、双手洁净,不染指甲,不留长指甲和不披发,清查给定的药品、试剂、仪器、药典、任务报告单。

2. 配置溶液

取苯甲酸 20mg,置棕色具塞瓶中,加入三氯甲烷定容至 10ml,密塞,振摇使溶解。

3. 测试

先将标准苯甲酸溶液进样并测试,得到苯甲酸的标准图谱。然后以同样的条件,将上述试样溶液进样并测试。

4. 分析处理图谱

观察标准溶液图谱中苯甲酸的保留时间,并与试样溶液中的保留时间和峰型相比较(如相差在 0.1 分钟内,峰型也相似,则表明试样溶液中为苯甲酸)。

5. 关机

测定完毕后,按此项目任务一中的步骤,降温,调小氮气流量,并依次关闭计算机和气相色谱,关闭氮气、氢气和空气罐的阀门。

6. 完成任务报告

将实验结果与药典标准相比较,分析判断实验结果的准确性,并完成任务报告。

7. 清场

将仪器、药品、试剂等清理复位,打扫和整理实训室,然后全部离场。

三、操作注意事项

(1)试样溶液测得的图谱,也可与计算机中存储的标准图谱比对。

(2)定性分析,只需通过计算机得出保留时间并比对即可,时间差值不可太大,一般在 0.1 分钟以内。

(3)参照此项目任务一的注意事项。

四、实施条件

表 4-31 气相色谱法定性分析苯甲酸实施条件

项目	基本实施条件
场地	药物检验实训室
设备	气相色谱仪、电子天平
物料	苯甲酸、氯仿、注射器、容量瓶等

五、评价标准

表 4-32 气相色谱法定性分析苯甲酸考核评价标准

评价内容	分值	评分细则
职业素养与操作规范 20 分	5	工作服穿着规范、双手洁净,不染指甲,不留长指甲、不披发
	5	爱护仪器,不浪费药品和试剂
	5	操作完毕后将仪器、药品、试剂等清理复位
	5	清场
技能 80 分	10	配置试样溶液
	15	将标准苯甲酸溶液进行测试
	10	将试样溶液进行测试
	5	得出两次测试的保留时间,以及峰型
	10	关机
	15	比较两次的保留时间和峰型,分析判断实验结果,完成任务报告
	15	在规定时间内完成实验任务

六、任务报告

表 4-33 气相色谱法定性分析苯甲酸报告单

标准溶液的保留时间(min)	
试样溶液的保留时间(min)	
保留时间之差(min)	
峰型是否相似	
判断试样是否是苯甲酸	

任务三 气相色谱法测定乙醇中水的含量

【知识目标】

进一步掌握气相色谱仪的组成部分和操作方法;掌握内标法。

【技能目标】

能规范操作气相色谱仪对乙醇中的水进行定量分析。

气相色谱定量分析的基础:
$$m_i = f_i(\text{峰面积}) \times A_i \text{ 或 } m_i = f_i(\text{峰高}) \times h_i$$

相对校正因子:
$$f'_i = \frac{f_i}{f_S} = \frac{m_i/A_i}{m_S/A_S} = \frac{m_i \cdot A_S}{m_S \cdot A_i}$$

常用的几种定量分析方法:

(1)归一法。

$$c_i = \frac{f'_i A_i}{f'_1 \cdot A_1 + f'_2 \cdot A_2 + \cdots + f'_n \cdot A_n} \cdot 100\%$$

要求:试样中所有组分均须出峰。

优点:操作条件如进样量、载气流速等变化时对结果的影响较小。

(2)外标法。

$$m_i = f_i \times A_i \text{ 或 } m_i = f_i \times h_i$$

优点:不适用校正因子,需准确控制进样量、载气流速等操作条件、适合测定大批量样品。

(3)内标法。

对内标物的要求:①试样中不含有该物质;②与被测组分性状比较接近;③不与试样发生化学反应;④出峰位置应位于被测组分附件,且无组分峰影响。

优点:准确度高。

$$m_i = f_i \cdot A_i \cdot m_{内标} = f_{内标} \cdot A_{内标}$$

$$m_i = \frac{f_i}{f_{内标}} \cdot \frac{A_i}{A_{内标}} \cdot m_{内标} = f'_i \cdot \frac{A_i}{A_{内标}} \cdot m_{内标}$$

$$c_i = \frac{m_i}{m} \cdot 100\% = \frac{m_{内标}}{m} \cdot f'_i \cdot \frac{A_i}{A_{内标}} \cdot 100\%$$

一、任务描述

在规定时间内,熟练、规范使用气相色谱仪;根据图谱对乙醇中的水进行定量分析;提交任务报告。

二、操作步骤

要求在 30 分钟内完成如下操作步骤。

1. 实验前准备

检查工作服穿着规范、双手洁净,不染指甲,不留长指甲和不披发,清查给定的药品、试剂、仪器、任务报告单。

2. 试样溶液的配置

准确量取无水乙醇 100ml,精密称重。用减量法加入无水甲醇(做内标)约 0.25g,混匀待用。

3. 测试

用注射器取 $1\sim3\mu l$ 试样溶液注入气相色谱仪中(柱温:120℃,气化室温度:160℃)测试。

4. 图谱分析和数据处理

观察并分析图谱,得出水和甲醇内标两个峰的保留时间、峰高、半峰宽和峰面积,将数据代入公式:

$$R = \frac{t_{R2} - t_{R1}}{\dfrac{W_1 + W_2}{2}}$$

$$W_水 = \frac{A_水 \times f_水}{A_{甲醇} \times f_{甲醇}} \times \frac{m_{甲醇}}{m_{乙醇}} = \frac{h_水 \times f'_水}{h_{甲醇} \times f'_{甲醇}} \times \frac{m_{甲醇}}{m_{乙醇}}$$

计算出其分离度和水的含量($W_水$)。式中,R 为分离度;t_{R2} 和 t_{R1} 分别为两峰的保留时间;

W_1 和 W_2 分别为两峰的峰宽；$A_水$ 和 $A_甲醇$ 分别为水和甲醇的峰面积；$f_水$ 和 $f_甲醇$ 以峰面积表示的质量校正因子，其值分别为 0.55 和 0.58；$m_甲醇$ 和 $m_乙醇$ 分别为甲醇和乙醇的质量，$h_水$ 和 $h_甲醇$ 分别为水和甲醇的峰高；$f'_水$ 和 $f'_甲醇$ 分别为水和甲醇以峰高表示的质量校正因子，其值分别为 0.224 和 0.340。

5. 关机

测定完毕后，按任务一中的步骤，降温，调小氮气流量，并依次关闭计算机和气相色谱，关闭氮气、氢气和空气罐的阀门。

6. 完成任务报告

分析判断实验结果的准确性，并完成任务报告。

7. 清场

将仪器、药品、试剂等清理复位，打扫和整理实训室，然后全部离场。

三、操作注意事项

(1)步骤中的称重和量取一定要准确，否则会影响实验结果。

(2)参照该项目"任务一"的注意事项。

四、实施条件

表 4 – 34　气相色谱法测定乙醇中水的含量实施条件

项目	基本实施条件
场地	药物检验实训室
设备	气相色谱仪、电子天平
物料	无水乙醇、无水甲醇、注射器、其他试剂等

五、评价标准

表 4 – 35　气相色谱法测定乙醇中水的含量考核评价标准

评价内容	分值	评分细则
职业素养与操作规范 20分	5	工作服穿着规范、双手洁净，不染指甲，不留长指甲、不披发
	5	爱护仪器，不浪费药品和试剂
	5	操作完毕后将仪器、药品、试剂等清理复位
	5	清场
技能 80分	10	配置试样溶液
	10	测试
	10	图谱分析，得出水和甲醇内标两个峰的保留时间、峰高、半峰峰宽及峰面积
	15	计算分离度和水的含量
	10	关机
	10	完成任务报告
	15	在规定时间内完成实验任务

六、任务报告单

表 4－36 气相色谱法测定乙醇中水的含量报告

无水乙醇的质量($m_{乙醇}$)(g)			
无水乙醇的体积($V_{乙醇}$)(ml)			
无水甲醇的质量($m_{乙醇}$)(g)			
		水	甲醇
保留时间(t_{R1}/t_{R2})(min)			
以峰面积表示,校正因子($f_水/f_甲$)			
以峰高表示,水的校正因子($f'_水/f'_{甲醇}$)			
响应峰的峰高(cm)			
响应峰的半峰宽(min)			
响应峰的峰宽(min)			
响应峰的峰面积(cm^2)			
以峰面积计算,无水乙醇中水的含量(％)			
以峰高计算,无水乙醇中水的含量(％)			
理论塔板数			
分离度			

项目八　高效液相色谱法

高效液相色谱,又称高压液相色谱或高速液相色谱。高效液相色谱是色谱的一个重要分支,以液体为流动相,采用高压输液系统,将具有不同极性的单一溶剂或不同比例的混合溶剂、缓冲液等流动相泵,如装有固定相的色谱柱,在柱内各成分被分离后,进入检测器进行检测,从而实现对试样的分离和分析。

一、仪器结构

仪器结构如下图。

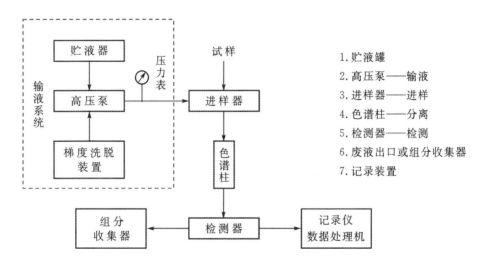

1. 贮液罐
2. 高压泵——输液
3. 进样器——进样
4. 色谱柱——分离
5. 检测器——检测
6. 废液出口或组分收集器
7. 记录装置

(一)输液系统

1. 流动相贮器

流动相贮器俗称贮液瓶,对大多数有机化合物呈化学惰性,耐酸碱腐蚀。常见质地为玻璃或塑料,容量约为 0.5～2.0L,通常无色透明,若流动相需避光,有棕色瓶可供选择。贮液瓶放置位置要高于泵体,以便保持一定的输液静压差。使用过程贮液瓶应密闭,以防溶剂蒸发引起流动相组成的改变和防止空气中的 O_2、CO_2 重新溶解于脱气的流动相中。

2. 脱气装置

流动相在使用前必须进行脱气处理,目的是除去其中溶解的气体。在装入贮液瓶之前必须经过 $0.45\mu m$ 滤膜过滤。为了使溶剂便于脱气,贮液瓶常需贮备抽真空及吹入惰性气体装置。在洗脱过程中如存在气泡会增加基线噪音,严重时使分析灵敏度降低。此外溶解在流动相中的氧气,会造成荧光猝灭,影响荧光检测器的检测,还可能导致样品中某些组分被氧化或使柱中固定相发生降解而改变柱的分离性能。常用的脱气方法有如下几种:

(1)超声波振动脱气:使用超声波提取器的方法,将欲脱气的流动相置放于超声波提取器中,用超声波振荡 10～30 分钟。此法较简单、常用。

(2)抽真空脱气:用微型真空泵,降压至 0.05～0.07Mpa 既可除去溶解的气体,使用水泵连接抽滤瓶和 G₄ 微孔玻璃漏斗可以一起完成过滤机械杂质和脱气的双重任务。由于抽真空会引起混合溶剂组成的变化,故此法适用于单一溶剂的体系脱气。对于多元溶剂体系,每种溶剂应预先脱气后再进行混合,以保证混合后的比例不变。

(3)加热回流脱气:用于需要彻底脱气的流动相(电化学检测器),因为使用了回流冷凝器可减少挥发性组分的损失。此法的脱气效果较好,不提倡用于混合流动相。

(4)吹氦脱气:使用在液体中比空气溶解度低的氦气在 0.1Mpa 压力下,以 60ml/min 的流速缓缓地通过流动相 10~15 分钟,赶去溶入的气体。此法适用于所有的溶剂,脱气效果较好,但价格较贵。

(5)真空在线脱气:把真空脱气装置串接到贮液系统中,并结合膜过滤器,实现流动相在进入输液泵前的连续真空脱气。此法可适用于多元溶剂体系。

3. 输液泵

输液泵的种类很多,目前多用柱塞往复泵。柱塞往复泵工作时柱塞向前运动,液体输出,流向色谱柱向后运动,将贮液瓶中的液体吸入缸体。如此前后往复运动,将流动相源源不断地输送到色谱柱中。这种泵的容积一般只有几毫升,容易清洗及更换流动相。柱塞往复泵属于恒流泵,流量不受柱阻影响。泵压一般最高可达 30Mpa 以上。但它的输液脉动性较大是缺点。目前多采用双泵补偿法及脉冲阻尼器克服脉动性。按泵联结方式分为并列式与串联式,后者较多。

4. 梯度洗脱装置

梯度洗脱也称溶剂程序,是指在分离过程中,随时间函数程序地改变流动相组成,即程序地改变流动相的强度(极性、pH 或离子强度等)。按多元流动相的加压与混合顺序,可分为高压与低压梯度两种洗脱装置。高压梯度洗脱是利用两个输液泵分别吸一种溶剂增压后输入梯度混合室,混合后送入色谱柱,混合比由两个泵的速度决定。低压梯度洗脱是在常压下用比例阀将多种溶剂按比例混合后,再用泵增压输至色谱柱。低压梯度便宜,且易实施多元梯度洗脱,目前多采用低压梯度。

(二)进样系统

1. 六通进样阀

贮样管的体积可按需固定。六通进样阀具有进样量准确、重现性好,可带压进样等优点。

2. 自动进样装置

采用微处理机控制进样阀采样(通过阀针)、进样和清洗等操作。操作者只需把装好样品的小瓶按一定次序放入样品架上(有转盘式、排式),然后输入程序(如进样次数、分析周期等),启动,设备将自行运转。

(三)色谱分离系统

色谱分离系统包括保护柱、色谱柱、恒温装置和连接阀等。分离系统性能的好坏是色谱分析的关键。

1. 保护柱

为保护分析柱挡住来源于样品和进样阀垫圈的微粒,常在进样器与分析柱之间装上保护柱。保护柱是一种消耗性柱,一般只有 5cm 左右长,在分析 50~100 个比较脏的样品之后需要换新的保护柱芯。保护柱用分析柱的同种填料填装,但粒径要大得多,便于装填。

2. 色谱柱

色谱柱是由柱管和固定相组成。每根柱端都有一块多孔性(孔径 $1\mu m$ 左右)的金属烧结隔膜片(或多孔聚四氟乙烯片),用以阻止填充物逸出或注射口带入颗粒杂质。色谱柱按规格不同分为分析柱和制备型两类。分析型柱,一般常量分析柱内径 $2\sim4.6mm$,柱长 $10\sim25cm$;半微量分析柱内径 $1\sim1.5mm$,柱长 $10\sim20cm$;毛细管柱,内径 $0.05\sim1mm$,柱长 $3\sim10cm$;实验室用制备型柱,内径 $20\sim40mm$,柱长 $10\sim30cm$。

3. 柱恒温箱

柱温是液相色谱的重要参数,精确控制柱温可提高保留时间的重现性。一般情况下较高柱温能增加样品在流动相的溶解度,缩短分析时间,通常柱温升高 $6℃$,组分保留时间减少约 30%;升高柱温能增加柱效,提高分离效率;分析高分子化合物或黏度大的样品,柱温必须高于室温;对一些具有生物活性的生物分子分析时柱温应低于室温。液相色谱常用柱温范围为室温至 $65℃$。

4. 色谱柱柱效的评价

《中国药典》附录中规定,用高效液相色谱法建立分析方法时,需进行"色谱条件与系统适用性试验",给出分析状态下色谱柱(应达到的)最小理论塔板数、分离度和拖尾因子。购买新柱时也需检验柱性能是否合乎要求。

(四)检测系统

理想的检测器应具有灵敏度高、响应快、重现性好、线性范围宽、使用范围广、死体积小、对流动相流量和温度波动不敏感等特性。

1. 紫外检测器

紫外检测器(ultraviolet detector,UVD)是 HPLC 应用最普遍的检测器,也是高效液相色谱仪配置最多的检测器。主要用于具有 π-π 或者是 p-π 共轭结构的化合物。具有灵敏度高、精密度及线性范围较好、不破坏样品、对温度及流动相流速波动不敏感、可用于梯度洗脱、结构简单等特点,属浓度型检测器。缺点是不适用于对紫外光无吸收的样品,流动相选择有限制(流动相的截止波长必须小于检测波长),目前的仪器常用的有可变波长型及二极管阵列检测器。

2. 蒸发光散射检测器

蒸发光散射检测器(evaporative light-scattering detector,ELSD)是 90 年代出现的新型泛用检测器。这种检测器是将流出色谱柱的流动相及组分先引入通载气(常用高纯氮)的蒸发室,在蒸发室和漂移加热管中,流动相蒸发而除去,样品组分则在蒸发室内形成不挥发的微小颗粒,在漂移管末端,此微粒在强光照射下产生光散射(丁铎尔光效应),用光电倍增管检测到的散射光与组分的量成正比。为避免透射光的影响,光电倍增管和入射光的角度应在 $90°\sim160°$,一般选用 $120°$,以利于测量到衍射光的最大强度。

此检测器是一种通用型的质量检测器,对所有固体物质(检测时)均有几乎相等的响应,检测限一般为 $8\sim10ng$,可用于挥发性低于流动相的任何样品组分,但对于有紫外吸收的组分的检测灵敏度较低。ELSD 可用于梯度洗脱,除可用作 HPLC 检测器,还可用作超临界色谱(SFC)的检测器,特别适用于无紫外吸收的样品,主要用于糖类、高分子化合物、高级脂肪酸、维生素及甾体类等化合物,是一种正在迅速发展中的检测器。

3. 荧光检测器

荧光检测器(fluorophotometric detector,FD)用于在紫外光的激发下能发荧光的化合物,或不产生荧光的物质但能利用荧光试剂在柱前或柱后衍生化制成荧光衍生物的检测。在现有高效液相检测器中,灵敏度最高,比紫外检测器的灵敏度高 2 个数量级,选择性也好。常用于酶、甾族化合物、维生素、氨基酸等成分的 HPLC 分析,是体内药物分析常用的检测器。

(五)数据记录与处理系统

数据记录与处理系统是将色谱系统的检测信号变成为下一步使用的永久性的记录装置。分析结果可用原始记录仪绘制谱图,数据以图表的形式打印出来,或贮存在磁盘中,现已广泛使用微处理机和色谱工作站来记录和处理色谱分析的数据。每次色谱分析结束,打印绘图机可当场绘出色谱图,同时标出每个色谱峰的名称、保留时间、峰高或峰面积,在计算峰面积时,可自动修正和优化色谱分析数据。硬件是一台微型计算机,加上色谱数据采集卡和色谱仪器控制卡。软件包括色谱仪实时控制程序,峰识别和峰面积积分程序,定量计算程序,报告打印程序等。色谱工作站在数据处理方面的功能有:色谱峰的识别、基线的校正、重叠峰和畸形峰的解析,计算峰参数(包括保留时间、峰高、峰面积、半峰宽等),定量计算组分含量等。

(六)仪器性能

色谱仪实际是由分离和检测两大部分组成,仪器性能指标应包括这两部分。仪器性能主要指流量重复性、噪音、漂移、敏感度、线性、定性定量重复性。紫外检测器及荧光检测器等光学检测器,还有波长精度等指标。

二、按分离原理不同分类

(一)分配色谱

分配色谱法(partition chromatography)又称液-液分配色谱法(liquid-liquid partition chromatography),是根据物质在固定相和流动相之间相对溶解度的不同,而在两相间进行不同分配实现分离的方法。分配系数较大的组分,保留值也较大。

1. 正相分配色谱法

流动相极性小于固定相极性,称为正相分配色谱法(mormal phase partition chromatography),它对于极性强的组分有较大的保留值,常用于分离强极性化合物。由于以含水硅胶为固定相,固定液易流失,现已采用正相键合相色谱代替,常用氰基或氨基化学键合相。

氢基键合相以硅胶作载体,用氰乙基取代硅胶的羟基,形成氰基化学键合相,其分离选择性与硅胶相似,但极性小于硅胶。分离机制主要靠诱导作用力,分离对象主要是可诱导极化的化合物或极性化合物。

氨基键合相是用丙氨基取代硅胶的羟基而成,与硅胶性质有较大差异,前者为碱性,后者为酸性,因而具有不同的选择性。分离机制主要为诱导作用力和氢键作用力,主要用于分析糖类物质。由于固定相是极性填料,流动相常选用低极性溶剂如烃类,加入适量极性溶剂、醇类等调节洗脱液。梯度洗脱时,通常逐渐增大洗脱剂中极性溶剂的比例,故样品中极性小的组分先流出,极性大的组分后流出。

2. 反相分配色谱法

流动相极性大于固定相极性的称为反相分配色谱法(reversed phase partition chromatography)。它对于极性弱的组分有较大的保留值,适合于分离弱极性的化合物。极性大的组分先流出,极性小的组分后流出。将各种不同有机基团通过化学反应共价键键合到硅胶(担体)表面的游离羟基上,形成化学键合固定相,取代了机械涂渍的液体固定相。

（二）吸附色谱

吸附色谱法（adsorption chromatography）又称液-固吸附色谱法（liquid－solid adsorption chromato－graphy），是根据被分离组分的分子与流动相分子争夺吸附剂表面活性中心，靠溶质分子的吸附系数的差别而分离。适合于分离相对分子质量中等的油溶性样品，在常用的几种高效液相色谱法中，吸附色谱法是分离异构体的最好方式。

（三）离子交换色谱

离子交换色谱（ion exchange chromatography，IEC）是以离子交换剂为固定相，用缓冲液为流动相，根据选择性差别而分离的方法。早期采用高分子聚合物，如苯乙烯二乙烯苯为基体的离子交换树脂为固定相，由于遇溶剂膨胀、不耐压以及表面的微孔型结构影响传质速率等弱点，已被键合离子交换剂（离子型键合相）所代替。键合离子交换剂多以薄壳型或全多孔微粒硅胶为载体，表面经化学反应键合上各种离子交换基团。强酸性磺酸型（—SO_3H）与强碱性季铵盐型（—NR_3Cl）键合相，分别为常用阳离子与阴离子交换剂。

离子交换色谱广泛应用在生物医学领域里，如氨基酸分析、肽和蛋白质的分离。也可作为有机和无机混合物的分离，还可作为对水、缓冲剂、尿、甲酰胺、丙烯酰胺的纯化手段，从有机物溶液中去除离子型杂质等。

（四）离子色谱

离子色谱法（ion chromatography ，IC）是离子交换色谱法的最重要进展，固定相为离子交换树脂，流动相为电解质溶液，通常以电导检测器为通用检测器。离子色谱法分为化学抑制型离子色谱法（双柱离子色谱法）和非抑制型离子色谱法（单柱离子色谱法）两大类。

以典型的双柱离子色谱法，简要说明其检测原理及特点。该法是用两根离子交换柱，一根为分析柱，另一根为抑制柱，两根色谱柱串联，用电导检测器检测。由于抑制柱装有与分析柱相反的离子交换剂，因而高浓度的酸、碱洗脱液（流动相）通过抑制柱后变为水，消除了其高电导本底，以利于对样品离子信号的检测。另一特点是离子色谱仪的泵及流路等，用耐腐蚀材料制成。

离子色谱法应用很广，不但可以分析无机与有机阴、阳离子，而且可以分析氨基酸，以及糖类和 DNA、RNA 的水解产物等。

（五）离子对色谱

在固定相上涂渍或流动相中加入溶质分子电荷相反的离子对试剂，进行分离离子型或可离子化的化合物的方法称为离子对色谱法（ion pair chromato-graphy，IPC）或离子对色谱（paired ion chromato-graphy，PLC），是由离子对萃取发展而成的一种分离分析的方法。

离子对萃取是一种液液分配分离离子型化合物的技术，这种萃取方法是选择合适的反电荷离子加入到水相中，与被分离化合物形成离子对，离子对表现为非离子性的中性物质，被萃取到有机相中。

离子对色谱法分为两类：正相离子对色谱和反相离子对色谱法。现在最常用的是反相离子对色谱，它使用反相谱中常用的固定相（如 ODS），能同时分离离子型化合物和中性化合物。

反相离子对色谱常用非极性疏水固定相，在强极性溶剂中加入与被分离离子电荷相反的平衡离子（如 B^-），当样品（含有被分离的离子 A^+）进入色谱柱之后，A^+ 和 B^- 相互作用生成中性化合物 AB，AB 就会被疏水性固定相溶解或吸附，按照它和固定相及流动相之间的作用力大小被流动相洗脱下来。

常用的流动相是甲醇-水和乙腈-水,增加甲醇或乙腈,k 值减小。在流动相中增加有机溶剂的比例,应考虑离子对试剂的溶解度。流动相酸度对保留值的影响,一般 pH 在 $2\sim7.4$ 比较合适。

离子对试剂的种类、大小及浓度都对分离有很大的影响,选择离子对试剂的种类决定于被分离样品的性质。

(六)尺寸排阻色谱

尺寸排阻色谱(size exclusion chromatography,SEC)用化学惰性的多孔性凝胶作固定相,按固定相对样品中各组分分子体积阻滞作用的差别来实现分离。SEC 是快速分离不同分子量混合物的色谱方法,可以快速地确定样品混合物的复杂组分,并同时给出各个组分的大概分子量及分布。

(七)胶束色谱

以胶束水溶液为流动相的色谱法称为胶束色谱法(micellar chromatography,MC)。

因为在流动相中又增加了一相(胶束相),故又称为假相色谱。该系统具有:固定相-流动相-胶束-固定相,三个界面、三个分配系数,因此有较好的选择性。其次是胶束水溶液无毒、便宜、安全。

三、固定相

色谱柱是高效液相色谱的心脏,其中的固定相(stationary phase 或称为填充剂、填料),是保证色谱柱高柱效和高分离度的关键。高效液相色谱法对固定相的要求比气相色谱法高得多。主要类型的固定相有硅胶、化学键合相、离子交换剂等。

(一)硅胶

硅胶是液-固吸附色谱常用的固定相之一,分为表孔硅胶、无定形全多孔硅胶、球形全多孔硅胶及堆积硅珠等类型。

表面多孔型硅胶粒度约为 $30\sim70\mu m$,现已很少应用。无定形全多孔硅胶粒度约 $5\sim10\mu m$,球形全多孔硅胶约为 $3\sim10\mu m$,堆积硅珠约为 $3\sim5\mu m$。

硅胶的主要性能参数有:形状、粒度、粒度分布、比表面积及平均孔径等。

硅胶是应用很广的固定相,主要用于分离溶于有机溶剂的极性至弱极性的分子型化合物。也可用于分离某些几何异构体。

(二)化学键合相

化学键合相主要包括:①非极性键合相。②中等极性键合相。③极性键合相。

用化学反应的方法将固定液的官能团键合在载体表面上,所形成的填料称为化学键合相(chemically bonded phase),简称键合相。化学键和固定相的优点是无固定液流失,增加了色谱柱的稳定性和使用寿命;化学性能稳定,在 pH2~8 的溶液中不变质;传质过程快,柱效高;载样量比硅胶约大一个数量级;适于作梯度洗脱。

化学键合固定相兼有分配作用和一定的吸附作用,吸附作用的大小视键合覆盖率而定。用化学反应方法将载体表面上残存的硅醇基除去,称为封尾、封顶或遮盖,所形成的键合相称为封尾键合相。这种键合相没有吸附作用,强疏水是其缺点。

（三）凝胶

尺寸排阻色谱法常用的固定相为具有一定孔径范围的多孔性凝胶。所谓凝胶是含有大量液体（一般是水）的柔软而富于弹性的物质，是一种经过交联而具有立体网状结构的多聚体。根据强度，这类凝胶可分为软质、半硬质及硬质三种。软质凝胶在压强 0.1MPa 左右即被压坏，因此这类凝胶只适用于常压下的分子排阻色谱法，不适用于高效液相色谱。

（四）离子交换剂

常用的离子交换剂包括离子交换树脂和离子交换键合相两类。离子交换色谱法早期采用离子交换树脂作固定相。因这种固定相具有膨胀性、不耐压，以及表面的微孔结构影响传质速率，已被离子型键合相所代替。

四、流动相

在液相色谱中，流动相可以从有机溶剂到水溶液，既能用纯溶剂，也可用二元或多元混合溶剂。流动相溶剂的性质和组成对色谱柱效、分离选择性和组分的 k 值影响很大。改变流动相的性质和组成，是提高色谱系统分离度和分析速度的重要手段。

（一）流动相选择的一般要求

1. 化学惰性好

如液-液分配色谱中用作流动相的溶剂应与固定相不互溶，高纯度，以防所含微量杂质在柱中积累，引起柱性能的改变。液固色谱中，硅胶吸附剂不能用碱性溶剂（如胺类）；氧化铝吸附剂不能用酸性溶剂。

2. 选用的溶剂性能应与所使用的检测器相互匹配

如使用紫外吸收检测器，就不能选用在检测波长有紫外吸收的溶剂。

3. 溶剂对样品有足够的溶解能力

溶解能力强可提高测定的灵敏度，同时避免在柱头产生沉淀。

4. 选择的溶剂应具有低的黏度和适当低的沸点

使用低黏度溶剂，可减少溶质的传质阻力，利于样品的纯化。

5. 避免使用有毒性的溶剂

应尽量避免使用具有显著毒性的溶剂，以保证操作人员的安全。

（1）沸点（b. p）。大部分可供选用的溶剂沸点较低，这样便于回收分离样品。在 LC－MS 联用技术中，低沸点溶剂不适用于往复泵，容易在泵体形成气泡，影响泵的输液精度。

（2）黏度（η）。随溶剂黏度增加，传质速率降低，柱效下降。在柱压降（ΔP）一定时，流动相线速度与其黏度成反比，应尽可能选用低黏度溶剂。除采用水溶液的离子交换色谱外，保持溶剂黏度低于 0.4～0.5 厘泊（cP）是不困难的。

（3）互溶性。在采用二元混合溶剂时应考虑溶剂的互溶性，防止溶剂分层。

（4）流动相溶剂的极性。高效液相色谱中的流动相由于它在两相分配过程中起着重要作用，为了描述它和溶质作用力的大小，有必要对流动相的综合作用力给以定量的表示，即"极性"。在高效液相色谱中常用 Rohrschneider 的数据来描述溶剂的极性，以极性参数 P' 表示，常用溶剂中水的极性最大。在正相色谱中，P' 越大，洗脱能力越强，在反相色谱中，P' 越大，洗脱能力越弱。调节溶剂极性可使样品组分的容量因子在适宜范围。一般粗略地说 P' 值改变 2

个单位,k 就改变 10 倍。

特点:①高压;②高分离效能;③高灵敏度;④应用范围广,百分之七十以上的有机化合物可用高效液相色谱分析;⑤分析速度快,载液流速快。

缺点为有"柱外效应",流动相的流型发生变化,被分离物质的任何扩散和滞留都会显著地导致色谱峰加宽,柱效率降低。其灵敏度不及气相色谱。此外高效液相色谱还有色谱柱可反复使用、样品不被破坏、易回收等优点,与气相色谱相比,各有所长,相互补充。

任务一　高效液相色谱仪的基本组成和操作步骤

【知识目标】

了解高效液相色谱法的简单原理;掌握高效液相色谱仪的基本组成部分。

【技能目标】

能规范操作高效液相色谱仪。

一、任务描述

在规定时间内,默写高效液相色谱仪的基本组成部分;熟练、规范使用高效液相色谱仪;提交任务报告。

二、操作步骤

要求在 45 分钟内完成如下操作步骤。

1. 实验前准备

检查工作服穿着规范、双手洁净,不染指甲,不留长指甲和不披发,清查给定的药品、试剂、仪器、任务报告单。

2. 气相色谱仪的基本组成部分

(1)高压输液系统:溶剂贮存器和高压泵。

(2)进样系统:进样扣、注射器和进样阀。

(3)分离系统:色谱柱、恒温器。

(4)检测器(紫外吸收检测器、荧光检测器等)。

(5)数据处理系统:操作软件包的工作站(计算机)

3. 气相色谱仪的操作步骤

(1)过滤流动相,根据需要选择不同的滤膜,并进行超声脱气处理。

(2)依次打开计算机和气相色谱仪。

(3)打开联机软件。

(4)较长时间没用或者换了新的流动相,需要先冲洗泵。冲洗泵时,直接在泵的出水口,用针头抽取。

(5)排气,旋动泵旋钮,使流动相直接流出。

(6)跑基线,用测试时所用的流动相过柱,使显示图片为一条水平线。

（7）调节进样器、泵、分离柱和检测器四处的参数，如流量、温度、进样量、流动相比例及检测波长等。

（8）进样，并测试；仪器将自动测试，并显示图谱。

（9）测试结束，关闭检测器的紫外灯，调小流动相流量，并依次关闭计算机和高效液相色谱仪。

（10）导出图谱。

4. 完成任务报告

分析判断实验结果的准确性，并完成任务报告。

5. 清场

将仪器、药品、试剂等清理复位，打扫和整理实训室，然后全部离场。

三、操作注意事项

（1）流动相必须用 HPLC 级的试剂，使用前过滤去除其中的颗粒性杂质和其他杂质。

（2）流动相过滤后要用超声脱气，脱气后应该恢复到室温后使用。

（3）不能用纯乙腈作为流动相，这样会使单向阀粘住而导致泵不进液。

（4）长时间不用仪器，应该将注子取下用堵头封好保存，注意不能用纯水保存柱子，因为水易长霉。

（5）气泡会导致压力不稳，重现性差，所以在使用过程中要尽量避免产生气泡。

（6）注意柱子的 pH 值范围，不得注射强酸强碱的样品。

（7）流动相流速不能过快，压力不能过大，可根据实际情况，设定合适的参数。

四、实施条件

表 4-37　高效液相色谱的基本组成和操作步骤实施条件

项目	基本实施条件
场地	药物检验实训室
设备	高效液相色谱仪
物料	水杨酸、乙醇、色谱纯甲醇等

五、评价标准

表 4-38　高效液相色谱的基本组成和操作步骤考核评价标准

评价内容	分值	评分细则
职业素养与操作规范 20分	5	工作服穿着规范、双手洁净，不染指甲，不留长指甲，不披发
	5	爱护仪器，不浪费药品和试剂
	5	操作完毕后将仪器、药品、试剂等清理复位
	5	清场

评价内容	分值	评分细则
技能 80 分	7	了解并熟记高压输液系统
	7	了解并熟记进样系统
	7	了解并熟记分离系统
	7	了解并熟记检测系统
	5	处理流动相
	5	接通电源,打开高效液相色谱仪和计算机
	3	打开联机操作软件
	5	设定参数(流动相、柱温等)
	5	排气
	2	进样
	5	图谱处理
	2	图谱输出和打印
	5	完成任务报告
	15	在规定时间内完成实验任务

六、任务报告

表 4-39 高效液相色谱的基本组成和操作步骤报告单

基本组成部分(系统)	包含的具体部件	功能/作用

任务二 高效液相色谱法定性分析水杨酸

【知识目标】

进一步掌握高效液相色谱仪的组成部分和操作方法;进一步掌握外标法。

【技能目标】

能规范操作高效液相色谱仪对水杨酸进行测试和定性分析。

一、任务描述

在规定时间内,熟练、规范使用高效液相色谱仪;根据图谱对水杨酸进行定性分析;提交任务报告。

定性分析的方法:

(1)利用保留值定性。利用对照品和样品的保留时间或相对保留时间相同性进行定性分析,方法虽然简单,但必须是已知物。一般用 HPLC 法作定性分析需改变流动相后,再次测定保留时间进行比较,从而可增加定性分析的可靠性。

(2)化学鉴别法。利用专属化学反应对分离后手机的组分定性。由于用制备 HPLC 手机组分比 GC 容易,因此该法时较使用的方法之一。

(3)联用技术鉴别法。这种联用技术是指 HPLC 作为制备手段得到纯组分,后用光谱仪器鉴定,是色谱仪与光谱仪的非在线联用。具体操作方法是当相邻组分的分离度足够大时,分别收集各组分的洗脱液,除去流动相,获得纯组分。用 IR、MS、NMR 等分析手段鉴定。用两谱联用仪能同时获得定性、定量分析信息。中药的两谱联用仪有 HPLC - UV、HPLC - FTIR 及 HPLC - MS 等。

二、操作步骤

要求在 45 分钟内完成如下操作步骤。

1. 实验前准备

检查工作服穿着规范、双手洁净,不染指甲,不留长指甲和不披发,清查给定的药品、试剂、仪器、药典、任务报告单。

2. 配置溶液

试样溶液:取 0.1g 水杨酸,置棕色具塞瓶中,加乙醇约 75ml,超声溶解,放冷至室温,用乙醇稀释至刻度,密塞,摇匀,过滤,取 5ml 滤液置 50ml 容量瓶中,加色谱纯甲醇稀释至刻度,摇匀。

3. 测试

精密量取 10μl 标准溶液注入色谱仪,并测试,得到水杨酸的标准图谱。然后以同样的条件,将上述试样溶液进样并测试。

4. 分析处理图谱

观察标准溶液图谱中水杨酸的保留时间,并与试样溶液中的保留时间相比较,如相差很小,则表明试样溶液中为水杨酸。

5. 关机

测试结束,关闭检测器的紫外灯,调小流动相流量,并依次关闭计算机和高效液相色谱仪。

6. 完成任务报告

将实验结果与药典标准相比较,分析判断实验结果的准确性,并完成药品任务报告。

7. 清场

将仪器、药品、试剂等清理复位,打扫和整理实训室,然后全部离场。

三、操作注意事项

(1)试样溶液测得的图谱,也可与计算机中存储的标准图谱比对。

（2）定性分析，只需通过计算机得出保留时间和峰型并比对即可，时间差值不可太大，一般在 0.1 分钟以内。

（3）参照此项目"任务一"的注意事项。

四、实施条件

表 4 - 40　高效液相色谱法定性分析水杨酸实施条件

项目	基本实施条件
场地	药物检验实训室
设备	高效液相色谱仪
物料	水杨酸、乙醇、色谱纯甲醇、注射器等

五、评价标准

表 4 - 41　高效液相色谱法定性分析水杨酸考核评价标准

评价内容	分值	评分细则
职业素养与操作规范 20 分	5	工作服穿着规范、双手洁净，不染指甲，不留长指甲、不披发
	5	爱护仪器，不浪费药品和试剂
	5	操作完毕后将仪器、药品、试剂等清理复位
	5	清场
技能 80 分	10	配置试样溶液
	15	将标准水杨酸溶液进行测试
	10	将试样溶液进行测试
	5	得出两次测试的保留时间和峰型
	10	关机
	15	比较两次保留时间和峰型，定性分析试样，完成任务报告单
	15	在规定时间内完成实验任务

六、任务报告

表 4 - 42　高效液相色谱法定性分析水杨酸报告单

标准溶液的保留时间（min）	
试样溶液的保留时间（min）	
保留时间之差（min）	
峰型是否相似	
判断试样是否是水杨酸	

任务三　高效液相色谱法测定水杨酸的含量

【知识目标】

进一步掌握高效液相色谱仪的组成部分和操作方法。

【技能目标】

能规范操作高效液相色谱仪对水杨酸进行定量分析。

定量分析方法和气相色谱方法基本一致,常用外标法、内标法,也可用内加法、校正因子法定量。

(1)外标法。以试样的对照品作标准物质,与标准物质对比求算试样含量的方法称为外标法。外标法可分为外标工作曲线法、外标一点法及外标二点法等,前两种方法常用。外标法的优点是不需要知道校正因子,只要被测组分出峰、无干扰、保留时间适宜,即可进行定量分析。缺点是进样量必须准确,否则定量误差大。在 HPLC 中,因进样量较大,或者用六通阀定量环进样,进样量误差相对较小,因此外标法是 HPLC 常用的定量分析方法之一。具体方法同气相色谱法。

(2)内标法。将一定量的内标物加入到样品中,再经色谱分析,根据样品的重量和内标物重量以及待测组分峰面积和内标物的峰面积,就可求出待测组分的含量。内标法可分为工作曲线法、内标一点法(内标对比法)、内标二点法及校正因子法。所用的内标物的要求同气相色谱。内标法的优点是可抵消仪器稳定性差,进样量不够准确等原因带来的定量分析误差。缺点是样品配置比较麻烦,不易寻找内标物。

工作曲线法。内标工作曲线法与外标法相同,只是在各种浓度的标准溶液中,加入相同量的内标物,进样。分别测量组分 i 与内标物 s 的峰面积 A(或峰高),以其峰面积比 A_i/A_s 浓度为纵坐标,以对照品溶液的 c_i(标准)绘制工作曲线,计算回归方程式及相关系数。

$$c_i = bA_i/A_s + a$$

上式中,b 为斜率,a 为截距,A_i 为待测组分的峰面积或峰高,A_s 为内标物的峰面积或峰高。

一、任务描述

在规定时间内,熟练、规范使用高效液相色谱仪,并对水杨酸进行测试;根据图谱对水杨酸进行定量分析;提交任务报告。

二、操作步骤

要求在 45 分钟内完成如下操作步骤。

1. 实验前准备

检查工作服穿着规范、双手洁净,不染指甲,不留长指甲和不披发,清查给定的药品、试剂、仪器、任务报告单。

2. 配置溶液

试样溶液:取 0.1g 水杨酸,置棕色具塞瓶中,加乙醇约 75ml,超声溶解,放冷至室温,用乙醇稀释至刻度,密塞,摇匀,过滤,取 5ml 滤液置 50ml 容量瓶中,加色谱纯甲醇稀释至刻度,摇匀。

3. 测试

精密量取 10μl 标准溶液注入色谱仪,并测试,得到水杨酸的标准图谱。然后以同样的条件,将上述试样溶液进样并测试。

4. 图谱分析和数据处理

观察并分析图谱,分别得出水杨酸和标准溶液的保留时间和峰面积,并代入公式:

$$N = 5.54 \times (t_R/W_{1/2})^2$$

$$m_x = \frac{A_x}{\dfrac{A_r}{m_r}}$$

计算得到色谱柱的理论塔板数,并按外标法以峰面积计算得到水杨酸的含量。式中,N 为理论塔板数;t_R 为保留时间;$W_{1/2}$ 为半峰宽;m_x 为试样的质量;A_x 为试样的峰面积;A_r 为外标物的峰面积;m_r 为外标物的质量。

5. 关机

测定完毕后,按此项目"任务一"中的步骤,关闭检测器的紫外灯,调小流动相流量,并依次关闭计算机和高效液相色谱仪。

6. 完成任务报告

分析判断实验结果的准确性,并完成任务报告。

7. 清场

将仪器、药品、试剂等清理复位,打扫和整理实训室,然后全部离场。

三、操作注意事项

(1)试样和外标溶液的量一定要精确。
(2)参照此项目"任务一"的注意事项。

四、实施条件

表 4-43　高效液相色谱法测定水杨酸的含量实施条件

项目	基本实施条件
场地	药物检验实训室
设备	高效液相色谱仪、电子天平
物料	水杨酸、甲醇、注射器、水杨酸标准品等

五、评价标准

表 4 - 44　高效液相色谱法测定水杨酸的含量考核评价标准

评价内容	分值	评分细则
职业素养与操作规范 20 分	5	工作服穿着规范、双手洁净，不染指甲，不留长指甲、不披发
	5	爱护仪器，不浪费药品和试剂
	5	操作完毕后将仪器、药品、试剂等清理复位
	5	清场
技能 80 分	8	配置试样溶液
	10	将标准品溶液进行测试
	10	将试样溶液进行测试
	10	图谱分析，分别得出试样和外标溶液的保留时间和峰面积等数据
	15	计算理论塔板数和水杨酸的含量
	7	关机
	10	分析判断实验结果的准确性，并完成任务报告
	10	在规定时间内完成实验任务

六、任务报告

表 4 - 45　高效液相色谱法测定水杨酸的含量报告单

	标准品溶液	样品溶液
溶液的浓度（mol/L）		
保留时间（min）		
峰宽（min）		
半峰宽（min）		
峰面积		
样品溶液的浓度（mol/L）		
水杨酸标示量（%）		
理论塔板数		

附　录

附录一　相对原子质量表（2001 年国际原子量）

（^{12}C＝12.00）

（录自 2001 年国际原子量表）

中文名	英文名	符号	原子量	中文名	英文名	符号	原子量
氢	Hydrogen	H	1.00794(7)	砷	Arsenic	As	74.92160(2)
氦	Helium	He	4.002602(2)	硒	Selenium	Se	78.96(3)
锂	Lithium	Li	6.941(2)	溴	Bromine	Br	79.904(1)
硼	Boron	B	10.811(7)	锶	Strontium	Sr	87.62(1)
碳	Carbon	C	12.0107(8)	锆	Zirconium	Zr	91.224(2)
氮	Nitrogen	N	14.0067(2)	钼	Molybdenum	Mo	95.94(2)
氧	Oxygen	O	15.9994(3)	锝	Technetium	Tc	[99]
氟	Fluorine	F	18.9984032(5)	钯	Palladium	Pd	106.42(1)
钠	Sodium(Natrium)	Na	22.9989770(2)	银	Silver(Argentum)	Ag	107.8682(2)
镁	Magnesium	Mg	24.3050(6)	镉	Cadmium	Cd	112.411(8)
铝	Aluminium	Al	26.981538(2)	铟	Indium	In	114.818(3)
硅	Silicon	Si	28.0855(3)	锡	Tin(Stannum)	Sn	118.710(7)
磷	Phosphorus	P	30.973761(2)	锑	Antimony(Stibium)	Sb	121.760(1)
硫	Sulfur	S	32.065(5)	碘	Iodine	I	126.90447(3)
氯	Chlorine	Cl	35.453(2)	碲	Tellurium	Te	127.60(3)
氩	Argon	Ar	39.948(1)	氙	Xenon	Xe	131.293(6)
钾	Potassoium	K	39.0983(1)	钡	Barium	Ba	137.327(7)
钙	Calcium	Ca	40.078(4)	镧	Lanthanum	La	138.9055(2)
钛	Titanium	Ti	47.867(1)	铈	Cerium	Ce	140.116(1)
钒	Vanadium	V	50.9415(1)	钬	Holmium	Ho	164.93032(2)
铬	Chromium	Cr	51.9961(6)	镱	Ytterbium	Yb	173.04(3)
锰	Manganese	Mn	54.938049(9)	钨	Tungsten(Wolfram)	W	183.84(1)
铁	Iron(Ferrum)	Fe	55.845(2)	铂	Platinum	Pt	195.078(2)
钴	Cobalt	Co	58.933200(9)	金	Gold(Aurm)	Au	196.96655(2)
镍	Nickel	Ni	58.6934(2)	汞	Mercury(Hydrargyrum)	Hg	200.59(2)
铜	Copper(Cuprum)	Cu	63.546(3)	铅	Lead(Plumbum)	Pb	207.2(1)
锌	Zinc	Zn	65.409(4)	铋	Bismuth	Bi	208.98038(2)
镓	Galtium	Ga	69.723(1)	钍	Thorium	Th	232.0381(1)
锗	Germanium	Ge	72.64(1)	铀	Uranium	U	238.02891(3)

注：1.原子量末位数的准确度加注在其后括号内。

　　2.中括号内的庶子是半衰期最长的放射性同位素的质量数。

附录二　常用式量表

分子式	相对分子质量	分子式	相对分子质量
$AgBr$	187.77	$Na_2S_2O_3 \cdot 5H_2O$	248.17
$AgCl$	143.32	NH_3	17.03
AgI	234.77	NH_4Cl	53.49
$AgNO_3$	169.87	NH_4OH	35.5
Al_2O_3	101.96	$KMnO_4$	158.03
As_2O_3	197.84	KNO_3	85.10
$BaCl_2 \cdot 2H_2O$	244.27	KOH	56.11
BaO	153.33	K_2PtCl_6	486.00
$Ba(OH)_2 \cdot 8H_2O$	315.47	$MgCO_3$	84.31
$BaSO_4$	233.39	$MgCl_2$	95.21
$CaCO_3$	100.09	$MgSO_4 \cdot 7H_2O$	246.47
CaO	56.08	$MgNH_4PO_4 \cdot 6H_2O$	245.41
$Ca(OH)_2$	74.09	MgO	40.30
CO_2	44.01	$Mg(OH)_2$	58.32
CuO	79.55	$Na_2P_2O_7$	222.55
Cu_2O	143.09	$Na_2B_4O_7 \cdot 10H_2O$	381.37
$CuSO_4 \cdot 5H_2O$	249.68	$NaBr$	102.89
FeO	71.85	$NaCl$	58.44
Fe_2O_3	159.69	Na_2CO_3	105.99
$FeSO_4 \cdot 7H_2O$	278.01	$NaHCO_3$	84.01
$FeSO_4(NH_4)_2SO_4 \cdot 6H_2O$	392.13	$Na_2HPO_4 \cdot 12H_2O$	358.14
H_3BO_3	61.83	$NaNO_2$	69.00
HCl	36.46	Na_2O	61.98
$HClO_4$	100.47	$NaOH$	40.00
HNO_3	63.02	H_2SO_4	98.07
H_2O	18.01528	I_2	253.81
H_2O_2	34.01	$KAl(SO_4)_2 \cdot 12H_2O$	474.38
H_3PO_4	98.00	KBr	119.00
K_2CO_3	138.21	$KBrO_3$	167.00
K_2CrO_4	194.19	KCl	74.55
$K_2Cr_2O_7$	294.18	$KClO_4$	138.55

分子式	相对分子质量	分子式	相对分子质量
KH_2PO_4	136.09	KSCN	97.18
$KHSO_4$	136.16	PbO_2	239.20
KI	166.00	$PbSO_4$	303.26
KIO_3	214.00	P_2O_5	141.94
$KIO_3 \cdot HIO_3$	389.91	SiO_2	60.08
NaS_2O_3	158.10	SO_2	64.06
SO_3	80.06	$(NH4)_3PO_4 \cdot 12MoO_3$	1876.35
ZnO	81.38	$(NH4)_2SO_4$	132.13
$HC_2H_3O_2$	60.05	$PbCrO_4$	323.19
$H_2C_2O_4 \cdot 2H_2O$（草酸）	126.07	$Na_2C_2O_4$（草酸钠）	134.00
$KHC_4H_4O_4$（酒石酸氢钾）	188.18	$NaC_7H_5O_2$（苯甲酸钠）	144.41
$KHC_8H_4O_4$（邻苯二甲酸氢钾）	204.44	$Na_3C_6H_5O_7 \cdot 2H_2O$（枸橼酸钠）	294.12
$K(SbO)C_4H_4O_6 \cdot 1/2H_2O$（酒石酸锑钾）	333.94		

附录三　弱酸、弱碱在水中的电离常数

名称	化学式	解离常数，K	pK
醋酸	HAc	1.76×10^{-5}	4.75
碳酸	H_2CO_3	$K_1 = 4.30 \times 10^{-7}$	6.37
		$K_2 = 5.61 \times 10^{-11}$	10.25
草酸	$H_2C_2O_4$	$K_1 = 5.90 \times 10^{-2}$	1.23
		$K_2 = 6.40 \times 10^{-5}$	4.19
亚硝酸	HNO_2	4.6×10^{-4} (285.5K)	3.37
磷酸	H_3PO_4	$K_1 = 7.52 \times 10^{-3}$	2.12
		$K_2 = 6.23 \times 10^{-8}$	7.21
		$K_3 = 2.2 \times 10^{-13}$ (291K)	12.67
亚硫酸	H_2SO_3	$K_1 = 1.54 \times 10^{-2}$ (291K)	1.81
		$K_2 = 1.02 \times 10^{-7}$	6.91
硫酸	H_2SO_4	$K_2 = 1.20 \times 10^{-2}$	1.92
硫化氢	H_2S	$K_1 = 9.1 \times 10^{-8}$ (291K)	7.04
		$K_2 = 1.1 \times 10^{-12}$	11.96
氢氰酸	HCN	4.93×10^{-10}	9.31
铬酸	H_2CrO_4	$K_1 = 1.8 \times 10^{-1}$	0.74
		$K_2 = 3.20 \times 10^{-7}$	6.49
* 硼酸	H_3BO_3	5.8×10^{-10}	9.24
氢氟酸	HF	3.53×10^{-4}	3.45
过氧化氢	H_2O_2	2.4×10^{-12}	11.62
次氯酸	HClO	2.95×10^{-5} (291K)	4.53
次溴酸	HBrO	2.06×10^{-9}	8.69
次碘酸	HIO	2.3×10^{-11}	10.64
碘酸	HIO_3	1.69×10^{-1}	0.77
砷酸	H_3AsO_4	$K_1 = 5.62 \times 10^{-3}$ (291K)	2.25
		$K_2 = 1.70 \times 10^{-7}$	6.77
		$K_3 = 3.95 \times 10^{-12}$	11.40
亚砷酸	$HAsO_2$	6×10^{-10}	9.22
铵离子	NH_4^+	5.56×10^{-10}	9.25
氨水	$NH_3 \cdot H_2O$	1.79×10^{-5}	4.75

名称	化学式	解离常数，K	pK
联胺	N_2H_4	8.91×10^{-7}	6.05
羟胺	NH_2OH	9.12×10^{-9}	8.04
氢氧化铅	$Pb(OH)_2$	9.6×10^{-4}	3.02
氢氧化锂	$LiOH$	6.31×10^{-1}	0.2
氢氧化铍	$Be(OH)_2$	1.78×10^{-6}	5.75
	$BeOH^+$	2.51×10^{-9}	8.6
氢氧化铝	$Al(OH)_3$	5.01×10^{-9}	8.3
	$Al(OH)_2{}^+$	1.99×10^{-10}	9.7
氢氧化锌	$Zn(OH)_2$	7.94×10^{-7}	6.1
氢氧化镉	$Cd(OH)_2$	5.01×10^{-11}	10.3
*乙二胺	$H_2NC_2H_4NH_2$	$K_1=8.5\times10^{-5}$	4.07
		$K_2=7.1\times10^{-8}$	7.15
*六亚甲基四胺	$(CH_2)_6N_4$	1.35×10^{-9}	8.87
*尿素	$CO(NH_2)_2$	1.3×10^{-14}	13.89
*质子化六亚甲基四胺	$(CH_2)_6N_4H^+$	7.1×10^{-6}	5.15
甲酸	$HCOOH$	1.77×10^{-4}（293K）	3.75
氯乙酸	$ClCH_2COOH$	1.40×10^{-3}	2.85
氨基己酸	NH_2CH_2COOH	1.67×10^{-10}	9.78
*邻苯二甲酸	$C_6H_4(COOH)_2$	$K_1=1.12\times10^{-3}$	2.95
		$K_2=3.91\times10^{-6}$	5.41
柠檬酸	$(HOOCCH_2)_2C(OH)COOH$	$K_1=7.1\times10^{-4}$	3.14
		$K_2=1.68\times10^{-5}$（293K）	4.77
		$K_3=4.1\times10^{-7}$	6.39
α-酒石酸	$(CH(OH)COOH)_2$	$K_1=1.04\times10^{-3}$	2.98
		$K_2=4.55\times10^{-5}$	4.34
*8-羟基喹啉	C_9H_6NOH	$K_1=8\times10^{-6}$	5.1
		$K_2=1\times10^{-9}$	9.0
苯酚	C_6H_5OH	1.28×10^{-10}（293K）	9.89
*对氨基苯磺酸	$H_2NC_6H_4SO_3H$	$K_1=2.6\times10^{-1}$	0.58
		$K_2=7.6\times10^{-4}$	3.12
*乙二胺四乙酸（EDTA）	$(CH_2COOH)_2NH^+$ $CH_2CH_2NH^+(CH_2COOH)_2$	$K_5=5.4\times10^{-7}$	6.27
		$K_6=1.12\times10^{-11}$	10.95

附录四 难溶化合物的溶度积(K_w)

化合物	K_{sp}	pK_{sp}	化合物	K_{sp}	pK_{sp}
Ag_3AsO_4	1.0×10^{-22}	22.0	Hg_2Cl_2	1.3×10^{-18}	17.88
$AgBr$	5.0×10^{-5}	12.3	HgC_2O_4	1.0×10^{-7}	7.0
$AgBrO_3$	5.50×10^{-5}	4.26	Hg_2CO_3	8.9×10^{-17}	16.05
$AgCl$	1.8×10^{-10}	9.75	$Hg_2(CN)_2$	5.0×10^{-40}	39.3
$AgCN$	1.2×10^{-16}	15.92	Hg_2CrO_4	2.0×10^{-9}	8.70
Ag_2CO_3	8.1×10^{-12}	11.09	Hg_2I_2	4.5×10^{-29}	28.35
$Ag_2C_2O_4$	3.5×10^{-11}	10.46	HgI_2	2.82×10^{-29}	28.55
$Ag_2Cr_2O_7$	1.2×10^{-12}	11.92	$Hg_2(IO_3)_2$	2.0×10^{-14}	13.71
AgI	2.0×10^{-7}	6.70	$Hg_2(OH)_2$	2.0×10^{-24}	23.7
$AgIO_3$	8.3×10^{-17}	16.08	$HgSe$	1.0×10^{-59}	59.0
$AgOH$	3.1×10^{-8}	7.51	$HgS(红)$	4.0×10^{-53}	52.4
Ag_2MoO_4	2.0×10^{-8}	7.71	$HgS(黑)$	1.6×10^{-52}	51.8
Ag_3PO_4	2.8×10^{-12}	11.55	Hg_2WO_4	1.1×10^{-17}	16.96
Ag_2S	1.4×10^{-16}	15.84	$Ho(OH)_3$	5.0×10^{-23}	22.30
$AgSCN$	1.0×10^{-12}	12.00	$InPO_4$	2.3×10^{-22}	21.63
Ag_2SO_3	1.5×10^{-14}	13.82	In_2S_3	5.7×10^{-74}	73.24
Ag_2SO_4	1.4×10^{-5}	4.84	$La_2(CO_3)_3$	3.98×10^{-34}	33.4
Ag_2Se	2.0×10^{-64}	63.7	$LaPO_4$	3.98×10^{-23}	22.43
Ag_2SeO_3	1.0×10^{-15}	15	$Lu(OH)_3$	1.9×10^{-24}	23.72
Ag_2SeO_4	5.7×10^{-8}	7.25	$Mg_3(AsO_4)_2$	2.1×10^{-20}	19.68
$AgVO_3$	5.0×10^{-7}	6.3	$MgCO_3$	3.5×10^{-8}	7.46
Ag_2WO_4	5.5×10^{-12}	11.26	$MgCO_3 \cdot 3H_2O$	2.14×10^{-5}	4.67
$Al(OH)_3$①	4.57×10^{-33}	32.34	$Mg(OH)_2$	1.8×10^{-11}	10.74
$AlPO_4$	6.3×10^{-19}	18.24	$Mg_3(PO_4)_2 \cdot 8H_2O$	6.31×10^{-26}	25.2
Al_2S_3	2.0×10^{-7}	6.7	$Mn_3(AsO_4)_2$	1.9×10^{-29}	28.72
$Au(OH)_3$	5.5×10^{-46}	45.26	$MnCO_3$	1.8×10^{-11}	10.74
$AuCl_3$	3.2×10^{-25}	24.5	$Mn(IO_3)_2$	4.37×10^{-7}	6.36
$AuI3$	1.0×10^{-46}	46.0	$Mn(OH)_4$	1.9×10^{-13}	12.72
$Ba(AsO_4)_2$	8.0×10^{-51}	50.1	$MnS(粉红)$	2.5×10^{-10}	9.6
$BaCO_3$	5.1×10^{-9}	8.29	$MnS(绿)$	2.5×10^{-13}	12.6
BaC_2O_4	1.6×10^{-7}	6.79	$Ni_3(AsO_4)_2$	3.1×10^{-26}	25.51
$BaCrO_4$	1.2×10^{-10}	9.93	$NiCO_3$	6.6×10^{-9}	8.18
$Ba_3(PO_4)_2$	3.4×10^{-23}	22.44	NiC_2O_4	4.0×10^{-10}	9.4
$BaSO_4$	1.1×10^{-10}	9.96	$Ni(OH)_2(新)$	2.0×10^{-15}	14.7

化合物	K_{sp}	pK_{sp}	化合物	K_{sp}	pK_{sp}
BaS_2O_3	1.6×10^{-5}	4.79	$Ni_3(PO_4)_2$	5.0×10^{-31}	30.3
$BaSeO_3$	2.7×10^{-7}	6.57	$\alpha-NiS$	3.2×10^{-19}	18.5
$BaSeO_4$	3.5×10^{-8}	7.46	$\beta-NiS$	1.0×10^{-24}	24.0
$Be(OH)_2^{②}$	1.6×10^{-22}	21.8	$\gamma-NiS$	2.0×10^{-26}	25.7
$BiAsO_4$	4.4×10^{-10}	9.36	$Pb_3(AsO_4)_2$	4.0×10^{-36}	35.39
$Bi(C_2O_4)_3$	3.98×10^{-36}	35.4	$PbBr_2$	4.0×10^{-5}	4.41
$Bi(OH)_3$	4.0×10^{-31}	30.4	$PbCl_2$	1.6×10^{-5}	4.79
$BiPO_4$	1.26×10^{-23}	22.9	$PbCO_3$	7.4×10^{-14}	13.13
$CaCO_3$	2.8×10^{-9}	8.54	$PbCrO_4$	2.8×10^{-13}	12.55
$CaC_2O_4 \cdot H_2O$	4.0×10^{-9}	8.4	PbF_2	2.7×10^{-8}	7.57
CaF_2	2.7×10^{-11}	10.57	$PbMoO_4$	1.0×10^{-13}	13.0
$CaMoO_4$	4.17×10^{-8}	7.38	$Pb(OH)_2$	1.2×10^{-15}	14.93
$Ca(OH)_2$	5.5×10^{-6}	5.26	$Pb(OH)_4$	3.2×10^{-66}	65.49
$Ca_3(PO4)_2$	2.0×10^{-29}	28.70	$Pb(PO_4)_3$	8.0×10^{-43}	42.10
$CaSO_4$	3.16×10^{-7}	5.04	PbS	1.0×10^{-28}	28.00
$CaSiO_3$	2.5×10^{-8}	7.60	$PbSO_4$	1.6×10^{-8}	7.79
$CaWO_4$	8.7×10^{-9}	8.06	$PbSe$	7.94×10^{-43}	42.1
$CdCO_3$	5.2×10^{-12}	11.28	$PbSeO_4$	1.4×10^{-7}	6.84
$CdC_2O_4 \cdot 3H_2O$	9.1×10^{-8}	7.04	$Pd(OH)_2$	1.0×10^{-31}	31.0
$Cd_3(PO_4)_2$	2.5×10^{-33}	32.6	$Pd(OH)_4$	6.3×10^{-71}	70.2
CdS	8.0×10^{-27}	26.1	PdS	2.03×10^{-58}	57.69
$CdSe$	6.31×10^{-36}	35.2	$Pm(OH)_3$	1.0×10^{-21}	21.0
$CdSeO_3$	1.3×10^{-9}	8.89	$Pr(OH)_3$	6.8×10^{-22}	21.17
CeF_3	8.0×10^{-16}	15.1	$Pt(OH)_2$	1.0×10^{-35}	35.0
$CePO_4$	1.0×10^{-23}	23.0	$Pu(OH)_3$	2.0×10^{-20}	19.7
$Co(AsO_4)_2$	7.6×10^{-29}	28.12	$Pu(OH)_4$	1.0×10^{-55}	55.0
$CoCO_3$	1.4×10^{-13}	12.84	$RaSO_4$	4.2×10^{-11}	10.37
CoC_2O_4	6.3×10^{-8}	7.2	$Rh(OH)_3$	1.0×10^{-23}	23.0
$Co(OH)_2$ (蓝)	6.31×10^{-15}	14.2	$Ru(OH)_3$	1.0×10^{-36}	36.0
			Sb_2S_3	1.5×10^{-93}	92.8
$Co(OH)_2$ (粉红,新沉淀)	1.58×10^{-15}	14.8	SeF_3	4.2×10^{-18}	17.37
			$Sc(OH)_3$	8.0×10^{-31}	30.1
			$Sm(OH)_3$	8.2×10^{-23}	22.08
			$Sn(OH)_2$	1.4×10^{-28}	27.85
			$Sn(OH)_4$	1.0×10^{-56}	56.0
$Co(OH)_2$ (粉红,陈化)	2.00×10^{-16}	15.7	SnO_2	3.98×10^{-65}	64.4
			SnS	1.0×10^{-25}	25.0
			$SnSe$	3.98×10^{-39}	38.4

化合物	K_{sp}	pK_{sp}	化合物	K_{sp}	pK_{sp}
$CoHPO_4$	2.0×10^{-7}	6.7	$Sr_3(AsO_4)_2$	8.1×10^{-19}	18.09
$Co_3(PO_4)_3$	2.0×10^{-35}	34.7	$SrCO_3$	1.1×10^{-10}	9.96
$CrAsO_4$	7.7×10^{-21}	20.11	$SrC_2O_4 \cdot H_2O$	1.6×10^{-7}	6.80
$Cr(OH)_3$	6.3×10^{-31}	30.2	SrF_2	2.5×10^{-9}	8.61
$CrPO_4 \cdot 4H_2O(绿)$	2.4×10^{-23}	22.62	$Sr_3(PO_4)_2$	4.0×10^{-28}	27.39
$CrPO_4 \cdot 4H_2O(紫)$	1.0×10^{-17}	17.0	$SrSO_4$	3.2×10^{-7}	6.49
$CuBr$	5.3×10^{-9}	8.28	$SrWO_4$	1.7×10^{-10}	9.77
$CuCl$	1.2×10^{-6}	5.92	$Tb(OH)_3$	2.0×10^{-22}	21.7
$CuCN$	3.2×10^{-20}	19.49	$Te(OH)_4$	3.0×10^{-54}	53.52
$CuCO_3$	2.34×10^{-10}	9.63	$Th(C_2O_4)_2$	1.0×10^{-22}	22.0
CuI	1.1×10^{-12}	11.96	$Th(IO_3)_4$	2.5×10^{-15}	14.6
$Cu(OH)_2$	4.8×10^{-20}	19.32	$Th(OH)_4$	4.0×10^{-45}	44.4
$Cu(PO_4)_2$	1.3×10^{-37}	36.9	$Ti(OH)_3$	1.0×10^{-40}	40.0
Cu_2S	2.5×10^{-48}	47.6	$TlBr$	3.4×10^{-6}	5.47
Cu_2Se	1.58×10^{-61}	60.8	$TlCl$	1.7×10^{-4}	3.76
CuS	6.3×10^{-36}	35.2	Tl_2CrO_4	9.77×10^{-13}	12.01
$CuSe$	7.94×10^{-49}	48.1	TlI	6.5×10^{-8}	7.19
$Dy(OH)_3$	1.4×10^{-22}	21.85	TlN_3	2.2×10^{-4}	3.66
$Er(OH)_3$	4.1×10^{-24}	23.39	Tl_2S	5.0×10^{-21}	20.3
$Eu(OH)_3$	8.9×10^{-24}	23.05	$TlSeO_3$	2.0×10^{-39}	38.7
$FeAsO_4$	5.7×10^{-21}	20.24	$UO_2(OH)_2$	1.1×10^{-22}	21.95
$FeCO_3$	3.2×10^{-11}	10.50	$VO(OH)_2$	5.9×10^{-23}	22.13
$Fe(OH)_2$	8.0×10^{-16}	15.1	$Y(OH)_3$	8.0×10^{-23}	22.1
$Fe(OH)_3$	4.0×10^{-38}	37.4	$Yb(OH)_3$	3.0×10^{-24}	23.52
$FePO_4$	1.3×10^{-22}	21.89	$Zn_3(AsO_4)_2$	1.3×10^{-28}	27.89
FeS	6.3×10^{-18}	17.2	$ZnCO_3$	1.4×10^{-11}	10.84
$Ca(OH)_3$	7.0×10^{-36}	35.15	$Zn(OH)_2$	2.09×10^{-16}	15.68
$CaPO_4$	1.0×10^{-21}	21.0	$Zn_3(PO_4)_2$	9.0×10^{-33}	32.04
$Gd(OH)_3$	1.8×10^{-23}	22.74	$\alpha-ZnS$	1.6×10^{-24}	23.8
$Hf(OH)_4$	4.0×10^{-26}	25.4	$\beta-ZnS$	2.5×10^{-22}	21.6
Hg_2Br_2	5.6×10^{-23}	22.24	$ZrO(OH)_2$	6.3×10^{49}	48.2

附录五　标准电极电位表(298.15K)

1. 在酸性溶液中

电极反应	E^q/V	电极反应	E^q/V
$Ag^+ + e^- = Ag$	0.7996	$Cd^{2+} + 2e^- = Cd(Hg)$	-0.3521
$Ag^{2+} + e^- = Ag^+$	1.980	$Ce^{3+} + 3e^- = Ce$	-2.483
$AgAc + e^- = Ag + Ac^-$	0.643	$Cl_2(g) + 2e^- = 2Cl^-$	1.35827
$AgBr + e^- = Ag + Br^-$	0.07133	$HClO + H^+ + e^- = 1/2Cl_2 + H_2O$	1.611
$Ag_2BrO_3 + e^- = 2Ag + BrO_3^-$	0.546	$HClO + H^+ + 2e^- = Cl^- + H_2O$	1.482
$Ag_2C_2O_4 + 2e^- = 2Ag + C_2O_4^{2-}$	0.4647	$ClO_2 + H^+ + e^- = HClO_2$	1.277
$AgCl + e^- = Ag + Cl^-$	0.22233	$HClO_2 + 2H^+ + 2e^- = HClO + H_2O$	1.645
$Ag_2CO_3 + 2e^- = 2Ag + CO_3^{2-}$	0.47	$HClO_2 + 3H^+ + 3e^- = 1/2Cl_2 + 2H_2O$	1.628
$Ag_2CrO_4 + 2e^- = 2Ag + CrO_4^{2-}$	0.4470	$HClO_2 + 3H^+ + 4e^- = Cl^- + 2H_2O$	1.570
$AgF + e^- = Ag + F^-$	0.779	$ClO_3^- + 2H^+ + e^- = ClO_2 + H_2O$	1.152
$AgI + e^- = Ag + I^-$	-0.15224	$ClO_3^- + 3H^+ + 2e^- = HClO_2 + H_2O$	1.214
$Ag_2S + 2H + 2e^- = 2Ag + H_2S$	-0.0366	$ClO_3^- + 6H^+ + 5e^- = 1/2Cl_2 + 3H_2O$	1.47
$AgSCN + e^- = Ag + SCN^-$	0.08951	$ClO_3^- + 6H^+ + 6e^- = Cl^- + 3H_2O$	1.451
$Ag_2SO_4 + 2e^- = 2Ag + O_4^{2-}$	0.654	$ClO_4^- + 2H^+ + 2e^- = ClO_3^- + H_2O$	1.189
$Al^{3+} + 3e^- = Al$	-1.662		
$Alf_6^{3-} + 3e^- = Al + 6F^-$	-2.069	$ClO_4- + 8H^+ + 7e^- = 1/2Cl_2 + 4H_2O$	1.39
$As_2O_3 + 6H^+ + 6e^- = 2As + 3H_2O$	0.234		
$HAsO_2 + 3H^+ + 3e^- = As + 2H_2O$	0.248	$ClO_4^- + 8H^+ + 8e^- = Cl^- + 4H_2O$	1.389
$H_3AsO_4 + 3H^+ + 2e^- = HAsO_2 + 2H_2O$	0.560	$Co^{2+} + 2e^- = Co$	-0.28
$Au^+ + e^- = Au$	1.692	$Co^{3+} + e^- = Co^{2+}(2molL^{-1}H_2SO_4)$	1.83
$Au^{3+} + 3e^- = Au$	1.498	$CO_2 + 2H^+ + 2e^- = HCOOH$	-0.199
$AuCl_4^- + 3e^- = Au + 4Cl^-$	1.002	$Cr^{2+} + 2e^- = Cr$	-0.913
$Au^{3+} + 2e^- = Au^+$	1.401	$Cr^{3+} + e^- = Cr^{2+}$	-0.407
$H_3BO_3 + 3H^+ + 3e^- = B + 3H_2O$	-0.8698	$Cr^{3+} + 3e^- = Cr$	-0.744
$Ba^{2+} + 2e^- = Ba$	-2.912	$Cr_2O_7^{2-} + 14H^+ + 6e^- = 2Cr^{3+} + 7H_2O$	1.232
$Ba^{2+} + 2e^- = Ba(Hg)$	-1.570	$HCrO_4^- + 7H^+ + 3e^- = Cr^{3+} + 4H_2O$	1.350
$Be^{2+} + 2e^- = Be$	-1.847	$Cu^+ + e^- = Cu$	0.521
$BiCl_4^- + 3e^- = Bi + 4Cl^-$	0.16	$Cu^{2+} + e^- = Cu^+$	0.153
$Bi_2O_4 + 4H^+ + 2e^- = 2BiO^+ + 2H_2O$	1.593	$Cu^{2+} + 2e^- = Cu$	0.3419
$BiO^+ + 2H^+ + 3e^- = Bi + H_2O$	0.320	$CuCl + e^- = Cu + Cl^-$	0.124

电极反应	$E^{\ominus}/V$	电极反应	$E^{\ominus}/V$
$BiOCl+2H^++3e^-=Bi+Cl^-+H_2o$	0.1583	$F_2+2H^++2e^-=2HF$	3.053
$Br_2(aq)+2e^-=2Br^-$	1.0873	$F_2+2e^-=2F^-$	2.866
$Br_2(l)+2e^-=2Br^-$	1.066	$Fe^{2+}+2e^-=Fe$	-0.447
$HBrO+H^++2e^-=Br^-+H_2O$	1.331	$Fe^{3+}+3e^-=Fe$	-0.037
$HBrO+H^++e^-=1/2Be_2(aq)+H_2O$	1.574	$Fe^{3+}+e^-=Fe^{2+}$	0.771
$HBrO+H^++e^-=1/2Br_2(l)+H_2O$	1.596	$[Fe(CN)_6]^{3-}+e^-=[Fe(CN)_6]^{4-}$	0.358
$BrO_3^-+6H^++5e^-=1/2Br_2+3H_2O$	1.482	$FeO_4^{2-}+8H^++3e^-=Fe^{3+}+4H_2O$	2.20
$BrO_3^-+6H^++6e^-=Br^-+3H_2O$	1.423	$Ca^{3+}+3e^-=Ga$	-0.560
$Ca^{2+}+2e^-=Br^-+3H_2O$	-2.868	$2H^++2e^-=H_2$	0.00000
$Cd^{2+}+2e^-=Cd$	-0.4030	$H_2(g)+2e^-=2H^-$	-2.23
$CdSO_4+2e^-=Cd+SO_4^{2-}$	-0.246	$HO_2+H^++e^-=H_2O_2$	1.495
$H_2O_2+2H^++2e^-=2H_2O$	1.776	$O2+4H^++4e^-=2H_2O$	1.229
$Hg^{2+}+2e^-=Hg$	0.851	$O(g)+2H^++2e^-=H_2O$	2.421
$2Hg^{2+}+2e^-=Hg_2^{2+}$	0.920	$O_3+2H^++2e^-=O_2+H_2O$	2.076
$Hg_2^{2+}+2e^-=2Hg$	0.7973	$P(red)+3H^++3e^-=PH_3(g)$	-0.111
$Hg_2Br_2+2e^-=2Hg+2Br^-$	0.13923	$P(white)+3H^++2e^-=PH_3(g)$	-0.063
$Hg_2Cl_2+2e^-=2Hg+2Cl^-$	0.26880	$H_3PO2_++H^++2e^-=P+2H_2O$	-0.508
$Hg_2I_2+2e^-=2Hg+2I^-$	-0.0405	$H_3PO_3+2H^++2e^-=H_3PO_2+H_2O$	-0.499
$Hg_2SO_4+2e^-=2Hg+SO_4^{2-}$	0.6125	$H_3PO_3+3H^++3e^-=P+3H_2O$	-0.454
$I_2+2e^-=2I^-$	0.5355	$H_2PO_4+2H^++2e^-=H_3PO_3+H_2O$	-0.276
$I_3^-+2e^-=3I^-$	0.536	$Pb^{2+}+2e^-=Pb$	-0.1262
$H_5IO_6+H^++2e^-=IO_3^-+3H_2O$	1.601	$PbBr_2+2e^-=Pb+2Br^-$	-0.284
$2HIO+2H^++2e^-=I_2+2H_2O$	1.439	$PbCl_2+2e^-=Pb+2Cl^-$	-0.2675
$HIO+H^++2e^-=I^-+H_2O$	0.987	$PbF_2+2e^-=Pb+2F^-$	-0.3444
$2IO_3^-+I_2H^++10e^-=I_2+6H_2O$	1.195	$PbI_2+2e^-=Pb+2I^-$	-0.365
$IO_3^-+6H^++6e^-=I^-+3H_2O$	1.085	$PbO_2+4H^++2e^-=Pb^{2+}+2H_2O$	1.455
$In^{3+}+2e^-=In^+$	-0.443	$PbO_2+SO_4^{2-}+4H^++2e^-=PbSO_4+2H_2O$	1.6913
$In^{3+}+3e^-=In$	-0.3382	$ObSO_4+2e^-=Pb+SO_4^{2-}$	-0.3588
$Ir^{3+}+3e^-=Ir$	1.159	$Pd^{2+}+2e^-=Pd$	0.951
$K^++e^-=K$	-2.931	$PdCl_4^{2-}+2e^-=Pd+4Cl^-$	0.591
$La^{3+}+3e^-=La$	-2.522	$Pt^{2+}+2e^-=Pt$	1.118
$Li^++e^-=Li$	-3.0401	$Rb^++e^-=Rb$	-2.98
$Mg^{2+}+2e^-=Mg$	-2.372	$Re^{3+}+3e^-=Re$	0.300

电极反应	E^q/V	电极反应	E^q/V
$Mn^{2+}+2e^-=Mn$	-1.185	$S+2H^++2e^-=H_2S(aq)$	0.142
$Mn^{3+}+e^-=Mn^{2+}$	1.5415	$S_2O_6^{2-}+4H^++2e^-=2H_2SO_3$	0.564
$MnO_2+4H^++2e^-=Mn^{2+}+2H_2O$	1.224	$S_2O_8^{2-}+2e^-=2SO_4^{2-}$	2.010
$MnO_4^-+e^-=MnO_4^{2-}$	0.558	$S_2O_8^{2-}+2H^++2e^-=2HSO_4^-$	2.123
$MnO_4^-+4H^++3e^-=Mn_2^++2H_2O$	1.679	$2H_2SO_3+H^++2e^-=H_2SO_4^-+2H_2O$	-0.056
$MnO_4^-+8H^++5e^-=Mn^{2+}+4H_2O$	1.507	$H_2SO_3+4H^++4e^-=S+3H_2O$	0.449
$MO^{3+}+3e^-=MO$	-0.200	$SO_4^{2-}+4H^++2e^-=H_2SO_3+H_2O$	0.172
$N_2+2H_2O+6H^++6e^-=2NH_4OH$	0.092	$2SO_4^{2-}+4H^++2e^-=S_2O_5^{2-}+2H_2O$	-0.22
$3N_2+2H^++2e^-=2NH_3(aq)$	-3.09	$Sb+3H^++3e^-=2SbH_3$	-0.510
$N_2O+2H^++2e^-=N_2+H_2O$	1.766	$Sb_2O_3+6H^++6e^-=2Sb+3H_2O$	0.152
$N_2O_4+2e^-=2NO_2^-$	0.867	$Sb_2O_5+6H^++4e^-=2SbO^-+3H_2O$	0.581
$N_2O_4+2H^++2e^-=2HNO_2$	1.065	$SbO^++2H^++3e^-=Sb+H_2O$	0.212
$N_2O_4+4H^++4e^-=2NO+2H_2O$	1.035	$Sc^{3+}+3e^-=Sc$	-2.077
$2NO+2H^++2e^-=N_2O+H_2O$	1.591	$Se+2H^++2e^-=H_2Se(aq)$	-0.399
$HNO_2+H^++e^-=NO+H_2O$	0.983	$H_2SeO_3+4H^++4e^-=Se+3H_2O$	0.74
$2HNO_2+4H^++4e^-=N_2O+3H_2O$	1.297	$SeO_4^{2-}+4H^++2e^-=H_2SeO_3+H_2O$	1.151
$NO_3^-+3H^++2e^-=HNO_2+H_2O$	0.934	$SiF_6^{2-}+4e^-=Si+6F^-$	-1.24
$NO_3^-+4H^++3e^-=NO+2H_2O$	0.957	$(quartz)SiO_2+4H^++4e^-=Si+2H_2O$	0.857
$2NO_3^-+4H^++2e^-=N_2O_2+2H_2O$	0.803	$Sn^{2+}+2e^-=Sn$	-0.1375
$Na+e^-=Na$	-2.71	$Sn^{4+}+2e^-=Sn^{2+}$	0.151
$Nb^{3+}+3e^-=Nb$	-1.1	$Sr^++e^-=Sr$	-4.10
$Ni^{2+}+2e^-=Ni$	-0.257	$Sr^{2+}+2e^-=Sr$	-2.89
$NiO_2+4H^++2e^-=Ni^{2+}+2H_2O$	1.678	$Sr^{2+}+2e^-=Sr(Hg)$	-1.793
$O_2+2H^++2e^-=H_2O_2$	0.695	$Te+2H^++2e^-=H_2Te$	-0.793
$Te^{4+}+4e^-=Te$	0.568	$V^{3+}+e^-=V^{2+}$	-0.255
$TeO_2+4H^++4e^-=Te+2H_2O$	0.593	$VO^{2+}+2H^++e^-=V^{3+}+H_2O$	0.337
$TeO_4^-+8H^++7e^-=Te+4H_2O$	0.472	$VO^{2+}+2H^++e^-=VO^{2+}+H_2O$	0.991
$H_6TeO_6+2H^++2e^-=TeO_2+4H_2O$	1.02	$V(OH)_4^++2H^++e^-=VO^{2+}+3H_2O$	1.00
$Th^{4+}+4e^-=Th$	-1.899	$V(OH)_4^++4H^++5e^-=V+4H_2O$	-0.254
$Ti^{2+}+2e^-=Ti$	01.630	$W_2O_5+2H^++2e^-=2WO_2+H_2O$	-0.031
$Ti^{3+}+e^-=Ti^{2+}$	-0.368	$WO_2+4H^++4e^-=W+2H_2O$	-0.119
$TiO_2+4H^++2e^-=Ti^{2+}+2H_2O$	-0.502	$2WO_3+2H^++2e^-=W_2O_5+H_2O$	-0.029
$Tl^++e^-=Tl$	-0.336	$Y^{3+}+3e^-=Y$	-2.37
$V^{2+}+2e^-=V$	-1.175	$Zn^{2+}+2e^-=Zn$	-0.7618

2. 在碱性溶液中

电极反应	$E^\ominus/V$	电极反应	$E^\ominus/V$
$AgCN+e^-=Ag+CN^-$	-0.017	$Cu(OH)_2+2e^-=Cu+2OH^-$	-0.222
$[Ag(CN)_2]^-+e^-=Ag+2CN^-$	-0.31	$2Cu(OH)_2+2e^-=Cu_2O+2OH^-+H_2O$	-0.080
$Ag_2O+H_2O+2e^-=2Ag+2OH^-$	0.342	$[Fe(CN)_6]^{3-}+e^-=[Fe(CN)_6]^{4-}$	0.358
$2AgO+H_2O+2e^-=Ag_2O+2OH^-$	0.607	$Fe(OH)_3+e^-=Fe(OH)_2+OH^-$	-0.56
$Ag_2S+2e^-=2Ag+S^{2-}$	-0.691	$H_2GaO_3^-+H_2O+3e^-=Ga+4OH^-$	-1.219
$H_2AlO_3^-+H_2O+3e^-=Al+4OH^-$	-2.33	$2H_2O+2e^-=H_2+2OH^-$	-0.8277
$AsO_2^-+2H_2O+3e^-=As+4OH^-$	-0.68	$Hg_2O+H_2O+2e^-=2Hg+2OH^-$	0.123
$AsO_4^{3-}+2H_2O+2e^-=AsO_2^-+4OH^-$	-0.71	$HgO+H_2O+2e^-=Hg+2OH^-$	0.0977
$H_2BO_3^-+5H_2O+8e^-=BH_4^-+8OH^-$	-1.24	$H_3IO_3^{2-}+2e^-=IO_3^-+3OH^-$	0.7
$H_2BO_3^-+H_2O+3e^-=B+4OH^-$	-1.79	$IO^-+H_2O+2e^-=I^-+2OH^-$	0.485
$Ba(OH)_2+2e^-=Ba+2OH^-$	-2.99	$IO_3^-+2H_2O+4e^-=IO^-+4OH^-$	0.15
$BeO_3^{2-}+3H_2O+4e^-=2Be+6OH^-$	-2.63	$IO_3^-+3H_2O+6e^-=I^-+6OH^-$	0.26
$Bi_2O_3+3H_2O+6e^-=2Bi+6OH^-$	-0.46	$Ir_2O_3+3H_2O+6e^-=2Ir+6OH^-$	0.098
$BrO^-+H_2O+2e^-=Br^-+2OH^-$	0.761	$La(OH)_3+3e^-=La+3OH^-$	-2.90
$BrO_3^-+3H_2O+6e^-=Br^-+6OH^-$	0.61	$Mg(OH)_2+2e^-=Mg+2OH^-$	-2.690
$Ca(OH)_2+2e^-=Ca+2OH^-$	-3.02	$MnO_4^-+2H_2O+3e^-=MnO_2+4OH^-$	0.595
$Ca(OH)_2+2e^-=Ca(Hg)+2OH^-$	-0.809	$MnO_4^{2-}+2H_2O+2e^-=MnO_2+4OH^-$	0.60
$ClO^-+H_2O+2e^-=Cl^-+2OH^-$	0.81	$Mn(OH)_2+2e^-=Mn+2OH^-$	-1.56
$ClO_2^-+H_2O+2e^-=ClO^-+2OH^-$	0.66	$Mn(OH)_3+e^-=Mn(OH)_2+OH^-$	0.15
$ClO_2^-+2H_2O+4e^-=Cl^-+4OH^-$	0.76	$2NO+H_2O+e^-=N_2O+2OH^-$	0.76
$ClO_3^-+H_2O+2e^-=ClO_2^-+2OH^-$	0.33	$NO+H_2O+e^-=NO+2OH^-$	-0.46
$ClO_3^-+3H_2O+6e^-=Cl^-+6OH^-$	0.62	$2NO_2^-+2H_2O+4e^-=N_2^{2-}+4OH^-$	-0.18
$ClO_4^-+H_2O+2e^-=ClO_3^-+2OH^-$	0.36	$2NO_2^-+3H_2O+4e^-=N_2O+6OH^-$	0.15
$[Co(NH_3)_6]^{3+}+e^-=[Co(NH_3)_6]^{2+}$	0.108	$NO_3^-+H_2O+2e^-=NO_2^-+2OH^-$	0.01
$Co(OH)_2+2e^-=Co+2OH^-$	-0.73	$2NO_3^-+2H_2O+2e^-=N_2O_4+4OH^-$	-0.85
$Co(OH)_3+e^-=Co(OH)_2+OH^-$	0.17	$Ni(OH)_2+2e^-=Ni+2OH^-$	-0.72
$CrO_2^-+2H_2O+3e^-=Cr+4OH^-$	-1.2	$NiO_2+2H_2O+2e^-=Ni(OH)_2+2OH^-$	-0.490
$CrO_4^{2-}+4H_2O+3e^-=Cr(OH)_3+5OH^-$	-0.13	$O_2+H_2O+2e^-=HO_2^-+OH^-$	-0.076
$Cr(OH)_3+3e^-=Cr+3OH^-$	-1.48	$O_2+2H_2O+2e^-=H_2O_2+2OH^-$	-0.146
$Cu^2+2CN^-+e^-=[Cu(CN)_2]^-$	1.103	$O_2+2H_2O+4e^-=4OH^-$	0.401
$[Cu(CN)_2]^-+e^-=Cu+2CN^-$	-0.429	$O_3+H_2O+2e^-=O_2+2OH^-$	1.24
$Cu_2O+H_2O+2e^-=2Cu+2OH^-$	-0.360	$HO_2^-+H_2O+2e^-=3OH^-$	0.878
$P+3H_2O+3e^-=PH_3(g)+3OH^-$	-0.87	$2SO_3^{2-}+3H_2O+4e^-=S_2O_3^{2-}+6OH^-$	-0.571

续表

电极反应	E^q/V	电极反应	E^q/V
$H_2PO_2^- + e^- = P + 2OH^-$	-1.82	$SO_4^{2-} + H_2O + 2e^- = SO_3^{2-} + 2OH^-$	-0.93
$HPO_3^{2-} + 2H_2O + 2e^- = HPbO_2^- + 3OH^-$	-1.65	$SbO_2^- + 2H_2O + 3e^- = Sb + 4OH^-$	-0.66
$HPO_3^{2-} + 2H_2O + 3e^- = P + 5OH^-$	-1.71	$SbO_3^- + H_2O + 2e^- = SbO_2^- + 2OH^-$	-0.59
$PO_4^{3-} + 2H_2O + 2e^- = HPO_3^{2-} + 3OH^-$	-1.05	$SeO_3^{2-} + 3H_2O + 4e^- = Se + 6OH^-$	-0.366
$PbO + H_2O + 2e^- = Pb + 2OH^-$	-0.580	$SeO_4^{2-} + H_2O + 2e^- = SeO_3^{2-} + 2OH^-$	0.05
$HPbO_2^- + H_2O + 2e^- = Pb + 3OH^-$	-0.537	$SiO_3^{2-} + 3H_2O + 4e^- = Si + 6OH^-$	-1.697
$PbO_2 + H_2O + 2e^- = Pb + 2OH^-$	0.247	$HSnO_2^- + H_2O + 2e^- = Sn + 3OH^-$	-0.909
$Pd(OH)_2 + 2e^- = Pd + 2OH^-$	0.07	$Sn(OH)_3^{2-} + 2e^- = HSnO_2^- + 3OH^- + H_2O$	-0.93
$Pt(OH)_2 + 2e^- = Pt + 2OH^-$	0.14	$Sr(OH) + 2e^- = Sr + 2OH^-$	-2.88
$ReO_4^- + 4H_2O + 7e^- = Re + 8OH^-$	-0.584	$Te + 2e^- = Te^{2-}$	-1.143
$S + 2e^- = S^{2-}$	-0.47627	$TeO_3^{2-} + 3H_2O + 4e^- = Te + 6OH^-$	-0.57
$S + H_2O + 2e^- = HS^- + OH^-$	-0.478	$Th(OH)_4 + 4e^- = Th + 4OH^-$	-2.48
$2S + 2e^- = S_2^{2-}$	-0.42836	$Tl_2O_3 + 3H_2O + 3e^- = 2Tl^+ + 6OH^-$	0.02
$S_4O_6^{2-} + 2e^- = 2S_2O_3^{2-}$	0.08	$ZnO_2^{2-} + 2H_2O + 2e^- = Zn + 4OH^-$	-1.215
$2SO_3^{2-} + 2H_2O + 2e^- = S_2O_4^{2-} + 4OH^-$	-1.12		

附录六 常用标准 pH 缓冲溶液的配制(298.15K)

名称	pH	配置方法
0.05mol/L 草酸三氢钾	1.68	称取在 54℃±3℃ 下烘干 4～5 小时的草酸三氢钾[KH$_3$(C$_2$O$_4$)$_2$·2H$_2$O]12.6g,溶于纯化水中,再转移置 1000ml 的容量瓶中,加水稀释至标线,摇匀
0.034mol/L 饱和酒石酸氢钾	3.56	在磨口玻璃瓶中装入纯化水和过量的酒石酸氢钾 KHC$_8$H$_4$O$_6$ 粉末(约 20g、1000ml),控制温度在 20℃±5℃,剧烈振摇 20～30 分钟,溶液澄清后,取上清液
0.05mol/L 邻苯二甲酸氢钾	4.00	称取先在 105℃±5℃ 下烘干 2～3 小时的邻苯二甲酸氢钾(KHC$_8$H$_4$O$_4$)10.12g,溶于纯化水中,再转移置 1000ml 的容量瓶中,加水稀释至标线,摇匀
0.025mol/L KH$_2$PO$_4$ 和 Na$_2$HPO$_4$	6.88	分别称取先在 115℃±5℃ 下烘干 2～3 小时的磷酸氢二钠(Na$_2$HPO$_4$)3.53g 和磷酸二氢钠(NaH$_2$PO$_4$)3.39g,溶于纯化水中,再转移置 1000ml 的容量瓶中,加水稀释至标线,摇匀
0.01mol/L 硼砂	9.18	称取硼砂(Na$_2$B$_4$O$_7$·10H$_2$O)3.80g(注意:不能烘),溶于纯化水中,再转移置 1000ml 的容量瓶中,加水稀释至标线,摇匀
醋酸钠-醋酸	4.7	无水醋酸钠 83g 溶于水中,加冰醋酸 60ml,稀释至 1L
氨水-氯化铵	10.0	氯化铵 54g 溶于水中,加浓氨水 350ml,稀释至 1L

注:缓冲溶液配制后可用 pH 试纸或 pH 计进行检查,若不对,可用共轭酸或碱调节。其他常用缓冲溶液配制方法可参照《中华人民共和国药典》附录。

附录七　常用试剂的配制

1. 酸、碱试剂溶液

名称	相对密度（20℃）	浓度（mol/L）	质量分数	配制方法
浓盐酸（HCl）	1.19	12	0.3723	
稀盐酸（HCl）	1.10	6	0.200	浓盐酸500ml,加纯化水稀释至1000ml
稀盐酸（HCl）	—	3	—	浓盐酸250ml,加纯化水稀释至1000ml
稀盐酸（HCl）	1.036	2	0.0715	浓盐酸167ml,加纯化水稀释至1000ml
浓硝酸（HNO₃）	1.42	16	0.6980	
稀硝酸（HNO₃）	1.20	6	0.3236	浓硝酸375ml,加纯化水稀释至1000ml
稀硝酸（HNO₃）	1.07	2	0.1200	浓硝酸127ml,加纯化水稀释至1000ml
浓硫酸（H₂SO₄）	1.84	18	0.956	
稀硫酸（H₂SO₄）	1.18	3	0.248	浓硫酸167ml,慢慢倒入800ml纯化水中,并不断搅拌,最后加水稀释至1000ml
稀硫酸（H₂SO₄）	1.08	1	0.0927	浓硫酸53ml,慢慢倒入800ml纯化水中,并不断搅拌,最后加水稀释至1000ml
冰醋酸（CH₃COOH）	1.05	17	0.995	
稀醋酸（CH₃COOH）	—	6	0.350	冰醋酸353ml,加纯化水稀释至1000ml
稀醋酸（CH₃COOH）	1.016	2	0.1210	冰醋酸118ml,加纯化水稀释至1000ml
浓磷酸（H₃PO₄）	1.69	14.7	0.8509	
浓氨水（NH₃·H₂O）	0.90	15	0.25～0.27	
稀氨水（NH₃·H₂O）	—	6	0.10	浓氨水400ml,加纯化水稀释至1000ml
稀氨水（NH₃·H₂O）	—	2	—	浓氨水133ml,加纯化水稀释至1000ml
稀氨水（NH₃·H₂O）	—	1	—	浓氨水67ml,加纯化水稀释至1000ml
氢氧化钠（NaOH）	1.22	6	0.197	氢氧化钠250g,溶于水后,加纯化水稀释至1000ml
氢氧化钠（NaOH）	—	2	—	氢氧化钠80g,溶于水后,加纯化水稀释至1000ml
氢氧化钠（NaOH）	—	1	—	氢氧化钠40g,溶于水后,加纯化水稀释至1000ml
氢氧化钾（KOH）	—	1	—	氢氧化钾112g,溶于水后,加纯化水稀释至1000ml

2. 指示剂的配制

名称	配制方法
甲基橙	取甲基橙 0.1g,加纯化水 100ml 溶解后,过滤即得
酚酞	取酚酞 1g,加 95％乙醇 100ml 溶解即得
铬酸钾	取铬酸钾 5g,加纯化水溶解,稀释至 100ml 即得
硫酸铁铵	取硫酸铁铵 8g,加纯化水溶解,稀释至 100ml 即得
铬黑 T	取铬黑 T0.2g,溶于 15ml 三乙醇胺及 5ml 甲醇中即得
钙指示剂	取钙指示剂 0.1g,加氯化钠 10g,混合研磨均匀即得
淀粉	取淀粉 0.5g,加纯化水 5ml 搅匀后,缓缓加入 100ml 沸水中,随加随搅拌,煮沸 2 分钟,放置室温,取上层清液使用(本液应临用时配制)
碘化钾淀粉	取碘化钾 0.5g,加新制的淀粉指示液 100ml,使其溶解即得。本液配制 24 小时后即不能再使用

3. 洗液的配制

取 10g 工业用重铬酸钾,溶解于 30ml 热水中,冷后,边搅拌边缓缓加入 170ml 浓硫酸,溶液呈暗红色,储于玻璃瓶中保存。

综合测试及参考答案

综合测试(一)

一、填空题(每空 1 分,共 20 分)

1. 分析化学按任务分为_____、_____、_____。

2. 减小系统误差的方法有_____、_____、_____、_____。

3. 重量分析法中无定形沉淀的条件是_____、_____、_____、_____、_____、_____、_____。

4. 滴定液的配制方法有_____、_____。

5. 电位法使用的化学电池的电极是_____、_____。

6. $KMnO_4$ 溶液呈紫红色,该溶液最大吸收光的颜色为_____。

7. 色谱法中的 R_f(比移值)=_____。

8. 非水溶液酸碱滴定法中除去醋酸中的水应加_____。

二、单项选择题(每题 2 分,共 30 分)

1. 在定性化学分析中一般采用(　　)

A. 仪器分析　　　　B. 化学分析　　　　C. 常量分析　　　　D. 微量分析

E. 半微量分析

2. 常量分析中对固体物质称样量范围的要求是(　　)

A. 0.1～1g　　　　B. 0.01～0.1g　　　　C. 0.001～0.01g　　　　D. 0.00001～0.001g

E. 1g 以上

3. 用电光天平称得某样品重 14.5827g,光幕上的读数为(　　)

A. 5mg　　　　B. 5.8mg　　　　C. 2mg　　　　D. 27mg

E. 2.7mg

4. 用万分之一天平称量一物品,下列数据记录正确的是(　　)

A. 18.032g　　　　B. 18.03235g　　　　C. 18.03230g　　　　D. 18.0324g

E. 18.03g

5. 滴定管的读数误差为±0.02ml,若滴定时用长滴定液 20.00ml,则相对误差是(　　)

A. ±0.1%　　　　B. ±0.01%　　　　C. ±1.0%　　　　D. ±0.001%

E. ±0.2%

6. 减小偶然误差的方法是(　　)

A. 对照试验　　　　B. 空白试验　　　　C. 校准仪器　　　　D. 回收试验

E. 多次测定取平均值

7. 精密度的表示方法不包括(　　)

A. 绝对偏差　　　　　B. 相对误差　　　　　C. 平均偏差　　　　　D. 相对平均偏差

E. 标准偏差

8. 在用 HCl 滴定液滴定 NaOH 溶液,记录消耗 HCl 溶液的体积正确的是(　　　)

A. 24.1000ml　　B. 24.1ml　　　　C. 24.1000ml　　　D. 24.10ml

E. 24ml

9. 在纸色谱中,ΔR_f 值较大的组分间(　　　)

A. 组分间分离的较开　　　　　　　　B. 组分间分离不开

C. 斑点离原点较近　　　　　　　　　D. 斑点离原点较远

E. 分离效果差

10. 透光率 T 是 100％时,吸光度 A 是(　　　)

A. $A=1$　　　　　B. $A=0$　　　　　C. $A=10\%$　　　D. $A=\infty$

E. $A=10$

11. 使用 721 型分光光度计时,为使测得溶度的相对误差比较小,吸光度的读数范围应控制在(　　　)

A. 0～0.2　　　　　B. 0～0.7　　　　　C. 0.2～0.7　　　D. 0.7～1.0

E. 1.0～2.0

12. 电位法测定溶液的 pH 常用的指示电极是(　　　)

A. 氢电极　　　　　B. 锑电极　　　　　C. 玻璃电极　　　D. 银-氧化银电极

E. 甘汞电极

13. 永停滴定法是属于(　　　)

A. 电位滴定　　　　B. 电流滴定　　　　C. 电导滴定　　　D. 氧化还原滴定

E. 酸碱滴定

14. 高锰酸钾法的滴定速度应(　　　)

A. 快　　　　　　　B. 慢　　　　　　　C. 先快后慢　　　D. 先慢后快

E. 先慢稍快后慢

15. 高锰酸钾法所用的指示剂是(　　　)

A. $KMnO_4$　　　　B. $K_2Cr_2O_7$　　　C. K_2CrO_4　　　D. KI

E. 淀粉

三、多项选择题(每题 3 分,共 15 分)

16. EDTA 与大多数金属离子配位反应的优点是(　　　)

A. 配位比为 1:1　　B. 配合物稳定性高　C. 配合物水溶性好　D. 选择性差

E. 配合物均无颜色

17. 根据指示剂不同,银量法可分为(　　　)

A. 铬酸钾指示剂法　B. 铁铵矾指示剂法　C. 吸附指示剂法

D. 直接银量法　　　E. 回滴银量法

18. 根据质子理论可将溶剂分为(　　　)

A. 两性溶剂　　　　B. 碱性溶剂　　　　C. 酸性溶剂　　　D. 质子性溶剂

E. 非质子性溶剂

19. 不能用碱式滴定管盛装的溶液有(　　　)

A. $KMnO_4$　　　　B. KOH　　　　　　C. NaOH　　　　　D. Na_2SO_4

E. I_2

20. 下列仪器用纯化水洗涤干净后,必须用待装溶液洗涤的是(　　　)

A. 移液管　　　　　　B. 锥形瓶　　　　　　C. 量瓶　　　　　　D. 碘量瓶

E. 滴定管

四、是非题(用"√"或"×"表示正确或错误)(每题 1 分,共 5 分)

1. 滴定终点与化学计量点不完全符合而引起的误差是终点误差。　　　　　　(　　)
2. 碱式滴定管可盛放氧化性溶液。　　　　　　　　　　　　　　　　　　　(　　)
3. 只要是可疑值(或逸出值)一定要舍弃。　　　　　　　　　　　　　　　　(　　)
4. 随着科学技术的发展,仪器分析将完全取代化学分析。　　　　　　　　　(　　)
5. 酸碱滴定的终点一定是计量点。　　　　　　　　　　　　　　　　　　　(　　)

五、计算题(30 分)

1. 根据有效数字保留规则,计算下列结果。(6 分)

(1)$212.54+3.3-0.3214=$

(2)$0.414÷(31.3×0.0530)=$

2. 欲使滴定时消耗 0.2mol/L 的 HCl 盐酸溶液 24ml 左右,问应称取分析纯的试剂 Na_2CO_3 多少克左右?(相对原子质量:H:1、Cl:35.5、Na:23、C:12、O:16)(4 分)

3. 用 $K_2Cr_2O_7$ 作基准试剂,对 $Na_2S_2O_3$ 溶液的浓度进行标定,共做了 6 次,测得其物质的量浓度为 0.1029mol/L、0.1060mol/L、0.1036mol/L、0.1032mol/L、0.1018mol/L 和 0.1034mol/L。问上述 6 次测定值中,是否有可疑值(用 G 检验法)?它们的平均值、标准偏差和置信度为 95%时平均值的置信区间各为多少?

在 95%置信度下的 G 值和 t 值如下表

n	3	4	5	6	7
G	1.15	1.48	1.71	1.89	2.02
t	4.30	3.18	2.78	2.57	2.45

综合测试一参考答案

一、填空题

1. 定性分析、定量分析、结构分析
2. 对照试验、空白试验、校准试验、回收试验
3. 浓、热、快、搅、不陈化、加电解质
4. 直接法、间接法
5. 指示电极、参比电极
6. 绿色
7. $\dfrac{原点到斑点中心的距离}{原点到溶剂前沿的距离}$
8. 醋酐

二、单选题

1. E 2. A 3. E 4. D 5. A 6. E 7. B 8. D 9. A
10. B 11. C 12. C 13. B 14. E 15. A

三、多选题

16. ABC 17. ABC 18. DE 19. AE 20. AE

四、是非题

1. √ 2. × 3. × 4. × 5. ×

五、计算题

1. (1) 215.5 (2) 0.249
2. 0.25
3. (1) 无可疑值
   (2) 平均值为 0.1035mol/L;标准偏差为 0.0014;在 95% 置信度下的置信区间是
   0.1035±0.0015

综合测试二

一、填空题(每空 1 分,共 20 分)

1. 分析化学按对象分_____、_____。

2. 系统误差可分为_____、_____、_____、_____。

3. 重量分析法中晶形沉淀的条件是_____、_____、_____、_____、_____。

4. 滴定液的标定方法有_____、_____。

5. 酸碱指示剂的变色范围为_____,滴定突跃范围的意义是_____。

6. 电位法中使用的化学电池的参比电极甘汞电极的组成_____,电极反应_____,电极电位为_____。

7. 溶液的颜色是最大吸收光颜色的_____。

8. 纸色谱法的原理是_____。

二、单项选择题(每题 2 分,共 30 分)

1. 在定性化学分析中一般采用(　　)

A. 仪器分析　　　　B. 化学分析　　　　C. 常量分析　　　　D. 微量分析

E. 半微量分析

2. 常量分析中对试液的体积取量范围的要求是(　　)

A. 10ml 以上　　　　　　　　　　B. 10～1ml

C. 1～0.01ml　　　　　　　　　　D. 小于或等于 0.01ml

3. 用半机械加码电光天平称得空称量瓶重为 12.0783g,指数盘外圈的读数为(　　)

A. 0mg　　　　　　B. 7mg　　　　　　C. 8mg　　　　　　D. 3mg

E. 2mg

4. 用万分之一天平称量一物品,下列数据记录正确的是(　　)

A. 18.032g　　　B. 18.03235g　　　C. 18.03230g　　　D. 18.0324g

E. 18.03g

5. 下列哪种情况可引起系统误差(　　)

A. 天平零点突然有变动　　　　　　B. 加错试剂

C. 看错砝码读数　　　　　　　　　D. 滴定时溅失少许滴定液

E. 滴定终点和计量点不吻合

6. 空白试验能减少(　　)

A. 偶然误差　　　　B. 仪器误差　　　　C. 方法误差　　　　D. 操作误差

E. 试剂误差

7. 下列为四位有效数字的是(　　)

A. 1.005　　　　　B. 2.1000　　　　　C. 1.00　　　　　　D. 1.1050

E. pH＝12.00

8. 一次成功的实验结果应是(　　)

A. 精密度差,准确度高　　　　　　B. 精密度高,准确度差

C. 精密度高,准确度高　　　　　　D. 精密度差,准确度差

9. 纸色谱属于（　　）

A. 吸附色谱　　　　B. 分配色谱　　　　C. 离子交换色谱　　　D. 气相色谱

E. 凝胶过滤色谱

10. 可见光的波长范围是（　　）

A. 760～1000nm　　B. 400～760nm　　C. 200～400nm　　D. 小于400nm

E. 大于760nm

11. 两种是互补色关系的单色光,按一定的强度比例混合可成为（　　）

A. 白光　　　　　　B. 红色光　　　　　C. 黄色光　　　　　D. 蓝色光

E. 紫色光

12. 电位法属于（　　）

A. 沉淀滴定法　　　B. 配位滴定法　　　C. 电化学分析法　　　D. 光谱分析法

E. 色谱法

13. 用电位法测定溶液的 pH 应选择的方法是（　　）

A. 永停滴定法　　　B. 电位滴定法　　　C. 直接电位法　　　D. 电导法

E. 电解法

14. 高锰酸钾法的滴定速度应（　　）

A. 快　　　　　　　B. 慢　　　　　　　C. 先快后慢　　　　D. 先慢后快

E. 先慢稍快后慢

15. 高锰酸钾法所用的指示剂是（　　）

A. $KMnO_4$　　　　B. $K_2Cr_2O_7$　　　C. K_2CrO_4　　　　D. KI

E. 淀粉

三、多项选择题（每题 3 分,共 15 分）

16. 用于标定 EDTA 溶液浓度的基准物质有（　　）

A. 纯 Zn　　　　　　B. 纯 ZnO　　　　　C. 纯 $CaCO_3$　　　D. 纯 Cu

E. $MgSO_4 \cdot 7H_2O$

17. 银量法主要测定的对象是（　　）

A. 无机卤化物　　　　　　　　　　B. 有机卤化物

C. 硫氰酸盐　　　　　　　　　　　D. 有机碱氢卤酸盐

E. 生物碱的有机酸盐

18. 可用来标定 NaOH 滴定液的基准物质是（　　）

A. 无水 Na_2CO_3　　　　　　　　B. 邻苯二甲酸氢钾

C. 草酸　　　　　　　　　　　　　D. 硼砂

E. 甲酸

19. 滴定反应要具有（　　）

A. 确定的计量关系　　　　　　　　B. 反应速度较快

C. 无沉淀生成　　　　　　　　　　D. 反应进行完全

E. 明显的可觉察的外观变化

20. 酸式滴定管可盛装（　　）溶液

A. 酸性　　　　　　B. 碱性　　　　　　C. 中性　　　　　　D. 氧化性

E. 还原怀

四、是非题(用"√"或"×"表示正确或错误)(每题 1 分,共 5 分)

1. 滴定终点一定和计量点相吻合。　　　　　　　　　　　　　( )

2. NaOH 和 HCl 滴定液都可用直接法配制。　　　　　　　　　( )

3. 分析结果的测定值和真实值之间的差值称为偏差。　　　　　( )

4. 分析化学的任务是测定各组分的含量。　　　　　　　　　　( )

5. 指示剂的变色范围越窄越好,范围越窄指示剂变色越敏锐。　( )

五、计算题(30 分)

1. 把下列数据修约成四位有效数字(4 分)

(1)53.6424

(2)0.78865

(3)4.1326

(4)8.32251

2. 用邻苯二甲酸氢钾作基准物质标定 NaOH 溶液,在分析天平上准确称取 0.5251g 邻苯二甲酸氢钾,用 NaOH 溶液滴定用去 25.00ml,求 NaOH 溶液物质的量浓度。(相对原子质量 C:12、H:1、K:39)(10 分)

3. 准确称取钢样 0.500g,溶解后将其中的锰氧化为 MnO_4^-,并准确配制成 100ml,再取 25.00ml 稀释至 250ml,取上述溶液于 2cm 的比色皿中,在 $\lambda_{max}=525cm$ 处测定吸光度 $A=0.62$,已知摩尔吸光系数为 2.2×10^3 L/mol·cm。(16 分)

(1)计算稀释前 $KMnO_4$ 溶液的物质的量浓度。

(2)计算钢样中锰的含量百分比(Mn=54.94g/mol)。

综合测试(二)参考答案

一、填空题

1. 无机分析、有机分析
2. 方法误差、仪器误差、试剂误差、操作误差
3. 稀、热、慢、搅、陈
4. 基准物质标定法、滴定液比较法
5. $pH = pK_{HIn} \pm 1$、选择指示剂的依据
6. $Hg \mid Hg_2Cl_2(s) \mid KCl(c)$、$Hg_2Cl_2 + 2e = 2Hg + 2Cl^-$、$\varphi = \varphi^0 - 0.059 \log C_{Cl^-}$
7. 互补色
8. 两相溶剂萃取原理

二、单选题

1. E 2. A 3. B 4. D 5. E 6. E 7. A 8. C 9. B
10. B 11. A 12. C 13. C 14. E 15. A

三、多选题

16. ABCDE 17. ABCD 18. BC 19. ABD 20. ACDE

四、是非题

1. × 2. × 3. × 4. × 5. √

五、计算题

1. (1) 53.64 (2) 0.7886 (3) 4.133×10^{-7} (4) 8.322
2. 0.1029 mol/L
3. (1) 1.41×10^{-3} (2) 1.55%

综合测试(三)

一、填空题(每空 1 分,共 20 分)

1. 分析化学按对象分_____、_____。

2. 系统误差可分为_____、_____、_____、_____。

3. 重量分析法中晶形沉淀的条件是_____、_____、_____、_____、_____。

4. 滴定液的标定方法有_____、_____。

5. 酸碱指示剂的变色范围为_____,滴定突跃范围的意义是_____。

6. 电位法中使用的化学电池的参比电极甘汞电极的组成_____,电极反应_____,电极电位为_____。

7. 溶液的颜色是最大吸收光颜色的_____。

8. 纸色谱法的原理是_____。

二、单项选择题(每题 2 分,共 30 分)

1. 在定性化学分析中一般采用(   )

A. 仪器分析   B. 化学分析   C. 常量分析   D. 微量分析

E. 半微量分析

2. 常量分析中对试液的体积取量范围的要求是(   )

A. 10ml 以上   B. 10～1ml

C. 1～0.01ml   D. 小于或等于 0.01ml

3. 用半机械加码电光天平称得空称量瓶重为 12.0783g,指数盘外圈的读数为(   )

A. 0mg   B. 7mg   C. 8mg   D. 3mg

E. 2mg

4. 用万分之一天平称量一物品,下列数据记录正确的是(   )

A. 18.032g   B. 18.03235g   C. 18.03230g   D. 18.0324g

E. 18.03g

5. 下列哪种情况可引起系统误差(   )

A. 天平零点突然有变动   B. 加错试剂

C. 看错砝码读数   D. 滴定时溅失少许滴定液

E. 滴定终点和计量点不吻合

6. 空白试验能减小(   )

A. 偶然误差   B. 仪器误差   C. 方法误差   D. 操作误差

E. 试剂误差

7. 下列是四位有效数字的是(   )

A. 1.005   B. 2.1000   C. 1.00   D. 1.1050

E. pH=12.00

8. 一次成功的实验结果应是(   )

A. 精密度差,准确度高   B. 精密度高,准确度差

C. 精密度高,准确度高   D. 精密度差,准确度差

9. 纸色谱属于( )

A. 吸附色谱　　　　B. 分配色谱　　　　C. 离子交换色谱　　　D. 气相色谱

E. 凝胶过滤色谱

10. 可见光的波长范围是( )

A. 760～1000nm　　B. 400～760nm　　C. 200～400nm　　D. 小于400nm

E. 大于760nm

11. 两种是互补色关系的单色光,按一定的强度比例混合可成为( )

A. 白光　　　　　　B. 红色光　　　　　C. 黄色光　　　　　D. 蓝色光

E. 紫色光

12. 电位法属于( )

A. 沉淀滴定法　　　B. 配位滴定法　　　C. 电化学分析法

D. 光谱分析法　　　E. 色谱法

13. 用电位法测定溶液的 pH 应选择的方法是( )

A. 永停滴定法　　　B. 电位滴定法　　　C. 直接电位法　　　D. 电导法

E. 电解法

14. 高锰酸钾法的滴定速度应( )

A. 快　　　　　　　B. 慢　　　　　　　C. 先快后慢　　　　D. 先慢后快

E. 先慢稍快后慢

15. 高锰酸钾法所用的指示剂是( )

A. $KMnO_4$　　　　B. $K_2Cr_2O_7$　　　　C. K_2CrO_4　　　　D. KI

E. 淀粉

三、是非题(用"√"或"×"表示正确或错误)(每题 1 分,共 10 分)

1. 滴定终点一定和计量点相吻合。　　　　　　　　　　　　　　　　( )

2. NaOH 和 HCl 滴定液都可用直接法配制。　　　　　　　　　　　( )

3. 分析结果的测定值和真实值之间的差值称为偏差。　　　　　　　( )

4. 分析化学的任务是测定各组分的含量。　　　　　　　　　　　　( )

5. 指示剂的变色范围越窄越好,指示剂变色越敏锐。　　　　　　　　( )

6. 滴定终点与化学计量点不完全符合而引起的误差是终点误差。　　( )

7. 碱式滴定管可盛放氧化性溶液。　　　　　　　　　　　　　　　　( )

8. 只要是可疑值(或逸出值)一定要舍弃。　　　　　　　　　　　　( )

9. 随着科学技术的发展,仪器分析将完全取代化学分析。　　　　　　( )

10. 酸碱滴定的终点一定是计量点。　　　　　　　　　　　　　　　( )

四、计算题(40 分)

1. 下列数据修约成四位有效数字(4 分)

(1)4.1326×10^{-7}

(2)8.32251

2. 根据有效数字保留规则,计算下列结果(4 分)

(1)212.54＋3.6－0.3213

(2)2.52×15.04÷6.15

3. 欲使滴定时消耗 0.2mol/L HCl 盐酸溶液 25ml 左右,问应称取分析纯的试剂 Na_2CO_3

多少克左右？（相对原子质量 H:1、Cl:35.5、Na:23、C:12、O:16）（12 分）

4. 测定某试样中 Cl 的含量,得到下列结果:10.48%,10.37%,10.47%,10.43%, 10.40%,计算测定的平均值、平均偏差、相对平均偏差、标准偏差。（20 分）

综合测试(三)参考答案

一、填空题

1. 无机分析、有机分析

2. 方法误差、仪器误差、试剂误差、操作误差

3. 稀、热、慢、搅、陈

4. 基准物质标定法、滴定移比较法

5. $pH = PK_{HIn} \pm 1$、选择指示剂的依据

6. $Hg \mid Hg_2Cl_2(s) \mid KCl(c)$、$Hg_2Cl_2 + 2e = 2Hg + 2Cl^-$、$\varphi = \varphi^0 - 0.059 \log C_{Cl^-}$

7. 互补色

8. 两相溶剂萃取原理

二、单选题

1. E 2. A 3. B 4. D 5. E 6. E 7. A 8. C 9. B

10. B 11. A 12. C 13. C 14. E 15. A

三、是非题

1. × 2. × 3. × 4. × 5. √ 6. √ 7. × 8. × 9. × 10. ×

四、计算题

1. (1) 4.133×10^{-7} (2) 8.322

2. (1) 215.8 (2) 6.15

3. 0.27g

4. (1)平均值 10.43% (2)平均偏差 0.036%

   (3)相对平均偏差 0.35% (4)标准偏差 0.046%

综合测试（四）

一、填空题（每空 1 分，共 20 分）

1. 分析化学按任务分＿＿＿＿、＿＿＿＿、＿＿＿＿。
2. 减小系统误差的方法有＿＿＿＿、＿＿＿＿、＿＿＿＿、＿＿＿＿。
3. 重量分析法中无定形沉淀的条件是＿＿＿＿、＿＿＿＿、＿＿＿＿、＿＿＿＿、
＿＿＿＿、＿＿＿＿。
4. 滴定液的配制方法有＿＿＿＿、＿＿＿＿。
5. 电位法使用的化学电池的电极是＿＿＿＿、＿＿＿＿。
6. $KMnO_4$ 溶液呈紫红色，该溶液最大吸收光的颜色为＿＿＿＿。
7. 色谱法中的 R_f（比移值）＝＿＿＿＿。
8. 非水溶液酸碱滴定法中除去醋酸中的水加＿＿＿＿。

二、单项选择题（每题 2 分，共 30 分）

1. 在定性化学分析中一般采用（　　　）
A. 仪器分析　　　　B. 化学分析　　　　C. 常量分析　　　　D. 微量分析
E. 半微量分析

2. 常量分析中对固体物质称样量范围的要求是（　　　）
A. 0.1～1g　　　　B. 0.01～0.1g　　　　C. 0.001～0.01g　　　　D. 0.00001～0.001g
E. 1g 以上

3. 下列是四位有效数字的是（　　　）
A. 1.005　　　　B. 2.1000　　　　C. 1.00　　　　D. 1.1050
E. pH＝12.00

4. 用万分之一天平称量一物品，下列数据记录正确的是（　　　）
A. 18.032g　　　　B. 18.03235g　　　　C. 18.03230g　　　　D. 18.0324g
E. 18.03g

5. 滴定管的读数误差为±0.02ml，若滴定时用去滴定液 20.00ml，则相对误差是（　　　）
A. ±0.1%　　　　B. ±0.01%　　　　C. ±1.0%　　　　D. ±0.001%
E. ±0.2%

6. 减小偶然误差的方法（　　　）
A. 对照试验　　　　B. 空白试验　　　　C. 校准仪器　　　　D. 回收试验
E. 多次测定取平均值

7. 精密度表示方法不包括（　　　）
A. 绝对偏差　　　　B. 相对误差　　　　C. 平均偏差　　　　D. 相对平均偏差
E. 标准偏差

8. 在用 HCl 滴定液滴定 NaOH 溶液，记录消耗 HCl 溶液的体积正确的是（　　　）
A. 24.1000m　　　　B. 24.1m　　　　C. 24.1000m　　　　D. 24.10m
E. 24m

9. 在纸色谱中，ΔR_f 值较大的组分间（　　　）

A. 组分间分离的较开   B. 组分间分离不开

C. 斑点离开原点较近   D. 斑点离开原点较远

E. 分离效果差

10. 透光率 T 是 100% 时, 吸光度 A 是( )

A. $A=1$ B. $A=0$ C. $A=10\%$ D. $A=\infty$

E. $A=10$

11. 使用 721 型分光光度计时, 为使测得浓度的相对误差比较小, 吸光度的读数范围应控制在( )

A. $0\sim0.2$ B. $0\sim0.7$ C. $0.2\sim0.7$ D. $0.7\sim1.0$

E. $1.0\sim2.0$

12. 电位法测定溶液的 pH 常用的指示电极是( )

A. 氢电极   B. 锑电极   C. 玻璃电极   D. 银—氧化银电极

E. 甘汞电极

13. 永停滴定法是属于( )

A. 电位滴定   B. 电流滴定   C. 电导滴定   D. 氧化还原滴定

E. 酸碱滴定

14. 高锰酸钾法的滴定速度应( )

A. 快   B. 慢   C. 先快后慢   D. 先慢后快

E. 先慢稍快后慢

15. 高锰酸钾法所用的指示剂是( )

A. $KMnO_4$ B. $K_2Cr_2O_7$ C. K_2CrO_4 D. KI

E. 淀粉

三、是非题(用"√"或"×"表示正确或错误)(每题 1 分,共 10 分)

1. 滴定终点与化学计量点不完全符合而引起的误差是终点误差。 ( )

2. 碱式滴定管可盛放氧化性溶液。 ( )

3. 只要是可疑值(或逸出值)一定要舍弃。 ( )

4. 随着科学技术的发展,仪器分析将完全取代化学分析。 ( )

5. 酸碱滴定的终点一定是计量点。 ( )

6. 滴定终点一定和计量点相吻合。 ( )

7. NaOH 和 HCl 滴定液都可用直接法配制。 ( )

8. 分析结果的测定值和真实值之间的差值称为偏差。 ( )

9. 分析化学的任务是测定各组分的含量。 ( )

10. 指示剂的变色范围越窄越好,指示剂变色越敏锐。 ( )

四、计算题(40 分)

1. 将下列数据修约成四位有效数字。(4 分)

(1)53.6424

(2)0.78865

2. 根据有效数字保留规则,计算下列结果。(4 分)

(1)213.64＋5.4－0.4244

(2)0.0324×8.1÷0.00615

3. 欲使滴定时消耗 0.2mol/L HCl 盐酸溶液 20ml 左右,问应称取分析纯的试剂 Na_2CO_3 多少克左右?(相对原子质量 H:1、Cl:35.5、Na:23、C:12、O:16)(12 分)

4. 精密称取维生素 C 样品 0.050g,溶于 100ml 的 0.01mol/L 的硫酸溶液中,再准确量取此溶液 2.0ml 稀释至 100.00ml,取稀释液用 0.50cm 的石英比色杯,在 254nm 处测得吸光度值为 0.275,求样品中维生素 C 含量百分比。(已知 254nm 处维生素 C 的比吸光系数为 560)

综合测试(四)参考答案

一、填空题

1. 定性分析、定量分析、结构分析
2. 对照试验、空白试验、校准试验、回收试验
3. 浓、热、快、搅、不陈化、加电解质
4. 直接法、间接法
5. 指示电极、参比电极
6. 绿色
7. $\dfrac{\text{原点到斑点中心的距离}}{\text{原点到溶剂前沿的距离}}$
8. 醋酐

二、单选题

1. E 2. A 3. E 4. D 5. A 6. E 7. B 8. D 9. A
10. B 11. C 12. C 13. B 14. E 15. A

三、是非题

1. √ 2. × 3. × 4. × 5. × 6. × 7. × 8. × 9. × 10. √

四、计算题

1. (1) 53.64 (2) 0.7886
2. (1) 214.1 (2) 4.2×10^1
3. 0.11g
4. 98.2%

综合测试（五）

一、填空题（每空 1 分，共 14 分）

1. 分析化学内容包括三个方面_____、_____、_____。

2. 系统误差可分为_____、_____、_____、_____。

3. 沉淀重量法的结果计算中，若待测组分为 As_2O_3，沉淀形式为 Ag_3AsO_4，称量形式为 Ag_2O，其化学因素的计算式为_____。

4. 滴定分析法对化学反应的要求为_____、_____、_____、_____。

5. 酸碱指示剂的变色范围为 pH＝_____。凡是变色范围_____处于滴定突跃范围内的指示剂都可用来指示滴定终点。

二、选择题（每题 2 分，共 36 分）

1. 定性反应产生的外观现象是（　　　）

A. 溶液颜色的改变　　B. 产生气体　　　　C. 沉淀的生成　　　　D. 沉淀的溶解

E. 以上都是

2. 滴定管的读数误差为 $±0.02ml$，若滴定时用去滴定液 20.00ml，则相对误差为（　　　）

A. $±0.1\%$　　　　　B. $±0.01\%$　　　　C. $±1.0\%$　　　　D. $±0.001$

E. $±0.2\%$

3. 空白试验能减小（　　　）

A. 偶然误差　　　　B. 仪器误差　　　　C. 方法误差　　　　D. 操作误差

E. 试剂误差

4. 在标定 NaOH 溶液浓度时，某同学的四次测定结果分别为 0.1023mol/L、0.1024mol/L、0.1022mol/L、0.1023mol/L，而实际结果应为 0.1048mol/L，该学生的测定结果（　　　）

A. 准确度好，但精密度较差　　　　　　　B. 准确度较好，但精密度也好

C. 准确度较差，但精密度较好　　　　　　D. 准确度较差，但精密度也较差

E. 系统误差小，偶然误差大

5. 下列是四位有效数字的是（　　　）

A. 1.005　　　　　B. 2.1010　　　　　C. 1.00　　　　　D. 101050

E. pH＝12.00

6. 对定量分析结果相对平均偏差的要求，通常是（　　　）

A. $R\overline{d}≤2\%$　　　B. $R\overline{d}≤0.02\%$　　　C. $R\overline{d}≤0.2\%$　　　D. $R\overline{d}≥0.02\%$

E. $R\overline{d}≥0.2\%$

7. 据《中国药典》规定，恒重是指样品连续两次干燥或灼烧后的重量之差不超过（　　　）

A. $±0.5mg$　　　B. $±0.4mg$　　　C. $±0.3mg$　　　D. $±0.2mg$

E. $±0.1mg$

8. 滴定分析的相对误差一般情况下在（　　　）

A. 0.02%以下　　　　　　　　　　　　　B. 0.2%以下

C. 0.3%以下　　　　　　　　　　　　　D. 0.2%～0.3%之间

E. 1%以下

9. 在滴定管上读取消耗滴定液的体积,下列记录正确的是(　　)

A. 20.1ml　　　　B. 20.10ml　　　　C. 20ml　　　　D. 20.100ml

E. 20.1000ml

10. 可用来标定 NaOH 滴定液的基准物质是(　　)

A. 无水 Na_2CO_3　　　B. 邻苯二甲酸氢钾　　C. 草酸　　　　D. 硼砂

E. 甲酸

11. 除去冰醋酸中少量的水,常用的方法是(　　)

A. 加热　　　　　B. 加干燥剂　　　　C. 蒸馏　　　　D. 加入醋酐

E. 加入浓硫酸

12. $AgNO_3$ 滴定液应贮存于(　　)

A. 白色容量瓶　　B. 棕色试剂瓶　　　C. 白色试剂瓶　　D. 棕色滴定管

E. 棕色容量瓶

13. EDTA 滴定 Ca^{2+}、Mg^{2+} 总量时,以 EBT 作指示剂,指示终点颜色的物质是(　　)

A. Mg - EBT　　　B. Ca - EBT　　　C. EBT　　　　D. MgY

E. CaY

14. 用高锰酸钾测定 Ca^{2+} 时,所属滴定方式是(　　)

A. 置换法　　　　B. 剩余滴定　　　　C. 直接滴定　　　D. 间接滴定

E. 返滴定法

15. 用电位法测定溶液的 pH 应选择的方法是(　　)

A. 永停滴定法　　B. 电位滴定法　　　C. 直接电位法　　D. 电导法

E. 电解法

16. 可见光的波长范围是(　　)

A. 760~1000nm　　B. 400~760nm　　　C. 200~400nm　　D. 小于 400nm

E. 大于 760nm

17. 测定 Fe^{3+} 含量时,加入 SCN^- 显色剂,生成的配合物是红色的,则此配合物吸收了白光中的(　　)

A. 红光　　　　　B. 绿光　　　　　　C. 紫光　　　　　D. 蓝光

E. 青光

18. 滴定液是指(　　)

A. 浓度已知的试剂溶液　　　　　　B. 装入滴定管内的试剂溶液

C. 装入锥形瓶内的试剂溶液　　　　D. 用直接法配制的试剂溶液

E. 已知准确浓度的试剂溶液

三、是非题(用"√"或"×"表示正确或错误,每题 1 分,共 10 分)

1. 从分析化学的发展趋势来看,仪器分析将完全代替化学分析。(　　)

2. 凡是纯净物质都可以用来直接配制标准溶液。(　　)

3. 一种颜色的光称为单色光。(　　)

4. 对试样进行分析时,操作者加错试剂,属操作误差。(　　)

5. 只要是可疑值(或逸出值)一定要舍弃。(　　)

6. NaOH 和 HCl 滴定液都可用直接法配制。(　　)

7. 所有纯度高的物质都是基准物质。 （ ）

8. 当太阳光照射到某物体上，如果物体对于各种波长的光完全吸引，则物体现出白色。
（ ）

9. 紫外-可见分光光度法定量分析测定的相对误差可达 1%～5%，因而紫外-可见分光光度法的准确度很差。 （ ）

四、计算题（共 10 分）

1. 将下列数据修约为四位有效数字。（每个 1 分）

(1)53.6424　　　　(2) 0.78865　　　　(3) 4.1326×10^{-7}　　　　(4)8.32251

2. 根据有效数字的保留规则，计算下列结果。（每个 2 分）

(1)213.64＋4.4＋0.3244

(2)0.414÷(31.3×0.0530)

3. 准确称取钢样 0.5000g，溶解后将其中的锰氧化为 MnO_4^-，并准确配制成 100ml，再取 25.00ml 稀释至 250ml，取上述溶液于 2cm 比色皿中，在 λ_{max}＝525nm 处测得吸光度 A＝0.62。已知 ε＝2.2×10^{3}L/mol·cm。（20 分）

(1)计算稀释前 $KMnO_4$ 溶液的物质的量浓度。

(2)计算钢样中锰的含量百分比。（M_{Mn}＝54.94g/mol）

4. 为标定盐酸滴定液的浓度，称取基准物质 Na_2CO_3 0.1520g，滴定用去 HCl 溶液 25.20ml，求 HCl 溶液的浓度。（10 分）（相对原子质量 Na：23、C：12、O：16、H：1、Cl：35.5）

综合测试(五)参考答案

一、填空题

1. 定性分析、定量分析、结构分析

2. 方法误差、仪器误差、试剂误差、操作误差

3. 化学因素 $F = \dfrac{As_2O_3}{3Ag_2O}$

4. 反应必须定量完成、必须迅速完成、不得有干扰、有指示终点的办法

5. $pH = pK_{HIn} \pm 1$,全部或部分

二、选择题

1. E　2. B　3. E　4. C　5. AB　6. C　7. C　8. B　9. B

10. BC　11. D　12. B　13. C　14. D　15. C

16. B　17. E　18. E

三、是非题

1. ×　2. ×　3. √　4. ×　5. ×　6. ×　7. ×　8. ×　9. ×

四、计算题

1. (1)53.64　(2)0.7886　(3)4.133×10⁻⁷　(4)8.322

2. (1)218.3　(2)0.249

3. (1)1.41×10⁻⁷　(2)1.55%

4. 0.1123mol/L

综合测试(六)

一、填空题(每空 1 分,共 30 分)

1. 分析化学是人们获得物质 _____、_____ 和 _____ 的科学,即表征与测量的科学。

2. 滴定管按其构造和用途分为 _____ 和 _____ 两种。带有玻璃活塞的称为酸式滴定管,用来盛放 _____、_____ 或 _____ 溶液,不能盛放 _____ 溶液。碱式滴定管,用来盛放 _____ 或 _____ 溶液,不能盛放 _____ 或 _____ 溶液。

3. 某指示剂 HInR 的 $pk_{HIn}=5.80$,其变色范围的 pH 为 _____。

4. 非水溶剂是指不含 _____ 溶剂和 _____ 溶剂。

5. 色谱分析法简称色谱法,是一种 _____ 或 _____ 分离分析方法。

6. 在一定温度下,溶液的吸光度与物质的 _____ 成正比,称为 _____。用数学表达式为 _____。

7. 写出下列化学因素的式子:

被测组分	称量形式	化学因素
(1) Ag	AgCl	_____
(2) Fe_3O_4 Fe_2O_3	_____	
(3) $(NH_4)Fe(SO_4)_2$ $BaSO_4$	_____	

8. 测定溶液中的 pH 时,常用的指示电极是 _____,作为原电池的 _____ 极;参比电极是 _____,作为原电池的 _____ 极。

9. 对照试验的具体方法有 _____ 和 _____。

二、选择题(1～12 单选,13～20 为多选,每题 2 分,共 40 分)

1. 下列哪种情况可引起系统误差( )

A. 天平零点突然有变动

B. 加错试剂

C. 看错法码读数

D. 滴定时溅失少许滴定液

E. 滴定终点和计量点不吻合

2. 减小偶然误差的方法有( )

A. 对照试验   B. 空白试验   C. 校准仪器   D. 回收试验

E. 多次测定取平均值

3. 重量分析法所用到的最重要的仪器是( )

A. 滴定管   B. 烧杯   C. 漏斗   D. 分析天平

E. 坩埚

4. 用直接法配制滴定液,应选用的量器是( )

A. 烧杯   B. 量筒   C. 锥形瓶   D. 容量瓶

E. 试剂瓶

5. 滴定分析法是属于( )

A. 微量分析   B. 常量分析   C. 半微量分析   D. 痕量分析

E. 定性分析

6. 常用的 50ml 滴定管其最小刻度是(　　)

A. 0.01ml   B. 0.1ml   C. 0.02ml   D. 0.2ml

E. 1ml

7. 已知准确浓度的试剂溶液称为(　　)

A. 分析纯试剂   B. 标定溶液   C. 滴定液   D. 基准试剂

E. 优质试剂

8. 用盐酸滴定硼砂可选用的指试剂是(　　)

A. 甲基橙   B. 甲基红   C. 酚酞   D. 百里酚酞

E. 以上四种都可

9. 标定氢氧化钠滴定液时常用最佳的基准物质是(　　)

A. 无水 Na_2CO_3 B. 邻苯二甲酸氢钾   C. 硼砂   D. 草酸钠

E. 苯甲酸

10. 酸碱滴定中需要用溶液润洗的器皿是(　　)

A. 锥形瓶   B. 移液管   C. 滴定管   D. 量筒

E. B 和 C

11. 能作为高氯酸、硫酸、盐酸、硝酸的均化溶剂的是(　　)

A. 甲酸   B. 乙醇   C. 苯   D. 冰醋酸

E. 水

12. 除去冰醋酸中少量的水,常用的方法是(　　)

A. 加热   B. 加干燥剂   C. 蒸馏   D. 加入醋酐

E. 加入浓硫酸

13. 下列属于四位有效数字的数据是(　　)

A. 0.100   B. 0.5000   C. pH＝11.10   D. 1.010

E. 1.0×10^2

14. EDTA 与大多数金属离子配位反应的优点是(　　)

A. 配位比为 1∶1   B. 配合物稳定性高

C. 配合物水溶性好   D. 选择性差

E. 配合物均无颜色

15. 根据质子理论可将溶剂分为(　　)

A. 两性溶剂   B. 碱性溶剂   C. 酸性溶剂   D. 质子性溶剂

E. 非质子性溶剂

16. 滴定反应要具有(　　)

A. 确定的计量关系   B. 反应速度较快

C. 无沉淀生成   D. 反应进行完全

E. 明显的可觉察的外观变化

17. 银量法主要测定的对象是(　　)

A. 无机卤化物   B. 有机卤化物

C. 硫氰酸盐   D. 有机碱氢卤酸盐

E. 生物碱的有机酸盐

18. 色谱法的主要作用是( )

A. 分离提纯化合物　　　　　　　　　B. 用于物质的定性定量分析

C. 用于生产监控　　　　　　　　　　D. 用于产品质量检查

E. 用于物质的结构分析

19. 用于标定 EDTA 溶液浓度的基准物质有( )

A. 纯 Zn　　　　　B. 纯 ZnO　　　　　C. 纯 $CaCO_3$　　　　　D. 纯 Cu

E. $MgSO_4 \cdot 7H_2O$

20. 下列仪器用纯化水洗涤干净后,必须用待装溶液洗涤的是( )

A. 移液管　　　　　B. 锥形瓶　　　　　C. 量瓶　　　　　D. 碘量瓶

E. 滴定管

三、计算题(30 分)

1. 已知一盐酸标准溶液的滴定度 $T_{HCl} = 0.004374g/ml$。试计算:(10 分)

(1)相当于 NaOH 的滴定度。

(2)相当于 CaO 滴定度。

2. 测定药物 A 的含量百分比共 6 次,结果为 39.08%、39.12%、39.19%、39.17%、39.22%、39.18%。(20 分)

问:(1)是否有异常值存在(用 Q 检验法)?

(2)求其平均偏差和相对平均偏差求。

(3)求在 95% 置信度下的置信区间。

在 95% 置信度下的 Q 值和 t 值如下表

n	3	4	5	6	7
Q	0.97	0.84	0.73	0.64	0.59
t	4.30	3.18	2.78	2.57	2.45

综合测试(六)参考答案

一、填空题

1. 组成、结构、信息

2. 酸式、碱式,酸、酸性、氧化性,碱、碱和碱性,酸、氧化性

3. 5.80 ± 1

4. 有机溶机、不含水的溶剂

5. 物理、物理化学

6. 浓度、朗伯比尔定律、$A = KcL$

7. $Ag/AgCl$、 $2Fe_3O_4/3Fe_2O_3$、 $(NH_4)Fe(SO_4)_2 / BaSO_4$

8. 玻璃、负极、甘汞、正极

9. 标准品对照法、标准方法对照法

二、选择题

1. E 2. E 3. D 4. D 5. B 6. B 7. C 8. B 9. B 10. E 11. E 12. D
13. BD 14. ABC 15. DE 16. ABD 17. ABCD
18. ABCD 19. ABCDE 20. ABE

三、计算题

1. (1)相当于 $NaOH$ 的滴定度:$0.004800g/ml$
   (2)相当于 CaO 的滴定度:$0.003365g/ml$

2. (1)无异常值
   (2)平均偏差为 0.04%,相对平均偏差为 0.10%
   (3)在 95% 置信度下的置信区间是 $39.16\% \pm 0.06\%$

综合测试(七)

一、单项选择(每题 2 分,共 40 分)

1. 对某试样进行三次平行测定,得 CaO 平均含量为 30.6%,而真实含水量为 30.3%,则 30.6%—30.3%＝0.3% 为( )

A. 相对误差　　　　B. 绝对误差　　　　C. 相对偏差　　　　D. 绝对偏差

E. 平均偏差

2. 氧化还原滴定的主要依据是( )

A. 滴定过程中氢离子浓度发生变化　　　B. 滴定过程中金属离子浓度发生变化

C. 滴定过程中电极电位发生变化　　　　D. 滴定过程中有络合物生成

E. 滴定过程中氢氧根离子浓度发生变化

3. 根据置信度为 95% 对某项分析结果计算后,写出的合理分析结果表达式应为( )

A. (25.48 ± 0.1)%　　　　　　　　B. (25.48 ± 0.13)%

C. (25.48 ± 0.135)%　　　　　　　D. (25.48 ± 0.1348)%

E. (25.48 ± 0.135 0)%

4. 测定 $NaCl+Na_3PO_4$ 中 Cl^- 含量时,选用( )标准溶液作滴定剂

A. NaCl　　　　　B. $AgNO_3$　　　　C. NH_4SCN　　　　D. Na_2SO_4

E. $Na_2S_2O_3$

5. 欲配制 1000ml 0.1mol/L 的 HCl 溶液,应取浓盐酸( )

A. 0.84ml　　　　B. 8.4ml　　　　C. 1.2ml　　　　D. 12ml

E. 10ml

6. 已知在 1mol/L 的 H_2SO_4 溶液中,MnO_4^-/Mn^{2+} 和 Fe^{3+}/Fe^{2+} 电对的条件电极电位分别为 1.45V 和 0.68V。在此条件下用 $KMnO_4$ 标准溶液滴定 Fe^{2+},其化学计量点的电位值为( )

A. 0.73V　　　　B. 0.89V　　　　C. 1.32V　　　　D. 1.49V

E. 1.45V

7. 按酸碱质子理论,Na_2HPO_4 是( )

A. 中性物质　　　B. 酸性物质　　　C. 碱性物质　　　D. 两性物质

E. 盐

8. 定性反应产生的外观现象是( )

A. 溶液颜色的改变　　B. 产生气体　　　C. 沉淀的生成　　　D. 沉淀的溶解

E. 以上都是

9. 在纯水中加入一些酸,则溶液中( )

A. $[H^+][OH^-]$ 的乘积增大　　　　　B. $[H^+][OH^-]$ 的乘积减小

C. $[H^+][OH^-]$ 的乘积不变　　　　　D. $[OH^-]$ 浓度增加

E. 以上都不是

10. 以 EDTA 滴定 Zn^{2+},选用( )作指示剂

A. 酚酞　　　　　B. 二甲酚橙　　　　C. 二苯胺磺酸钠　　　D. 淀粉

E. 甲基红

11. 在吸光光度法中,透过光强度和入射光强度之比,称为（　　　）

A. 吸光度　　　　　　B. 透光率　　　　　　C. 吸收波长　　　　　　D. 吸光系数

E. 百分透光率

12. 在 EDTA 配位滴定中,（　　　）

A. 酸效应系数愈大,配合物的稳定性愈大　　　B. 酸效应系数愈小,配合物的稳定性愈大

C. pH 值愈大,酸效应系数愈大　　　D. 酸效应系数愈大,络合滴定曲线的 pM 突跃范围愈大

E. 以上都不是

13. 两种是互补色关系的单色光,按一定的强度比例混合可成为（　　　）

A. 白光　　　　　　B. 红色光　　　　　　C. 黄色光　　　　　　D. 蓝色光

E. 紫色光

14. 用 SO_4^{2-} 沉淀 Ba^{2+} 时,加入过量的 SO_4^{2-} 可使 Ba^{2+} 沉淀更加完全,这是利用（　　　）

A. 络合效应　　　　B. 同离子效应　　　　C. 盐效应　　　　D. 酸效应

E. 缓冲效应

15. 在酸性介质中,用 $KMnO_4$ 溶液滴定草酸盐,滴定应（　　　）

A. 象酸碱滴定那样快速进行　　　B. 在开始时缓慢进行,以后逐渐加快

C. 始终缓慢地进行　　　D. 在近化学计量点附近加快进行

E. 以上都不是

16. 配位滴定中,金属指示剂应具备的条件是（　　　）

A. 金属指示剂络合物易溶于水　　　B. 本身是氧化剂

C. 必须加入络合掩蔽剂　　　D. 必须加热

E. 以上都是

17. 分析测定中的偶然误差,就统计规律来讲,（　　　）

A. 数值固定不变　　　B. 数值随机可变

C. 无法确定　　　D. 正负误差出现的概率相等

E. 大误差出现的概率大

18. 氧化还原反应进行的程度与（　　　）有关

A. 离子强度　　　　B. 催化剂　　　　C. 电极电势　　　　D. 指示剂

E. 以上都是

19. 重量分析对称量形式的要求是（　　　）

A. 表面积要大　　　B. 颗粒要粗大　　　C. 耐高温　　　D. 组成要与化学式完全相符

E. 以上都是

20. ksp 称作溶度积常数,与该常数的大小有关的是（　　　）

A. 沉淀量　　　　B. 温度　　　　C. 构晶离子的浓度　　　　D. 压强

E. 以上都不是

二、是非题(用"√"或"×"表示正确或错误,每题 2 分,共 **20** 分)

1. 硝酸银滴定液应装在碱式滴定管中。　　　　　　　　　　　　　　　（　　　）

2. 氧化还原滴定中,溶液 pH 值越大越好。　　　　　　　　　　　　　（　　　）

3. 在分析测定中,测定的精密度越高,则分析结果的准确度越高。 （　　）

4. K_2Cr_O7 可在 HCl 介质中测定铁矿中 Fe 的含量。 （　　）

5. 吸光光度法只能用于混浊溶液的测量。 （　　）

6. 酸碱滴定的终点一定是计量点。 （　　）

7. 具有相似性质的金属离子易产生共沉淀。 （　　）

8. 缓冲溶液稀释 pH 值保持不变。 （　　）

9. 液-液萃取分离法中分配比随溶液酸度改变。 （　　）

10. 重量分析法准确度比吸光光度法高。 （　　）

三、简答（每题 5 分,共 10 分）

1. 酸碱滴定法和氧化还原滴定法的主要区别。

2. 重量分析法对沉淀形式的要求。

四、计算（每题 10 分,共 30 分）

1. 滴定 0.2500g 不纯的 Na_2CO_3,用去 $T_{HCl}=0.007640g/ml$ 的 HCl 溶液 22.50ml,求碳酸钠的含量。

2. 将 1.000 克钢样中铬氧化成 $Cr_2O_7^{2-}$,加入 25.00ml 0.1000mol/L 的 $FeSO_4$ 标准溶液,然后用 0.01800mol/L 的 $KMnO_4$ 标准溶液 7.00ml 回滴过量的 $FeSO_4$。计算钢样中铬的质量分数。（Cr:51.9961）

3. 在 1cm 比色皿和 525nm 时,$1.00\times10^{-4}mol/L$ 的 $KMnO_4$ 溶液的吸光度为 0.585。现有 0.500 克锰合金试样,溶于酸后,用高碘酸盐将锰全部氧化成 MnO_4^-,然后转移至 500ml 容量瓶中。在 1cm 比色皿和 525nm 时,测得吸光度为 0.400。求试样中锰的质量分数。（Mn:54.94）

综合测试(七)参考答案

一、选择题

1. B　2. C　3. B　4. C　5. B　6. C　7. D　8. E　9. C　10. B
11. B　12. B　13. A　14. B　15. B　16. A　17. D　18. C　19. D　20. B

二、是非题

1. ×　2. ×　3. ×　4. √　5. ×　6. ×　7. ×　8. √　9. √　10. √

三、简答

1. 答:酸碱滴定法和氧化还原滴定法的主要区别如下。

酸碱滴定法:以质子传递反应为基础的滴定分析法。滴定剂为强酸或碱。指示剂为有机弱酸或弱碱。滴定过程中溶液的 pH 值发生变化。

氧化还原滴定法:以电子传递反应为基础的滴定分析法。滴定剂为强氧化剂或还原剂。指示剂氧化还原指示剂和惰性指示剂。滴定过程中溶液的氧化还原电对电位值发生变化。

2. 答:(1)沉淀的溶解度必须很小。(2)沉淀应易于过滤和洗涤。(3)沉淀力求纯净,尽量避免其他杂质的玷污。(4)沉淀易于转化为称量形式。

四、计算

1. 碳酸钠的含量为 68.76%。

2.
$$Cr_2O_7^{2-} + 6Fe^{2+} + 14H^+ = 2Cr^{3+} + 6Fe^{3+} + 7H_2O$$
$$MnO_4^- + 5Fe^{2+} + 8H^+ = Mn^{2+} + 5Fe^{3+} + 4H_2O$$
$$根据\ 2Cr \sim Cr_2O_7^{2-} \sim 6Fe^{2+}$$
$$MnO_4^- \sim 5Fe^{2+}$$

根据上面的关系式求得剩余 Fe^{2+} 溶液的体积为 6.3ml,从而求得试样中铬的质量分数为 0.03241。

3. 锰合金中锰的质量分数为 0.01503。

综合测试(八)

一、选择题(每题 2 分,共 40 分)

1. 可用于减小测定过程中偶然误差的方法是(　　)

A. 对照实验　　　　B. 空白实验　　　　C. 校正仪器　　　　D. 增加平行测定次数

E. 以上都是

2. $Sr_3(PO_4)_2$ 的溶解度为 $1.0×10^{-6}$ mol/L,则其 K_{sp} 值为(　　)

A. $1.0×10^{-30}$　　　　B. $5.0×10^{-29}$　　　　C. $1.1×10^{-28}$　　　　D. $1.0×10^{-12}$

E. $1.0×10^{-15}$

3. 影响氧化还原反应平衡常数的因素是(　　)

A. 反应物浓度　　　　B. 温度　　　　C. 催化剂　　　　D. 气体压强

E. 以上都是

4. 测定 Ag^+ 含量时,选用(　　)标准溶液作滴定剂。

A. NaCl　　　　B. $AgNO_3$　　　　C. NH_4SCN　　　　D. Na_2SO_4

E. NaSCN

5. EDTA 滴定 Zn^{2+} 时,加入 NH_3-NH_4Cl 可(　　)

A. 防止干扰　　　　　　　　　　B. 防止 Zn^{2+} 水解

C. 使金属离子指示剂变色更敏锐　　　D. 加大反应速度

E. 以上都是

6. 用 $H_2C_2O_4·2H_2O$ 标定 $KMnO_4$ 溶液时,溶液的温度一般不超过(　　),以防 $H_2C_2O_4$ 的分解。

A.60℃　　　　B.75℃　　　　C.40℃　　　　D.85℃

E.105℃

7. 对某试样进行平行三次测定,得 CaO 平均含量为 30.60% ,而真实含量为 30.30% ,则 $30.60\%-30.30\%=0.30\%$ 为(　　)

A. 相对误差　　B. 绝对误差　　C. 相对偏差　　D. 绝对偏差

E. 相对平均偏差

8. 定性反应中对照试验是用下列哪种物质代替试液(　　)

A. 纯化水　　　　B. 盐酸溶液　　　　C. 有机溶剂　　　　D. 其他离子溶液

E. 已知离子溶液

9. 在纯水中加入一些酸,则溶液中(　　)

A. $[H^+][OH^-]$ 的乘积增大　　　　B. $[H^+][OH^-]$ 的乘积减小

C. $[H^+][OH^-]$ 的乘积不变　　　　D. 水的质子自递常数增加

E. 以上都是

10. 紫外-可见分光光度法测定的灵敏度高,准确度好,一般其相对误差在(　　)

A. 不超过±0.1%　　B.1%~5%　　C.5%~20%　　D.5%~10%

E. 0.1%~1%

11. 在液-液萃取中,同一物质的分配系数与分配比不同,这是由于物质在两相中的( )

    A. 浓度   B. 溶解度不同   C. 交换力不同   D. 存在形式不同

    E. 以上都是

12. 若以反应物的化学式为物质的基本单元,则( )

    A. 各反应物的物质的量应成简单的整数比

    B. 各反应物的物质的量应等于相应物质的质量之比

    C. 各反应物的物质的量之比应等于相应物质的摩尔质量之比

    D. 各反应物的物质的量应相等

    E. 以上都是

13. 用纯水将下列溶液稀释 10 倍,其中 pH 值变化最大的是( )

    A. 0.1mol/L HCl   B. 0.1mol/L HAc

    C. 1mol/L $NH_3 \cdot H_2O$ D. 1mol/L HAc + 1mol/L NaAc

    E. 0.1mol/LNH_4Cl

14. 用 $BaSO_4$ 重量法测定 Ba^{2+} 的含量,较好的介质是( )

    A. 稀 HNO_3 B. 稀 HCl   C. 稀 H_2SO_4 D. 稀 HAc

    E. $NH_3 \cdot H_2O$

15. 电极电位对判断氧化还原反应的性质很有用,但它不能判断( )。

    A. 氧化还原反应的完全程度   B. 氧化还原反应速率

    C. 氧化还原反应的方向   D. 氧化还原能力的大小

    E. 以上都不是

16. 下列酸中可以用氧化还原滴定法测定的是( )

    A. 盐酸   B. 硫酸   C. 醋酸   D. 草酸

    E. 硝酸

17. EDTA 不能直接滴定的金属离子是( )

    A. Fe^{3+} B. Na^+ C. Zn^{2+} D. Mg^{2+}

    E. Ca^{2+}

18. 萃取过程的本质为( )

    A. 金属离子形成螯合物的过程

    B. 金属离子形成离子缔合物的过程

    C. 络合物进入有机相的过程

    D. 待分离物质由亲水性转变为疏水性的过程

    E. 以上都不是

19. 以下物质能作为基准物质的是( )

    A. 优质纯的 NaOH   B.100℃ 干燥过的 CaOC. 光谱纯的 Co_2O_3 D. 99.99% 纯锌

    E. 以上都是

20. 如果分析结果要求达到 0.1% 的准确度,使用灵敏度为 0.1 mg 的分析天平称取样品,至少应称取( )

    A. 0.1g   B. 0.2g   C. 0.05g   D. 0.5g

    E. 0.01g

二、是非题(用"√"或"×"表示正确或错误,每题 1 分,共 20 分)

1. 间接碘量法测定铜时,在 HAc 介质中反应:$2Cu^{2+} + 4I^- \rightarrow 2CuI \downarrow + I_2$ 之所以能够定量完成,主要原因是由于过量 I^- 使 $E^0_{I_2/I^-}$ 减小了。　　　　　　　　　（　　）

2. 对某项测定来说,它的系统误差大小是不可测量的。　　　　　　　　　（　　）

3. 三元酸被滴定时,就应该有三个突跃。　　　　　　　　　　　　　　　（　　）

4. 分析结果的置信度要求越高,置信区间越小。　　　　　　　　　　　　（　　）

5. $NaHCO_3$ 中含有氢,故其水溶液呈酸性。　　　　　　　　　　　　　（　　）

6. 酸碱指示剂本身必须是有机弱酸或弱碱。　　　　　　　　　　　　　　（　　）

7. 配合滴定曲线描述了滴定过程中溶液 pH 变化的规律性。　　　　　　　（　　）

8. 沉淀的沉淀形式和称量形式既可相同,也可不同。　　　　　　　　　　（　　）

9. 缓冲溶液是由某一种弱酸或弱碱的共轭酸碱对组成的。　　　　　　　　（　　）

10. 根据同离子效应,可加入大量沉淀剂以降低沉淀在水中的溶解度。　　（　　）

11. 金属离子指示剂与金属离子生成的络合物过于稳定称为指示剂的僵化现象。（　　）

12. 在吸光光度法中,有色溶液稀释可使显色溶液的波长改变,但摩尔吸光系数不变。

　　　　　　　　　　　　　　　　　　　　　　　　　　　　　　　　（　　）

13. 氧化还原滴定中,化学计量点时的电位是由氧化剂和还原剂的电位决定的。（　　）

14. 有效数字是指所用仪器可以显示的数字。　　　　　　　　　　　　　　（　　）

15. 在重量分析法中,沉淀的颗粒度愈大,沉淀的溶解度愈大。　　　　　　（　　）

16. 根据酸碱质子理论,在水溶液中能够电离出质子的物质称为酸。　　　　（　　）

17. 化学分析法准确度高,吸光光度法灵敏度高。　　　　　　　　　　　　（　　）

18. 配位滴定中,溶液的最佳酸度范围是由 EDTA 决定的。　　　　　　　（　　）

19. 吸光光度法中溶液透光率与待测物质的浓度成正比。　　　　　　　　　（　　）

20. 用莫尔法可以测定 Cl^-、Br^- 和 I^-。　　　　　　　　　　　　　（　　）

三、简答题(每题 5 分,共 10 分)

1. 可用哪些方法测定 Ca^{2+}？试写出化学反应方程式,并注明反应条件。

2. 简述滴定分析法对化学反应的要求?

四、计算题(每题 10 分,共 30 分)

1. 称取氯化钠试样 2.0000g,用水溶解,在 250ml 容量瓶中稀释至刻度。移取该试液 25.00ml,用 0.1000mol/L 的 $AgNO_3$ 标准溶液滴定至终点,消耗 $AgNO_3$ 溶液 33.00ml,计算试样中的 NaCl 质量分数。

2. 标定 NaOH 溶液,用邻苯二甲酸氢钾基准物质 0.5683g,以酚酞为指示剂滴定至终点,用去 NaOH 溶液 21.32ml,求 NaOH 溶液的浓度。

3. 精密称取 0.1705g 基准 $K_2Cr_2O_7$,溶于水后,加硫酸酸化,并加入过量的 KI,然后用 $Na_2S_2O_3$ 溶液滴定,消耗 28.75ml;同一条件下做空白实验用去 0.06ml,计算 $Na_2S_2O_3$ 溶液的浓度。($K_2Cr_2O_7$ 的摩尔质量:294.18g/mol)。

综合测试(八)参考答案

一、选择题

1. D 2. C 3. B 4. C 5. B 6. D 7. B 8. E 9. C 10. B

11. D 12. A 13. A 14. C 15. B 16. A 17. B 18. D 19. D 20. B

二、是非题

1. × 2. × 3. × 4. × 5. × 6. √ 7. × 8. √ 9. √ 10. ×

11. × 12. × 13. × 14. × 15. × 16. × 17. √ 18. × 19. × 20. ×

三、简答题

1. 答:(1) 酸碱滴定法:$Ca^{2+} \rightarrow CaCO_3 \rightarrow Ca^{2+}$(加入过量 HCl),以酚酞为指示剂,用 NaOH 标准溶液滴定过量 HCl。

(2) 络合滴法:$Ca^{2+} + H_2Y^{2-} \rightarrow CaY^{2-} + 2H^+$,在 pH 为 10 时,以铬黑 T 为指示剂,用 EDTA 直接滴定 Ca^{2+}。

(3) 氧化还原滴定法:$Ca^{2+} \rightarrow CaC_2O_4 \rightarrow Ca^{2+}$(加入强酸) $+ H_2C_2O_4$,用 $KMnO_4$ 滴定 $H_2C_2O_4$ 来间接测量 Ca^{2+}。

$$2MnO_4^- + 5C_2O_4^{2-} + 16H^+ = 2Mn^{2+} + 10CO_2 \uparrow + 8H_2O$$

(4) 重量分析法:$Ca^{2+} \rightarrow CaC_2O_4 \downarrow$,经过滤、洗涤、干燥,用天平称量 CaC_2O_4,再换算为 Ca^{2+}。

2. 答:反应必须具有确定的化学计量关系;反应必须定量地进行;必须具有较快的反应速度;必须有适当简便的方法确定滴定终点。

四、计算题

1. 试样中 NaCl 的质量分数为 0.9643。

2. NaOH 溶液的浓度 0.1307mol/L。

3. $Na_2S_2O_3$ 溶液的浓度 0.1307mol/L。

综合测试(九)

一、单项选择题(每题 2 分,共 20 分)

1. 取 $1\sim10ml$ 试液进行分析的方法属于(　　)
A. 常量组分分析　　　B. 常量分析　　　　C. 半微量分析　　　D. 微量分析
E. 超微量分析

2. 在酸碱滴定中,选用指示剂时,不需考虑的因素是(　　)
A. 指示剂分子量的大小　　　　　　　　B. 指示剂用量
C. 指示剂颜色变化　　　　　　　　　　D. 滴定的突跃范围
E. 指示剂的变色范围

3. 在冰醋酸中下列哪种酸为强酸(　　)
A. HCl　　　　　　　B. HNO_3　　　　　C. H_2SO_4　　　　D. $HClO_4$
E. H_2CO_3

4. 偶然误差产生的原因不包括(　　)
A. 温度的变化　　　B. 湿度的变化　　　C. 气压的变化　　　D. 实验方法不当
E. 称量中受到震动

5. 下列情况会使测定结果偏高的是(　　)
A. 称样量较少　　　B、沉淀不纯净　　　C. 沉淀溶解度较大　　D. 沉淀不完全
E. 沉淀剂适当过量

6. 下列玻璃仪器能用直火加热的是(　　)
A. 滴定管　　　　　B. 量瓶　　　　　　C. 锥形瓶　　　　　D. 移液管
E. 试剂瓶

7. 在滴定分析中,化学计量点与滴定终点之间的关系是(　　)
A. 两者含义相同　　B. 两者必须吻合　　C. 两者互不相干　　D. 两者越接近,滴定误差越小
E. 两者的吻合程度与滴定误差无关

8. 下列物质可作为基准物质的是(　　)
A. NaCl(CP)　　　　B. NaCl(AR)　　　　C. NaOH　　　　　D. HCl

9. 强碱滴定弱酸时,只有在下列情况下,可以直接滴定(　　)
A. $c=0.1mol/L$　　B. $K_a=10^{-7}$　　　C. $cK_a\geqslant10^{-8}$　　D. $cK_a\leqslant10^{-8}$
E. $K_a<10^{-7}$

10. 用 HCl 滴定 Na_2CO_3 接近终点时,需要煮沸溶液。其目的是(　　)
A. 驱赶氧气　　　　　　　　　　　　　B. 为了加快反应速度
C. 驱赶二氧化碳　　　　　　　　　　　D. 因为指示剂在热的溶液中容易变色
E. 因为 Na_2CO_3 中有少量微溶性杂质

二、多项选择题(每题 3 分,共 30 分)

1. 下列仪器用纯化水洗涤干净后,必须用盛装液洗涤的是(　　)
A. 移液管　　　　　B. 锥形瓶　　　　　C. 量瓶　　　　　　D. 碘量瓶

E. 滴定管

2. 用两次测定法测定溶液 pH 的目的是(　　)

A. 使仪器稳定　　　　　　　　　　　　B. 消除公式中的常数

C. 消除玻璃电极的酸差　　　　　　　　D. 消除玻璃电极的碱差

E. 消除玻璃电极的不对称电位

3. 在进行样品分析时,干扰物质的分离方法有(　　)

A. 沉淀法　　　　B. 挥发法　　　　C. 萃取法　　　　D. 色谱法

E. 以上方法均可

4. 在滴定分析中影响滴定突跃大小的因素有(　　)

A. 溶液的浓度　　B. 酸碱的强度　　C. 难溶盐的溶解度　　D. 溶剂的离解性

E. 滴定速度

5. 用电位法测定溶液 pH 常选用的参比电极和指示电极是(　　)

A. SCE　　　　　B. SHE　　　　　C. GE　　　　　D. ISE

E. 以上均是

6. 用于标定 EDTA 溶液浓度的基准物质有(　　)

A. 纯 Zn　　　　B. 纯 ZnO　　　　C. 纯 $CaCO_3$　　　　D. 纯 Cu

E. $MgSO_4 \cdot 7H_2O$

7. 银量法主要测定的对象是(　　)

A. 无机卤化物　　　　　　　　　　　　B. 有机卤化物

C. 硫氰酸盐　　　　　　　　　　　　　D. 有机碱氢卤酸盐

E. 生物碱的有机酸盐

8. 可用来标定 NaOH 滴定液的基准物质是(　　)

A. 无水 Na_2CO_3　　　　　　　　　　B. 邻苯二甲酸氢钾

C. 草酸　　　　　　　　　　　　　　　D. 硼砂

E. 甲酸

9. 滴定反应要具有(　　)

A. 确定的计量关系　　B. 反应速度较快　　C. 无沉淀生成　　D. 反应进行完全

E. 明显的可觉察的外观变化

10. 酸式滴定管可盛装(　　)溶液

A. 酸性　　　　　B. 碱性　　　　　C. 中性　　　　　D. 氧化性

E. 还原性

三、是非题(用"√"或"×"表示正确或错误,每题 1 分,共 10 分)

1. EDTA 与大多数金属离子的摩尔配位比为 1:1。　　　　　　　　　　　(　　)

2. 酸碱滴定突跃范围的大小,只与酸碱的强度有关。　　　　　　　　　　(　　)

3. 水既是酸的区分性溶剂,又是酸的均化性溶剂。　　　　　　　　　　　(　　)

4. 吸光系数分为摩尔吸光系数和比吸光系数。　　　　　　　　　　　　　(　　)

5. $AgNO_3$、NaOH、EDTA 和 $Na_2S_2O_3$ 滴定液均可用直接法配制。　　　(　　)

6. 从分析化学的发展趋势来看,仪器分析将完全代替化学分析。　　　　　(　　)

7. 凡是纯净物质都可用来直接配制标准溶液。　　　　　　　　　　　　　(　　)

8. 电位滴定法是基于测定电池电动势的突变来确定化学计量点的方法。　　(　　)

9. 水是盐酸和醋酸的调平性溶剂。 （ ）

10. 一种颜色的光称为单色光。 （ ）

四、计算题(40分)

1. 用 $K_2Cr_2O_7$ 作基准试剂,对 $Na_2S_2O_3$ 溶液的浓度进行标定,共做了六次,测得其物质的量浓度为 0.1029mol/L,0.1060mol/L,0.1036mol/L,0.1032mol/L,0.1018mol/L 及 0.1034mol/L。问上述六次测定值中,是否有可疑数值(用 G-检验法)? 它们的平均值、标准偏差和置信度为 95% 时平均值的置信区间各为多少? (15分)

在 95% 置信度下的 G 值和 t 值如下表

n	3	4	5	6	7
G	1.15	1.48	1.71	1.89	2.02
t	4.30	3.18	2.78	2.57	2.45

2. 某样品和标准品经过薄层色谱后,样品斑点中心距原点 9.0cm,标准品斑点中心距原点 7.5cm,展开剂前沿距原点 15cm,试求样品及标准品的 R_f 值和 R_s 值? (10分)

3. 测定某样品中丙酮的含量时,称取样品 0.1000g 于盛有 NaOH 溶液的碘量瓶中,振摇,精确加入 50.00ml 0.05000mol/L 的碘滴定液,密塞,放置一定时间后,加硫酸调节溶液呈微酸性,立即用 0.1000mol/L 的 $Na_2S_2O_3$ 溶液滴定至终点,消耗 10.00ml。求样品中丙酮的含量。(15分)

其反应为:

$$CH_3COCH_3 + 3I_2 + 4NaOH \Longrightarrow CH_3COONa + 3Na + 3H_2O + CHI_3$$

综合测试(九)参考答案

一、单项选择题

1. C　2. A　3. D　4. D　5. B　6. C　7. D　8. B　9. C　10. B

二、多项选择题

1. AE　2. AE　3. ABCDE　4. ABCD　5. AC　6. ABCDE

7. ABCD　8. BC　9. ABD　10. ACDE

三、是非题

1. √　2. ×　3. √　4. √　5. ×　6. ×　7. ×　8. √　9. ×　10. ×

四、计算题

1. 无可疑值　$\overline{x}=0.1035\text{mol/L}$　$S=0.0014$　$\mu=0.1035\pm0.0015$

2. $R_{样}=0.6$　$R_{标}=0.5$　$R_s=1.2$

3. 38.79%

综合测试(十)

一、填空题(每空 1 分,共 20 分)

1. 碘量法常用的指示剂为_____,直接碘量法的终点颜色是_____;间接碘量法的终点颜色是_____。

2. 色谱分析法简称色谱法,是一种_____或_____分离分析法。

3. 气相色谱仪包括_____、_____、_____、_____、_____五部分。

4. 滴定液的配制方法有_____、_____。

5. 测定溶液的 pH 时,常用的指示电极是_____,作为原电池的_____极;参比电极是_____,作为原电池的_____极。

6. $KMnO_4$ 溶液呈紫红色,该溶液最大吸收光的颜色为_____。

7. 紫外分光光度法、红外分光光度法、质谱法、核磁共振波谱法、荧光分析法中,当前已能与色谱法联用的是_____。

8. 非水溶液酸碱滴定法中除去醋酸中的水加_____。

9. 水是醋酸和盐酸的_____溶剂,也是硝酸和硫酸的_____溶剂。

二、选择题(每题 2 分,共 20 分)

1. 下列哪项不能影响电对的电极电势(　　)

1. 温度
B. 含有氧酸盐时溶液的 pH
C. 空气湿度
D. 电对本身的结构
E. 氧化态的浓度

2. 符合光的吸收定律的物质,与吸光系数无关的因素是(　　)

A. 入射光的波长
B. 吸光物质的性质
C. 溶液的温度
D. 溶剂的性质
E. 在稀溶液的条件下,溶液的浓度

3. 下列条件中(　　)不是晶形沉淀所要求的沉淀条件

A. 沉淀作用宜在较稀溶液中进行
B. 应在不断搅拌下加入沉淀剂
C. 沉淀作用宜在冷溶液中进行
D. 应进行沉淀的陈化
E. 都不对

4. 在液-液萃取分离中,达到平衡状态时,被萃取物质在有机相和水相中都具有一定的浓度,它们的浓度之比称为(　　)

A. 摩尔比
B. 稳定常数
C. 分配比
D. 分配系数
E. 都对

5. 在一般的分光光度法测定中,被测物质浓度的相对误差($\Delta c/c$)大小(　　)

A. 与透光度(T)成反比
B. 与透光度(T)成正比
C. 与透光度的绝对误差(ΔT)成反比
D. 只有透光度在 $15\% \sim 65\%$ 范围之内时才是最小的
E. 都不正确

6. 纸色谱中的分离过程是依据物质的(　　)

A. 分子大小　　　　　B. 离子交换能力　　　C. 极性　　　　　　　D. 溶解性

E. 熔沸点

7. 滴定曲线对称且其滴定突跃大小与反应物浓度无关的反应为（　　　）

A. $Ce^{4+}+Fe^{2+}=Ce^{3+}+Fe^{3+}$

B. $Sn^{2+}+2Fe^{3+}=Sn^{4+}+2Fe^{2+}$

C. $MnO_4^-+5Fe^{2+}+8H^+=Mn^{2+}+5Fe^{3+}+4H_2O$

D. $I_2+S_2O_3^{2-}=2I^-+S_4O_6^{2-}$

E. 都不对

8. 有甲、乙两个不同浓度的同一物质有色溶液，用同一波长的光测定。当甲溶液用 1cm 比色皿，乙溶液用 2cm 比色皿时获得的吸光度值相同，则它们的浓度关系为（　　　）

A. 甲是乙的二分之一　　　　　　　B. 甲是乙的两倍

C. 乙是甲的两倍　　　　　　　　　D. 乙是甲的二分之一

E. 甲和乙相等

9. 使用有机沉淀剂的优点是（　　　）

A. 选择性高　　　　　　　　　　　B. 形成的沉淀溶解度小

C. 沉淀的相对摩尔质量较大　　　　D. 沉淀易于过滤和洗涤

E. 易于生成沉淀

10. 某试样在薄层色谱中，原点到溶剂前沿为 6.3cm，原点到斑点中心为 4.2cm，其 R_f 值为（　　　）

A. 0.67　　　　　　B. 0.54　　　　　　C. 0.80　　　　　　D. 0.15

E. 0.75

三、判断题(用"√"或"×"表示正确或错误，每题 **2** 分，共 **20** 分)

1. 重量分析法要求沉淀溶解度愈小愈好。　　　　　　　　　　　　　（　　　）

2. 吸光光度法只能测定有颜色物质的溶液。　　　　　　　　　　　　（　　　）

3. 在液－液萃取分离中，分配系数越大，分配比就越大。　　　　　　（　　　）

4. 氧化还原滴定法适用于具有氧化还原物质的滴定分析。　　　　　　（　　　）

5. 沉淀的颗粒度愈大，溶解度愈大。　　　　　　　　　　　　　　　（　　　）

6. 摩尔吸光系数大小与吸收波长和溶液的酸度有关。　　　　　　　　（　　　）

7. 与酸碱滴定法相似，沉淀滴定法的指示剂是沉淀剂。　　　　　　　（　　　）

8. 利用氧化还原电对的电极电位，可以判断氧化还原反应进行的程度。（　　　）

9. 酸效应可增加沉淀的溶解度。　　　　　　　　　　　　　　　　　（　　　）

10. 吸光光度计光源强度越强，吸光度越大。　　　　　　　　　　　　（　　　）

四、计算题(40 分)

1. 如何配制 0.1000mol/L 的碳酸钠溶液 500.00ml，简要说明操作步骤。(10 分)

2. 精密称定苯甲酸钠 0.1230g，溶于冰醋酸中，用 0.1000mol/L 的高氯酸滴定液滴定至终点，用去 8.40ml 滴定液，空白试验消耗 0.12ml 滴定液。请根据测得的数据分析：(15 分)

(1)空白试验中是否含有苯甲酸钠，做空白试验的目的是什么？

(2)苯甲酸钠的质量分数是多少？

3. 用气相色谱法分析测定含有甲醇、乙醇、正丙醇和丁酮的混合物，测得数据如下：(15 分)

	甲醇	乙醇	正丙醇	丁酮
测得峰面积（cm²）	5.3	26.5	3.0	24.0
重量校正因子	0.58	0.64	0.72	0.74

请用归一法计算各组分的含量。并说明归一法应满足什么条件？

综合测试(十)参考答案

一、填空题

1. 淀粉、出现蓝色、蓝色消失
2. 物理、物理化学
3. 载气系统、进样系统、分离系统、检测系统、记录系统
4. 直接法、间接法
5. 玻璃电极、负极、甘汞电极、正极
6. 绿色
7. 质谱法
8. 醋酐
9. 区分性、均化性

二、选择题

1. C 2. E 3. C 4. D 5. D 6. D 7. A 8. B 9. ABC 10. A

三、是非题

1. √ 2. × 3. √ 4. × 5. × 6. × 7. × 8. √ 9. √ 10. ×

四、计算题

1. 计算所需碳酸钠的质量为5.2995g;主要配制步骤为:称量、溶解、转移、洗涤、定容、混匀、贴上标签。

2. (1)略 (2)0.9701

3. 7.66%、42.7%、5.38%、44.2%

主要参考书目

［1］冯务群. 分析化学［M］. 郑州：河南科学技术出版社，2012

［2］涂冰. 湖南省高等职业院校学生专业技能抽查标准与题库丛书［M］. 长沙：湖南大学出版社，2015

［3］国家药典委员会. 中华人民共和国药典（2015 版）. 北京：中国医药科技出版社，2015

［4］李维武. 分析化学［M］. 北京：高等教育出版社，2005

［5］谢庆娟. 分析化学［M］. 北京：人民卫生出版社，2003

［6］谢庆娟. 分析化学学习指导［M］. 北京：人民卫生出版社，2003

［7］谢庆娟. 分析化学实验［M］. 北京：人民卫生出版社，2003

［8］梁颖. 药物检验技术［M］. 北京：化学工业出版社，2015

［9］谢庆娟. 分析化学［M］. 北京：人民卫生出版社，2009

［10］丁明洁. 仪器分析［M］. 北京：化学工业出版社，2008

［11］李桂馨. 分析化学［M］. 北京：人民卫生出版社，2006